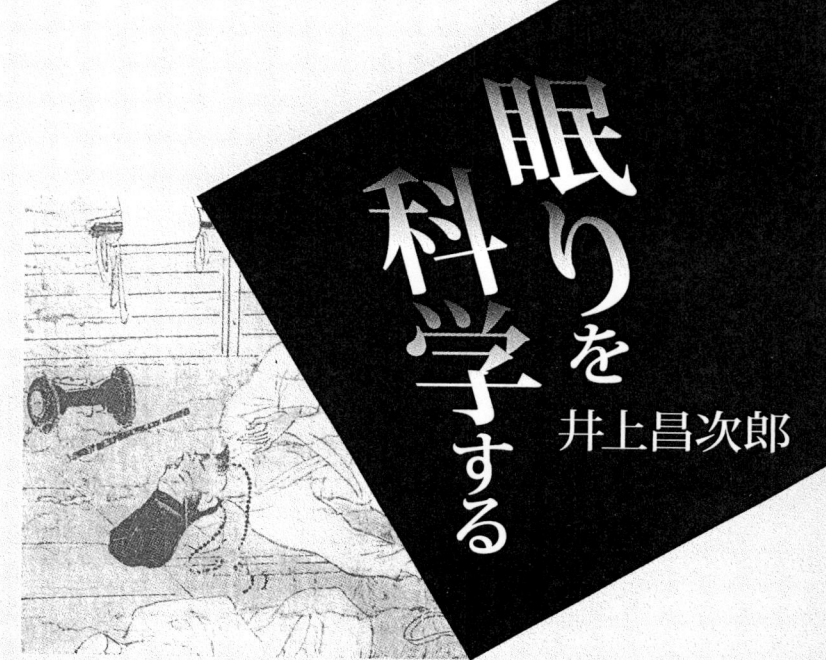

眠りを科学する

井上昌次郎

朝倉書店

序

　2001年3月に定年退職するとき，私はいっさいの公務を辞して隠遁することにしました．でも，世の中は思い通りにならないものですね．国内外の学会の会員・役職をすべて降りるつもりだったのですが，ひとつだけ退会できませんでした．会長がこう応答してきました．「あなたは名誉会員，つまり終身会員です．それゆえ，除籍は死亡後にかぎります．どうしても退会したいなら，会誌に写真入りの追悼記事を載せることになりますが，それでよろしいか？」と．そこで，この件はお預けとなりました．ちなみに，この学会はドイツで1808年に設立された小さいながらも格式の高い学術団体で，往年の名誉会員には物理学者のマックス・プランクやアーネスト・ラザフォード，病理学者のルドルフ・ウィルヒョウらが名を連ねています．

　執筆活動についても同じようないきさつがありました．定年後は学界から一目散に遠ざかり専門分野の情報発信はしないつもりでしたが，ここでも逃れられない用件が相次ぎました．そのひとつが，ここ朝倉書店から2002年に出版された『快眠の科学』（本文197ページ参照）の執筆です．現役時代にかかわっていた国家プロジェクトの総仕上げが私に課されたからです．もうひとつが，この本の執筆です．『睡眠学ハンドブック』（1994年）や『睡眠学』（2007年）の刊行など朝倉書店の日本睡眠学会に対する長年の貢献を考えると，熱心なおすすめをむげにお断りしにくい事情が背景にあったからです．

　そんなわけでせっかくの機会ですから，いま私の言いたいこと・言うべきことをかなり大胆・率直に書いたのがこの本です．本書は，睡眠・睡眠科学・睡眠医学へのお誘いを意図しております．老ガイドが手招きしながら入口を指さしているようなものと思ってください．くどくど同じことをくりかえしているのはトシのせいと勘弁してください．

　私はもともと睡眠科学者であったわけでなく，1972年に東京医科歯科大学教授になったとき，はじめて睡眠研究に着手しました．37歳でした．当時，睡眠学はまだ学問として確立しておらず，私のようなド素人が参入してもすぐ第

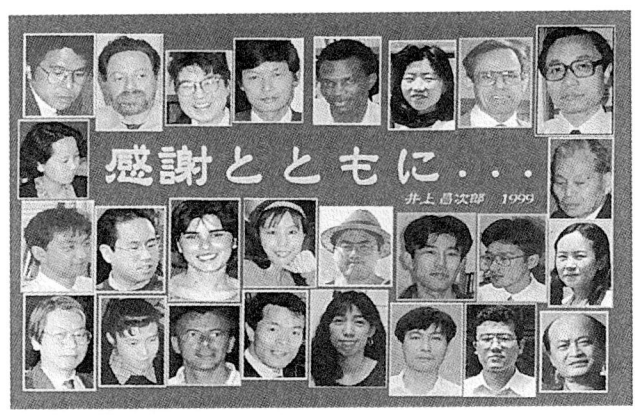

一線に進出できる領域でした．学際的・国際的なつながりが最も必要な時期でした．そこで，じつに多くの国の多くの分野で多くの研究者と出会い，協調し競争しました．思えば幸運でした．達成感に報われる充実した研究人生でした．およそ1/3世紀経ったいま，出会った人たちさらには実験に殉じた動物たちにここで心から感謝を捧げたいと思います．また，現役最後の約10年間に私の研究室に在籍した協力者の顔写真をここに掲げ，諸氏にささやかな謝意を表したいと思います．

　伊豆の山荘にて，2006年初秋

井上昌次郎

目　　次

1. **睡眠とはなにか　―その探究の軌跡―** …………………………………………………… *1*
   a. 睡眠論のあらまし …………………………………………………………………… *1*
      睡眠の不思議　1
      睡眠をどのように理解するか　2
      睡眠の誘因・中枢はなにか　3
      睡眠の機能はなにか　4
      睡眠は系統発生・個体発生のどこから現れるのか　5
      好ましい睡眠とはなにか　6
   b. 年代別にみた睡眠論の変遷 ………………………………………………………… *8*
      神話と宗教思想　8
      古代の自然学　12
      中世とルネサンスの睡眠観　15
      近世と自然科学の勃興　16
      睡眠学の草創・発展期　17
      現代睡眠学の現況と展望　25
   　文　献 ……………………………………………………………………………………… *26*

2. **睡眠は大脳を創る** ……………………………………………………………………… *29*
   a. 睡眠と覚醒はいつ芽生えるのか　―睡眠の個体発生― …………………………… *29*
      脳が脳を眠らせる　29
      眠る脳・眠らせる脳とはなにか　30
      胎児の大脳は眠りから始動する　33
      眠りが乳幼児の脳を発達させる　34
      脳内リズムは昼夜リズムに同調する　36
      乳幼児の睡眠管理が生涯を左右する　38
   b. 睡眠はどのように表出されるのか　―2種類の脳波睡眠― ……………………… *41*

          ノンレム睡眠とレム睡眠は補い合う　41
          なぜ夢をみるのか　45
          夢にどんな役割があるのか　48
          熟睡にどんな役割があるのか　50
          睡眠を調節する基本法則とは　53
          睡眠不足は人生を貧しくする　56
     文　献 …………………………………………………………59

3.　**大脳は睡眠を創る** ………………………………………………*61*
  a.　生き物はなぜ眠るようになったのか　—睡眠の系統発生— ………61
          生き物はみな休息する　61
          睡眠は生き物に共通するのか　—行動睡眠と脳波睡眠—　64
          睡眠はなぜ開発されたのか　68
          睡眠はどのように進化したのか　—原始睡眠から真睡眠へ—　72
          動物も夢をみるのか　74
  b.　動物たちはどのように眠っているのか　—生態系との適応— ……76
          眠りかたは多様性に富む　76
          食べながら眠る　77
          食べてから眠る　80
          ねぐらで安眠する　83
          立ったまま眠る　87
          泳ぎながら眠る　90
          飛びながら眠る　93
          体温を下げて眠る　94
          冬眠して睡眠不足になる　95
          ぶら下がって眠る　97
          眠っているふりをする　100
          儀式をすませて眠る　102
          色変わりして眠る　103
          身体をこわばらせて眠る　105
     文　献 …………………………………………………………106

4. 睡眠は大脳を守る ―眠りのメカニズムと役割― ……………………… *110*

a. 睡眠が乱れるとどうなるのか ……………………………………… *110*
眠らないでいるとどうなるのか　110
不規則な生活習慣をつづけるとどうなるのか　113
睡眠障害とはなにか　114
不眠と過眠とは表裏一体である　115
不快な身体現象が睡眠中におこる　117

b. 睡眠はどのように脳内で調節されるのか
―概日リズムとホメオスタシス― ……………………………… *120*
2種類のしくみが助け合う　120
概日リズム機構は未来を予測する　121
概日リズムと睡眠覚醒リズムとは別物である　126
ホメオスタシスは睡眠負債を清算する　128
眠らせる脳とはなにか　―神経機構と液性機構―　129
付録：睡眠物質の発見略史　133

c. 睡眠はどのように大脳を守っているのか
―脳細胞の解毒と生体の防御― ………………………………… *137*
科学は睡眠をどこまで解明したか　137
睡眠は脳細胞を解毒する　138
睡眠は身体修復・免疫増強・ストレス解消を支援する　142

文　献 ……………………………………………………………………… *146*

5. 睡眠は大脳を賢くする ………………………………………………… *152*

a. 眠りは人生を豊かにする ……………………………………………… *152*
睡眠はなぜたいせつなのか　152
快眠はストレスを解消する　153
眠りをどのように管理すればよいのか　155

b. 眠りはなぜこんなにも変わりやすいのか
―ヒトの睡眠の特殊性と多様性― ……………………………… *157*
ヒトの睡眠は枠にはめられている　157
眠りは年齢によってちがう　158

　　　　眠りは男女でちがう　160
　　　　眠りの長さは人ごとにちがう　164
　　　　眠りの時間帯は人ごとにちがう　167
　　　　眠りは季節ごとにちがう　168
　　　　眠りは社会ごとにちがう　171
　　　　眠りは食事に左右される　173
　　　　眠りは気分に左右される　175
　　　　眠りは体調に左右される　177
　c.　睡眠とうまくつきあう　―現代社会の快眠術―……………………178
　　　　自己評価の基準を変えよう　178
　　　　生活リズムを規則的にしよう　180
　　　　活動リズムにメリハリをつけよう　183
　　　　体温リズムにメリハリをつけよう　185
　　　　昼寝を活用しよう　187
　　　　「ねぐら」を整備しよう　189
　　　　快眠の心得7箇条　192
　d.　睡眠研究を振興しよう　―睡眠の啓蒙と睡眠学の育成―…………193
　　　　現代社会は睡眠に関心が高い　193
　　　　現代社会は正しい睡眠知識を必要としている　194
　　　　現代社会は睡眠の専門医療を必要としている　196
　　　　現代社会は睡眠研究を必要としている　199
　　文　献………………………………………………………………………202

索　引……………………………………………………………………………207

1. 睡眠とはなにか
―その探究の軌跡―

a. 睡眠論のあらまし

● 睡眠の不思議

　睡眠はなんと不思議で興味深い現象でしょう.「眠りとは・そのしくみとは・夢とは・よく眠るには……？」と，むかしもいまも人びとは好奇心・探究心を募(つの)らせています．おそらくこれらの問題は，ヒトが意識に目覚めたときからこのかた問いつづけられてきたことでしょう．それはまた，「生命とはなにか」を問うことでもあり，かつては「死とはなにか」について洞察を加えることでもありました．また，「幻想とはなにか」・「意識とはなにか」・「心とはなにか」を問うことにもつながってくるでしょう．これらとは別に，「下等な動物や植物も眠るのか」・「発育中の個体に眠りはいつ宿るのか」という素朴な難問があります．

　それゆえ，有史以来いつの世にも，睡眠についての論議は広い分野の人びとの興味の対象でした．そして，睡眠と切っても切れない，しかもみずからは支配することのできない，もっともっと神秘的な夢の世界をどのように解釈するかについての論議も同様でした．ですから，睡眠や夢は古くから神話・宗教・政治・文芸の対象になっており，世界各地でそれぞれの文化を背景にしてさまざまに取り扱われてきました．とはいえ，睡眠とはなにかについて明確に答えられないのは，問題自体の大きさと自然科学の無力さからみて当然でありましょう．

　このような大きな問題に対して，自然科学のことばで完璧な答えを用意することはとうぶん不可能でしょう．高度に進歩した科学技術に支えられて，より

精密なデータを蓄積したりさまざまな新しい概念を創造したりして，この問題にかぎりなく接近することは期待できるでしょう．とはいえ，一面では人知の弱さからみて，また他面では人類の探求心や好奇心の強さからみて，納得のいく答えが完結するとは考えにくいのです．おそらく，これからもずっとこの問題は人類が問いつづけるでありましょう．眠りを対象とするこのような論議をまとめて「睡眠論」とよぶことにしましょう．次章以下で扱う「睡眠学・睡眠科学」の先駆け・原型と位置づけてよいでしょう．

ともあれ，現代では睡眠にまつわる関心がいちじるしく広がって，純粋な学問として脳科学のさまざまな領域ばかりではなく，健康や快適な生活を志向する応用諸科学および生産性を重視する産業界でも大きな比重を占めるようになってきました．さらには，ストレス社会を反映して増える一方の睡眠障害もまた，これらの問題を深刻に切実に問いかけているのです．

そこで，主要な問題それぞれのあらましを，次項以下の本節で前もって整理しておきましょう．

● 睡眠をどのように理解するか

「眠りとは？」にいみじくも明快な文学的解答を与えたのは，17世紀イギリスの劇作家ウィリアム・シェイクスピアでしょう．彼は睡眠の本質を次のようにみごとに言い尽くしています．

> あの穢(けが)れのない眠り，もつれた煩いの細糸をしっかり撚りなおしてくれる眠り，その日その日の生の寂滅，辛い仕事のあとの浴み，傷ついた心の霊薬(れいやく)，自然が供する第二の生命，どんなこの世の酒盛りも，かほどの滋養を供しはしまいに——
> 　　　　　　　　　　　　　　　　　　　　　　　シェイクスピア『マクベス』[1]

同じように文学的表現で睡眠を讃美しつつ不当な誤解を非難するのは，18世紀末ドイツの青年詩人ノヴァーリスです．

> 睡眠の継続(けいぞく)は永遠だ．神聖な眠り——この地上の昼の仕事に従事している夜の献身者(けんしんしゃ)にしばしば祝福を与えよ．たゞ愚かな人間だけがおまえを誤解し，睡眠を知らず，真実の夜のあの薄明りに情(なさけ)深く私たちに投げてくれる影だと思っている．葡萄(ぶどう)の黄金色(こがねいろ)にあふれる中のおまえを知らないのだ——巴旦杏(マンデル)の木の不思議の油

の中，罌粟の花の鳶いろの液汁の中のおまえを．彼らは知らないのだ，やさしい少女の胸のまわりをたゞよい，その膝を天国と化すものがおまえだとは．――彼らは感じないのだ，おまえが古い物語の中から天国の扉を開きながら出て来て，祝福されたものの住家に鍵を持って来る，極まりない神秘の沈黙の使者だということを．
ノヴァーリス『夜の讃歌』[2]

　この本は自然科学の立場から睡眠について考えようとするものです．いくらわかりやすいから，含蓄に富むからといって，睡眠を文学的あるいは哲学的に論断してしまうわけにはいきません．自然科学の記述は客観的な実証性・再現性に裏づけられていなければなりません．とはいえ，「睡眠科学・睡眠学」という用語は今世紀になってようやく認知され市民権を得たほど新しいのです．むかしから多くの人が熱心に探究していたにもかかわらず，それほどにもこの分野の学問は難産であり育ちにくく長い時間がかかっているのです．そして，いまなお発展途上にあるのです．まだまだ未探検の宝の山が前方にそびえているのです．

　ですから，いきなり現代睡眠学の最前線に飛び出すよりも，睡眠学がどのようないきさつでこれほどにも長い時間をかけて科学としての実績を構築してきたか，その苦難と努力に満ちた探究の軌跡をたどってみることのほうにも大きな意味があるでしょう．それはとりもなおさず，睡眠を正しく理解したい，睡眠学を志したいと願う若い知的探検家の指針・示唆となるでしょう．そして，発展途上にある睡眠学はこれからどのように発展するだろうか，という先見性ある洞察にもつながることでしょう．この問題については，次節ですこしくわしく扱います．

● 睡眠の誘因・中枢はなにか

　睡眠を引きおこすものはなにかを説明するのに，2つの考え方があります．ひとつは「外因説」です．つまり，睡眠は生体外からなんらかの神秘的な力によって引きおこされる，とみなすのです．前項に引用したノヴァーリスの詩からもこのことがおわかりでしょう．もうひとつは「内因説」です．つまり，睡眠は生体内のなんらかの変化によって引きおこされる，とみなすのです．外因と内因との相互作用を想定する考え方もありますが，そのきっかけとなるのは前者の場合が多いので，これも外因説とみなせるでしょう．

外因説は神話時代や古代に有力でしたが，自然科学ないし近代医学の勃興とともに衰えました．しかし，現代でも精神ないし心（魂）を肉体ないし脳と切り離して論ずる人たちは外因説の立場をとっている，とみなされるかもしれません．内因説には，「生気論」と「唯物論」とがあります．前者は生命には「生気・精気・気」という特有の力ないし情報があるとする考えで，19世紀まで優勢でした．後者は生気を前提としない考え方で，大別して「体液学説」と「神経学説」とになります．多くの場合，前者では心臓，後者では脳をそれぞれ睡眠の中枢とみなしました．

「体液学説」は血液や脳脊髄液などによって体内を循環する活性物質（睡眠物質・催眠物質）を想定する考えです．「神経学説」は睡眠覚醒中枢から神経を介して伝達される電気化学的な指令を想定する考えです．これらは20世紀をとおしてそれぞれ独自の展開がありましたが，現代では両者が統合された脳の機能として理解されつつあります[3]．

「眠りのしくみとは？」にいち早く鋭い考察をめぐらしたのは，ギリシアの自然哲学者アルクマイオンでしょう[4,5]．紀元前5世紀ごろ，彼は血液が体表から身体内部へ後退するのが睡眠の原因であり，全身へ戻った状態が覚醒であると説明しました．睡眠・覚醒には脳が重要であるとして，脳への血流に着目しました．アリストテレスが心臓を中枢とみなしたのに先立つ卓見です．

● **睡眠の機能はなにか**

睡眠は何のためにあるか，その役割はなにかという論議こそ，人びとにとって最も関心のあるものといえましょう．それだけに，内容は多岐にわたり豊かな洞察の蓄積があります．まさに，睡眠文化とよべるような人間活動の局面です．

前掲のノヴァーリスが指摘するように，睡眠に対してはいまなお，かなりの独断や偏見があります．対極的で過激な見解もありますが，どちらの主張も一理ありそうなのでやっかいです．一般向けの啓蒙書には『眠りよ，さらば！』というものから『赤児のように眠ろう！』というものまであるのです．いやしくも睡眠の科学を志す学徒なら，もっともらしい学説だからといって鵜呑みにしてはなりません．今日の睡眠学は断定的なことがいえるほど実証的な根拠を必要かつじゅうぶんに蓄積しているわけではないからです．

たとえば，1953年のレム睡眠発見以来，睡眠には明らかに異なる2つの状態が区別されることになりました．この事実が論議をいっそう複雑なものにしました．ある研究者は新来のレム睡眠を過大に評価して，これこそ知能あるものの高等な眠りだと主張します[6]．別の研究者はまったく逆にノンレム睡眠のほうを重視します[7]．生物学畑から出発した私は，進化のうえでも発育のうえでも，大脳を管理するためにまずレム睡眠，ついでノンレム睡眠が優位になると考えています[8,9]（第3章参照）．

ですから，睡眠の存在意義を論議する際に，その評価は個人的な主観はもとより，生理学的な身体条件，加齢による経時変化，社会的ないし経済的な価値体系，生気象学的な環境要因，病理学的な健康条件，精神医学的な心理条件，偽科学的な解釈，宗教的な信念など，さまざまな要因によって修飾されます．したがって，生物の基本的な生存技術としての行動レベルないし脳の生理機能レベルの枠を超えて，広いスペクトルにわたって飛躍・短絡を交えて論議され，かなりの独断や偏見のもとに評価されることになるのです．

そのため，説得力の乏しい断片的な自然科学の成果や，ときには客観的な事実でさえも，拡張解釈されたり歪曲されたりして，自説に好都合なように編集されてしまいます．睡眠論が多様であり普遍性を欠如するのはそのせいです[10]．

● 睡眠は系統発生・個体発生のどこから現れるのか

定義しだいでは睡眠という用語が当てはまる範囲は広くも狭くもなります．「下等な動物や植物も眠るのか」の答えは，イエスでもノーでもお好みしだいなのです．広く解釈すれば，生物界全体に共通するほぼ1日周期の活動・休息リズム（概日リズム）の休息相を指すことになります．つまり，集団・個体・器官・細胞のレベルで，毎日規則的に活動を休止ないし低下させている状態があればよいのです．マメ科植物やカタバミ類にみられる「就眠運動」はその一例です（図1.1）[9]．

現代では，睡眠とは脳（脳幹）によって調節される高等動物の脳（終脳・大脳）のための特殊な管理技術である，とみなされています．大脳から計測される脳波の時系列パターンから，「脳波睡眠」として定義される高等脊椎動物のノンレム睡眠とレム睡眠だけを睡眠とみなすのです．そうなると，大脳のない単細胞生物・植物・無脊椎動物は除外されてしまいます．しかし，「脳波睡眠」

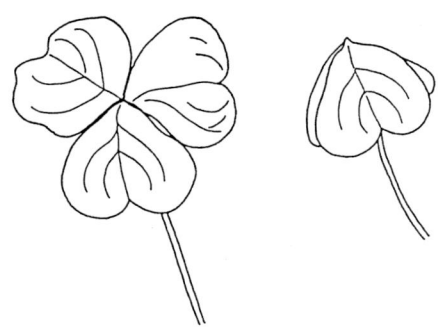

図1.1 カタバミの葉にみられる日周変化[9]. 左：昼間の活動期. 右：夜間の休息期.

のほかに，脳波的には未分化の「睡眠様状態」や行動観察から判定される「行動睡眠」が下等脊椎動物や無脊椎動物にあることが知られており，これらをどのように扱えばよいかについて定説はありません．脳波睡眠を「真睡眠」，睡眠様状態を「原始睡眠」とよび，後者から前者への途上にあるような状態を「中間睡眠」とみなす考えもあります[11]．

最近になってゲノム解析技術のめざましい進歩によって，生物リズムや睡眠に関連するらしい遺伝子がいくつか明らかにされました．そのなかに，多くの動植物に共通するものもあって，睡眠の起源や進化をそこから探る可能性が浮かび上がってきました．今後の発展が期待される分野です．

また，睡眠の系統発生に関連して個体発生の問題もあります．つまり，眠りはいつ個体に宿るのかという問題です．受精卵が発育して中枢神経系が形成され，終脳の発達に呼応して意識が生まれるのですが，睡眠が先か，覚醒が先か，どちらでしょうか．私は睡眠，とりわけ古い型のレム睡眠が先だと考えています[8,9]．レム睡眠はまず脳内に現れて脳づくりを促進し，大脳を覚醒させるのです．

● **好ましい睡眠とはなにか**

「よく眠るには？」こそ，いまもむかしも人びとの最大の関心事です．ここにもさまざまな観点があり，なんらかの条件内に限定すればそれぞれが真理の一端をとらえています．

a. 睡眠論のあらまし

　三つの煩悩（貪り、瞋り、愚かさ）のない人は、寒い冬の夜、木の葉を敷物とした薄い寝床でも、快く眠ることができ、蒸し暑い夏の夜、閉じこめられた狭苦しい部屋でも、安らかに眠ることができる.
　　　　　　　　　　　　　　　　　　　　　　　　　　　　『仏教聖典』[12]

　ねぶり多ければ、元気めぐらずして病となる. 夜ふけて臥しねぶるはよし. 昼いぬるは尤害あり. 宵にはやくいぬれば、食気とどこほりて害あり.
　　　　　　　　　　　　　　　　　　　　　　　　　　貝原益軒『養生訓』[13]

　わが国の医師・貝原益軒の『養生訓』は、彼が83歳の1713年に執筆され、眠りについてたくさんの忠告が記されています. みずからの長い人生体験と東洋医学の伝統的な考え（気血の循環）とが融合されています.「気」が滞らないように、仰向きにならず脇を下にせよ、一夜に5回寝返りせよ、顔を衣でおおうな、口を閉じよ、などと細かく指示されています. 快眠の手引きです.

　「睡眠とは生きるための最も賢い行為のひとつであり、睡眠時間が削られたり精神的緊張で占められたりすると短命となる」と、1797年出版の『長寿学』[14]の中で喝破したのはドイツのクリストフ・ヴィルヘルム・フーフェラントです. 彼は近代医学の創始者とされる名医で、わが国幕末の蘭学者が熟読した有名な『扶氏醫戒之畧』の「扶氏」とは彼のことです. ちなみに、『長寿学』は当時のベストセラーで各国語に翻訳されました. いまなお読んで啓発されることの多いすぐれた知恵の書です.

　現代では、健康や快適性を扱う応用諸科学および生産性を志向する産業界でも、睡眠の扱いは大きな関心事になっています. さらには、睡眠障害あるいは睡眠問題に対処するために、睡眠薬や鎮静剤、さらにはいわゆるサプリメントについても社会の需要が急増しています. 寝具や寝室についても新製品の開発がめざましくなりました. こうして、経済と産業を巻きこんだ巨大な社会システムが睡眠関連製品の開発や販売に参入する時代となっています. このような観点からもまた、独自の睡眠論ないし快眠論が台頭していますから、人類の歴史が始まって以来、睡眠をめぐる話題が最もにぎやかに多方面で論議される時代を迎えているのです.

b. 年代別にみた睡眠論の変遷

● 神話と宗教思想

　古来より人びとは「睡眠を誘発し制御するものはなにか」という疑問に対して，得心のいく解答を見いだそうと努力してきました．最もわかりやすい説明は，伝承された神話や聖典や童話に示されています．つまり，睡眠はなんらかの神秘的な力あるいは物質が体外から到達して，当人の意思にかかわりなく眠らせてしまうと理解するものです．

　シャルル・ペローやグリム兄弟の童話で知られるいばら姫（眠り姫，図1.2）の100年つづいた眠りの誘因は魔女のしかけた紡錘が手に刺さったためであり，宮廷のなかの人びと，ウマ，イヌなどを眠らせたのは妖精の杖でした．姫が目を覚ましたのは王子にキスされたからでした．

　ギリシア神話によれば，睡眠は人間ばかりか神々さえも逆らうことのできない超越的な力でした[4]．「眠り」を司る擬人神はヒプノス（ヒュプノス，図1.3）ですが，ほかにも眠りを司る神々がいます．睡眠はしばしば死と同義語で，1日ごとにくりかえす死とみなされました．そんなわけで，ヒプノスの双子の兄弟タナトスは「死」を司る神なのです．

　（女神ヘレは）……「死（タナトス）」の兄弟「眠り（ヒュプノス）」に会うと，その手をぐっと振り締

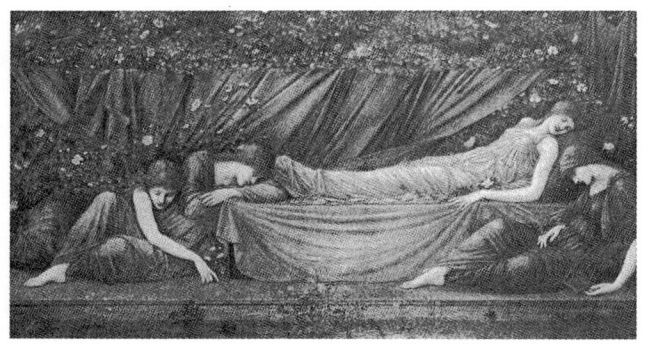

図1.2　いばら姫（眠り姫）．エドワード・バーン＝ジョーンズ画『眠り姫』（1872～74年）．

b. 年代別にみた睡眠論の変遷

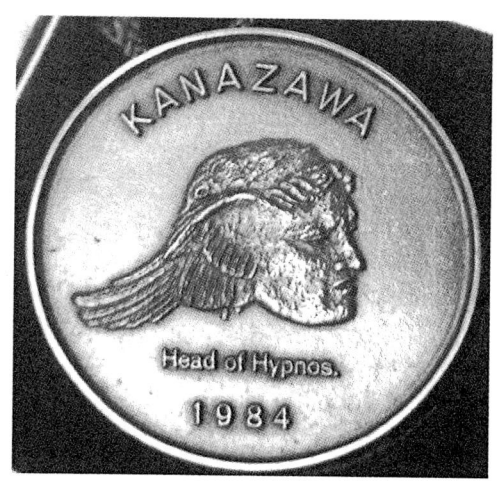

図 1.3 ヒプノス．第9回日本睡眠学会学術集会（金沢，1984年）の記念文鎮．

めて，親しげに語りかけていうには，「「眠り」よ，そなたはあらゆる神，あらゆる人間を支配する王じゃ……．わたしがゼウスに抱かれて臥したら直ぐに，ゼウスの眉の下の輝く両眼をつむらせて貰いたいのじゃ．」　　ホメロス『イリアス』[15]

　堅忍不抜の勇士オデュッセウスは落葉の山を見て喜び，寝床の中央に身を横たえると，上から落葉をふりかける……．そのオデュッセウスの目にアテネは眠りをふりかけてやった，眠りに瞼を塞がれて，一刻も早く苦難の疲れがとれるようにと．

　折しも……貴族たちが，盃をあげて眼力すぐれた神，名に負うアルゴス殺しの（眠りを授ける神）ヘルメイアスに献酒せんとしているところ，眠りに就こうとする時は，最後にこの神に神酒を献ずる慣わしであった．

　キュレネ生まれの神ヘルメスは……手には美わしい黄金の杖を握っていたが，この杖を用いて神は思うがままに人間の眼を眠らせもし，眠れる者を目覚めさせもする．　　ホメロス『オデュッセイア』[16]

　『旧約聖書創世記』によれば，主なる神はアダムを深く眠らせてその肋骨を取り，エバをつくりました．『仏典』によれば，眠りは悪魔の第五軍であり，人の心に侵入して魂を暗く被う蓋とみなされました．体内の睡魔を退散させるには，体外から茶を摂取することが有効とされました．『古事記』によれば，ス

サノオノミコトがヤマタノオロチを退治できたのは，強い酒を飲ませて深く眠らせたからでした．

> 内心の惛暗なるを，名づけて睡となし，五情の暗蔽にして支節を放恣し，委臥し睡熟するを，名づけて眠となし，この因縁をもって名づけて睡眠の蓋となす．
> 　　　　　　　　　　　　　　　　　　　　　　　　天台大師智顗『天台小止観』[17]

『旧約聖書』およびその続編では，睡眠は有用なものであり，正当な活動に正当にともなうものであって逆も成り立つ，という見解が認められます[18]．しかし『新約聖書』では，イエスは永遠に目覚めた者であり，眠らないでいることは肉体的な疲労を克服するだけでなく精神的な力を証明することでもあるとして，睡眠を厳しく戒めているのです[19]．仏教でも，釈迦は光ある者・目覚めた者の意味であり，覚醒はわが身の罪を自覚することとみなされ，たんに起きている状態は依然として眠っているにすぎないと理解します．孔子も眠りには批判的です．

> 夜も寝ないで富を蓄えれば身体はやせ衰え，その富が心配で眠れなくなる．
> 　　　　　　　　　　　　　　　　　　　［シラ書　31.1］『旧約聖書続編』[20]

> 宰予が怠けて昼寝をした．先生はいわれた，「くさった木には彫刻ができない．ごみ土のかきねには上塗りできない．予に対しては何を叱ろうぞ．叱ってもしかたがない．」
> 　　　　　　　　　　　　　　　　　　　　　　　　　　　　　　　　　　　『論語』[21]

有史以前の未開社会では魔術や祈祷，古代社会では瀉血が睡眠障害の治療に応用されていました[22]．前者は睡眠が神秘的な外力によるものであることを示唆しています．また，後者は睡眠が身体内部とくに体液条件の変化によっておこるという認識にもとづくことを示しています．

古代エジプトでは，ワインなどアルコール飲料とケシやベラドンナなど薬草成分を不眠の治療に利用しました．古代インドではレセルピンを含むラウウォルフィア，古代中国では薬用人参や麻黄が利用されました[22]．これらは睡眠を外因性物質で操作できることを古代人が知っていたからでありましょう．

眠りは夢をともないます．数千年も前に古代メソポタミア（現代のイラク）で成立した『ギルガメシュ叙事詩』[23]は『旧約聖書創世記』の原型とされ，粘

土板に楔形文字で記された物語ですが，この人類最古の文書に夢のもつ重大な意味つまり予知性がいくつも見いだされます．

　　エンキドウは友にむかって語り，夢を解いた 「友よ，お前の夢は吉だ　その夢はめったにないものだ　友よ，お前が見た山はフンパパだ　われらはフンパパを捕らえて殺すだろう　そしてその体を野原に投げ捨てるだろう」
　　　　　　　　　　　　　　　　　　　　　　　　　『ギルガメシュ叙事詩』[23]

紀元前1350年ごろの古代エジプトのパピルスには，夢は逆夢と解釈するという記述があります[22]．古代ギリシアでは，病人はアスクレピオスの神殿で眠り，その際の夢のお告げに従って治療することがおこなわれていました．キリスト教の聖書では夢が神からの啓示であることが数多く示されています．チベット仏教では明晰夢の実践が試みられたということです．

眠っているときの状態が一様ではないことは，古くから知られていました．『旧約聖書』は眠りに浅いものと深いものとがあることを明快に例示しています．しかも興味深いことに，その原因や結果にも言及しています．

　　主なる神はそこで，人を深い眠りに落とされた．人が眠り込むと，あばら骨の一部を肉でふさがれた．　　　　　　　　　　　　　　　　　［創世記　2.21］[20]

　　ダビデはサウルの枕もとから槍と水さしを取り，彼らは立ち去った．見ていた者も，気づいた者も，目を覚ました者もなかった．主から送られた深い眠りが彼らを襲い，全員眠り込んでいた．　　　　　　　　　　　　　　　　　　［サムエル記上　26.12］[20]

　　眠っていてもわたしの心は目覚めていました．恋しい人の声がする，戸を叩いています．　　　　　　　　　　　　　　　　　　　　　　　　　　　　［雅歌　5.2］[20]

　　夢を見るのは悩みごとが多いから．　　　　　　［コヘレトの言葉　5.2/6］[20]

ヨーロッパ，中国，オーストラリアの人たちは夢魔がいると想像しました．ヨーロッパの夢魔ナイトメアは睡眠中の人を窒息させ，インキュバスは眠っている婦女を犯し，サキュバスは睡眠中の男と情交をすると伝えられています．日本では，悪い夢をよい夢と取り替えてもらったり，夢を売り買いしたり交換

図 1.4 夢違観音.第 3 回国際睡眠研究会議（東京，1979 年）の記念文鎮.図はわが国睡眠学の先駆者の一人であった松本淳治が描いたとされています.

したりする話が民話にたくさんあります（図1.4）.たとえば『宇治拾遺物語』に，郡司の子息が国守の子息の見た夢を横取りして大臣になったのに対し，国守の子息は出世できなかったという「夢買人事」の話が収録されています.日本ではまた，悪夢を食べる貘という動物がいると信じられていました.

● **古代の自然学**

紀元前 6〜5 世紀の古代ギリシアの自然哲学者たちは，睡眠を生と死との中間の状態であるとみなしました[4].アルクマイオンは，前述のように，血液が体表から身体内部へ後退してしまうことが睡眠の原因であり，全身へふたたび戻った状態が覚醒であると説明しました.これは今日でいう体液学説に相当します.血液が内部にすっかり後退した状態が死でした.脳が睡眠と覚醒に重要な部位であるゆえに，脳への血流に着目したのです.

四元素説を提唱したエンペドクレスによれば，血液中の熱元素（火）がいくらか冷やされた状態が睡眠であり，完全に冷やされた状態が死でした.意識や生命力は熱元素の量に比例するのです.アポロニアのディオゲネスは，空気と血液の混合が状態を変える要因であると考えました.覚醒時に静脈血に混じり合っていた空気が血管から追い出されて胸や胴に押しこめられると，睡眠が始まり意識が失われるのです.血管から空気が完全に追い出されると死ぬのです.

アナクサゴラスは、自己を一時的に喪失した状態が睡眠であり、体力の消耗が睡眠の誘因だと考えました。これが回復しないのが死でした[4]。

『ヒポクラテス全集』として集大成されている著作中には、上述の見解とともにそれまでの睡眠に関する医学的知見が含まれています。そこには、食物や季節が睡眠の長さに影響するという記述があります。また、就寝時刻や寝相が健康と重要なかかわりがある、と述べられていて睡眠衛生の観点が明らかです。

睡眠と夢について、自然学的な観点から動物一般を含めて深く研究したのはアリストテレス[24]であり、『自然学小論集』にくわしい記述があります。彼は心臓を睡眠と覚醒の中枢とみなし、脳をその末梢の標的器官とみなしました。睡眠は認知能力の停止した状態であり、これは過度の覚醒の結果であるとしました。睡眠は認知能力を回復させ、生体を保存するために必要な機能をもつとされました。睡眠の誘因は食物であり、これが血液に入ると蒸気を発生させ、蒸気は温められて上昇して脳で冷やされ、ついで下降して身体に戻る——こうして睡眠が誘発される、というものでした。

> 睡眠は……栄養の過程に伴う蒸発よりして生じるのである。というのは蒸発したものはどこかまで押し上げられると、海峡における潮のように、逆転して流水の向きを変えねばならぬからである。ところで動物の各々が有する熱は本来上昇する。がそれが上の場所に達すると、いつでも集まって再び逆転して下降する。睡眠が食事のあとで最も多く生じるのはこの故である。というのはそこでそれからそれが停止すると、それは人を重圧してこくりこくりと居眠りをさせることになる。がそれが下降し逆転することによって熱を押し出す場合には、いつでも睡眠がおこり動物は眠るのである。　　　　アリストテレス『睡眠と覚醒について』[24]

このような見解は、紀元後2世紀の医学者ガレノスによってさらに体系化され、西洋世界の主導的な睡眠論として近世まで影響力を保つことになりました。この際、睡眠中枢ないし意識の主座は脳であると改められ、睡眠の機能は脳を回復させ、内的温熱を修復させることにある、と強調されたのです。そして睡眠の誘因は湿った冷たい物質と内的温熱の変化とみなされました[4]。原子論の創始者レウキッポス（紀元前5世紀）は、原子が部分的あるいは完全に分離した状態が睡眠であるとしました。エピクロス（紀元前4〜3世紀）は、原子論

の立場から睡眠と夢とを考察し，中枢による調節が欠如すると末梢の筋肉・四肢・まぶたなどが弛緩して睡眠に至ると主張しました[22]．これは今日でいう神経学説に相当します．

中国では，紀元前二十数世紀の黄帝が神格化されて医学の神とみなされています．西暦紀元のころ成立した『黄帝内経』では陰陽2種類の「気」の調和が強調されていて，覚醒と睡眠，不眠と嗜眠という身体現象も，陰陽の対立要素の相互関係として理解されていました[25]．睡眠の原因は，血液を介する「気」の循環がゆるやかになることとみなされたのです．

それゆえ，古代ギリシアと同じように睡眠は液性機構によって説明され，気と血液との循環が渋滞することが睡眠障害の原因とされました．ここでは心臓のはたらきが重視されたのです．心臓に気血がみなぎっているならば精神は明晰ですが，心臓に病変があれば眠りにくく夢が多くなるというのです．前述のように，心臓と腎臓との調和が乱れると不眠がおこるとされました．しかし，睡眠は生と死との対比ではなく，紀元前4世紀の哲学者荘周（荘子）によれば，単一な実存状態のなかの乱れのない状態が睡眠であり，乱れのある状態が覚醒でした．

合理的な思考からすれば，日常の自然な睡眠のしくみを説明するのに外因説よりも内因説のほうが妥当であることは自明です．したがって，しだいに自然学ないし医学の領域では外因説が内因説に取って替わられたのは当然でありましょう．また，睡眠の中枢が心臓から脳へと移行したのも時代の流れでした．しかし，蒸気みたいな生気の実体が物質として解明されるには，古代から中世を飛び越えて一気に現代まで戻ってこなければなりません．

古代インドのヒンズー教によれば，意識レベルは4段階に分けられ，覚醒，夢見，夢見のない無欲かつ至福を意識できる睡眠，瞑想中に到達する思考のない状態とされました[26]．第2と第3の段階は，それぞれレム睡眠とノンレム睡眠に相当し，異なる意識の状態として区別されていました．そして，ヨガの訓練をすればこれらすべての状態を意志力で統御でき，夢見を随意に排除できる，と考えられていました．それゆえ，睡眠中にも意識を失うことなく，自己の意志を発揮できるとみなされたのです．いっぽう，伝統医学のアーユルヴェーダでは睡眠・睡眠障害が7種類の状態に細分されていました[27]．

● 中世とルネサンスの睡眠観

　西洋史にあっては5〜16世紀，東洋史および日本史では古代と近代との中間の時代区分の睡眠観あるいは睡眠論には，とくに革新的な発想はないようです．西洋では宗教的な見方や魔術ないし錬金術が科学を覆っていた暗黒時代とされる時期です．しかし，イスラム世界にあっては，古代ギリシア医学が継承されていました．

　ルネサンス期には，古代の睡眠観や睡眠医学がアラビア医学を介してヨーロッパで復活し，理論的な医学が活性化されました[28]．イブン・シーナー（アビセンナ）の『カノン（医学典範）』はその際に重要な役割を演じた医書であり，適度の睡眠が生気の質と量の平衡をもたらし，健康に必要であることが強調されています．この結果，中世には健康によい睡眠法についてもさまざまな論議がなされています．寝るときの体位，食事のとり方，夢の解釈法，就寝時刻，寝室の環境条件，寝具の素材，睡眠の長さ，害虫駆除法などが論じられました．

　しかし，睡眠の原因に関しては，中枢の座がアリストテレス流の心臓からガレノス流の脳へと定着した程度でしょう．13世紀ドイツの哲学者アルベルトゥス・マグヌスや16世紀フランスの医学者ベルナール・ド・ゴルドンによれば，生気は心臓から出て脳に到達すると機能的な動物生気となりますが，この動物生気が脳からなくなると睡眠がおこるのです．解剖学の進歩により，脳に入る特定の動脈や脳から出る特定の神経や静脈に生気の通路を想定する試みもなされました[28]．ここでもまた，生気と熱の脳への循環が睡眠調節の要点でした．

　16世紀イタリアのヨハンネス・アルゲンテリウスは伝統的な睡眠観を踏襲しながら，さらに新しい見解をつけ加えました[4,29]．彼はあらゆる睡眠相に共通する原因として，内因性の熱物質を想定し，その動態と意識状態や身体機能を関連づけ，睡眠の原因を統合的に説明しました．睡眠の目的については，アリストテレスが生命の保存に，ガレノスが脳の回復と温熱の復帰としたのに対し，彼はそれ自体が目的をもつものではなく，体内の温熱の分布を調節するための機能の副作用として生じるものだと考えました．つまり，生きるという目的を遂行する際の随伴現象であり，睡眠自体を調節する中枢などは存在しなくてもよかったのです．

　この時期わが国では，宋に留学して禅を学んだ栄西が1211年に『喫茶養生

記』を著して,茶によって「蒙を散じねぶりをさま」して精進することを奨励しました.

> 昔廬同,陸羽等が茶をこのみけるは,困睡をさまし蒙気を散じて,學をたしなまんためなりと申し傳へたり.我が朝の栂尾の上人,建仁の開山,茶を愛し玉ひけるは,蒙を散じねぶりをさまして,道行の資となし玉はんためなりき.
> 夢窓国師『夢中問答』[30]

● 近世と自然科学の勃興

睡眠を指令するメッセンジャーが体液性のものか神経性のものかについては,近世のヨーロッパでもまだ決着のつかない問題でした.17世紀に血液循環の原理が確立すると,ルネ・デカルトに代表される新しい機械論的な理論が台頭してきました.彼は,心臓で温められた動脈血が脳に至り松果体に入ると動物生気に変換され,これが神経線維の細管を経由して認知や運動機能を指令するのであるが,その連絡路にある細孔が動物生気を通しにくい状態が睡眠であると考えました.そして,脳内に存在する動物生気の多寡が,睡眠・覚醒・夢見の状態を左右することになるとみなしたのです.脳で動物生気が欠如すると睡眠が誘発されるのですが,そのような状態は精神や身体の諸条件だけでなく,環境要因(騒音,湿度など)によっても左右されるとしました[29].

しかしその約100年後,デカルトよりももっと徹底した機械論者で『人間機械論』の著者ジュリアン・オフレ・ド・ラ・メトリでさえ,魂の存在を認めており,脳へくる血液の影響で肉体と魂が同時にしかも別々に眠ると説明しました[31].そして,それぞれに対応させるため,脳に押し寄せる血液の役割を区別するのに苦慮しているのです.ここでは,古代の睡眠論がほとんど無修正で生きていることがわかります.

やがて,18世紀に近代科学が勃興して,生命現象の物理化学的な基盤が明らかになるにつれて,自然哲学的な見解はしだいに後退を余儀なくされました.栄養,エネルギー,熱(脳温・血温),脳内水分,神経伝導,疲労物質などをキーワードとしながら,睡眠の体液学説と神経学説は物理化学的な実体をともなう実験科学として共通の発想を強めてきました.そして,着実に魂から訣別して,唯物主義の傾向を強めていったのです.

たとえば18世紀末に,当時発見されたばかりの酸素が睡眠を制御する重要

な信号の担い手であるという考えがおこりました．ヤコブ・アッカーマンは，体外から肺に取りこまれた「生命空気」中の酸素によって，電気みたいな液体「生命エーテル」が血中に放出され，この血液が脳に入るとなんらかの物理化学的な過程を経て，筋肉活動や意識水準を制御すると述べています[32]．同じころ，アレクサンダー・フォン・フンボルトはもっと単純に，脳内の酸素量の減少が睡眠を誘発すると説明しました[33]．動物磁気・生物電気・酸素・生物リズムの発見などが以後の睡眠論にすくなからぬ影響を及ぼすことになったのです．これらの成果を集約したかたちで，前述の『長寿学』の著者フーフェラントは生体リズムに同調した睡眠の意義を強調したのです．

　睡眠が身体におよぼす作用は次のとおりです．あらゆる生命活動の減速，力の蓄積と日中に失われた物質の復元，不用ならびに有害な物質の排出．これはいわば日々生じる危機ではありますが，そのさいにあらゆる放出作業がきわめて静かにきわめて完璧におこなわれるわけですね．

　七時間眠るならば，それが昼であろうと夜であろうと，まったく同じことだ，と多くの人が信じています．……しかし，自分の健康をたいせつにする人にはみな，これは誘惑に満ちた誤解だからおやめなさい，と私はお願いせねばなりません．
　　　　　　　　　　　　　　　　　　　　　　　フーフェラント『長寿学』[14]

このような西欧の系譜とは別個に，わが国の貝原益軒が昼夜リズムと睡眠との同調や過眠の弊害を指摘しているのは前出のとおりです．

● 睡眠学の草創・発展期

　19世紀から20世紀なかばまでの睡眠論の展開は生理学・解剖学・病理学・精神医学などの発展にともない，きわめて多彩です．実験的なアプローチが試みられる機運も出てきました．しかし，睡眠という複雑で流動的な現象に対しては，実験系の単純化や人為刺激に対する特異的応答の計測という自然科学の常套手段が適用しにくく，睡眠学への進歩にとっての決定的な障害は信頼性・客観性・再現性の高い方法論を確立できなかったことでありましょう．
　1989年に私は自著『脳と睡眠』[34]の冒頭にこう書きました．

　たとえば，行動上の変化としてオスがメスを追いかけ，求愛し，交尾する，と

いう現象が観察できるから，性行動を司る脳の研究が進むのです．試みに，脳の特定の神経細胞をこわしたり，神経繊維の経路を遮断したりすると，交尾しなくなったり，むやみに交尾したがったりするようになります．そんな事実から，「性中枢」が脳内に存在することがわかります．また，性行動のさいに脳内のどこの神経細胞が興奮しているとか，どの部位の物質に増減があるかとかの解析ができるわけです．

　ところが，睡眠という状態では，外見から判断するかぎり，ほとんどすべての活動が停止または低下してしまうのですから，行動上の手がかりはなくなってしまいます．研究者にとっても，派手なアクションのある行動のほうが，おもしろくわかりやすいに決まっています．生殖にみられる情熱も，育児にみられる感動も，闘争にみられる興奮も，学習にみられる真剣味もなく，ただ無意識・無活動でいるところを調べてもつまらない，と多くの神経行動学者は思っているにちがいありません．

　そんなわけで，脳と睡眠との関係を自然科学の立場から研究する分野は，いささかなおざりにされてきました．脳の研究にはやるべきことがたくさんありますから，やりやすいこと，おもしろそうなこと，他の人もやっていること，すぐ成果の出ること（研究費のもらいやすいこと）などが優先されるのもやむをえません．睡眠の脳科学は，したがって，現代科学の未開の秘境として取り残されてきたのです．
　　　　　　　　　　　　　　　　　　　　　　　　井上昌次郎『脳と睡眠』[34]

　自然科学では特定の対象に人為的に加えた刺激（入力）に対する反応（出力）を計測して，その因果律（入出力関係）を定性的・定量的に証明するのが常套手段です．では，睡眠に対して具体的にどんな手法が可能でしょうか．眠りの深さを測り数値で表すにはどうすればよいでしょうか．眠りのメカニズムを実験的に解析するにはどうすればよいでしょうか．そして，眠りの役割を科学用語で表現するにはどうすればよいでしょうか．刺激を加えれば消えてしまうかもしれないほど，睡眠は不安定な対象なのです．

　とはいえ注目されるのは，1860年代ドイツのE・コールシュッター[35]による睡眠深度についての精神生理学的アプローチと，1890年代ロシアのミカエローヴァ・マナセーナ（マリー・ド・マナセーヌ）[36]による断眠の生理学・病理学的アプローチです．前者は，眠っている被験者が覚醒するのに必要な聴覚刺激の閾値を計測して，一夜の睡眠深度曲線を描いたものです（図1.5）．睡眠深度は入眠後急速に深くなり以後明け方に向かってしだいに浅くなってきます．後者は，イヌの眠りを持続的に奪うと死に至ること，断眠による影響は脳

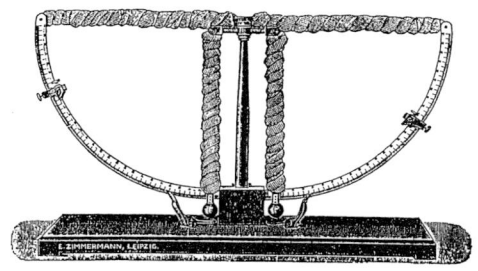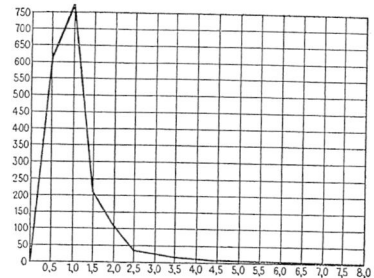

図 1.5 E・コールシュッターが 1862 年に発表した睡眠深度測定器（左）とその記録（右）[35]．目盛りの指定位置から落とされた測定器の振り子が鉄柱に当たって発する音を刺激とし，これによって睡眠者が覚醒する音量（目盛りの数値）で睡眠深度（右図縦軸）を表しています．右図横軸は入眠後の経過時間．

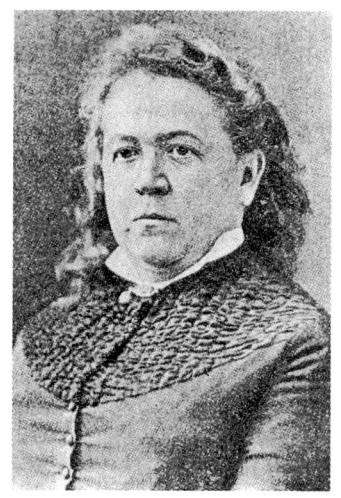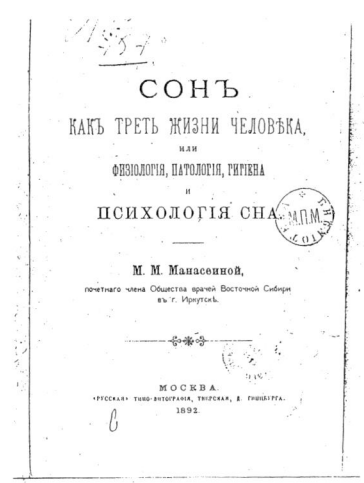

図 1.6 ミカエローヴァ・マナセーナの肖像と啓蒙書『三分の一の人生としての睡眠』の扉（ヴラジミール・コヴァルゾン博士の好意による）．

細胞に最もいちじるしいことを明らかにしました．そして睡眠の重要性について社会一般に大きな啓蒙効果を与えたのです（図 1.6）．両者の実験的研究はさまざまなかたちで後世の睡眠学の源流となっています．

　前者については，たとえば，アメリカのナサニエル・クライトマンによる睡眠時の脈拍・呼吸・体温などの自律機能の変化やそれらの日内リズムの研究につながりました．ちなみに，彼と彼の著書『睡眠と覚醒』[37]はそれぞれ「睡眠学の父」と「睡眠学のバイブル」とよぶべき存在です（図 1.7）．後者につい

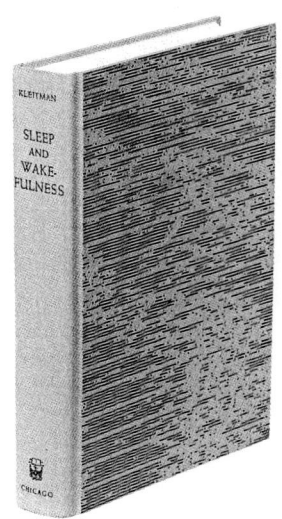
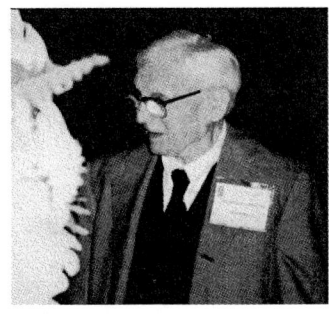

図 1.7 左：1963年刊行の増補改訂版『睡眠と覚醒』[37]．生後第5週から第22週までの新生児の睡眠（黒線）と覚醒（白線）の時系列記録が表紙にあしらわれています（図2.8参照）．同じ高さの左端から右端までが1日分に相当します．右上：ナサニエル・クライトマンが90歳のとき同書に書いてくれた私宛の献辞．右下：第9回アメリカ睡眠学会会場（ナッシュビル，1995年6月）に用意された特大のバースデーケーキを前にした100歳の同博士．

ては，たとえば，「睡眠毒素（ヒプノトキシン）」の発見につながり体液学説が確立しました[38-40]．「睡眠毒素」とは，わが国の石森國臣[41]（図1.8）ならびにフランスのルネ・ルジャンドルとアンリ・ピエロン[42]（図1.9）が，20世紀初頭に洋の東西で独立して断眠犬の脳から抽出した物質で，化学的には特定されていません．

石森はわが国の「睡眠学の創始者」とよぶべき存在です．愛知県立医学専門学校（現在の名古屋大学医学部）の生理学・医化学教授で当時32歳の彼は1907年7月16日以来，26名の学生の協力のもとにイヌの眠りを持続的に奪う実験をしました．3年がかりで3つの医学雑誌に同時に掲載された彼の論文[41]はいま読んでも感動する格調高い労作です．

石森の実験計画はたいへん綿密なものでした．実験材料の選抜にはとくに慎重で，個体差をできるだけすくなくするために，同じ親から同時に産まれた幼犬を1対にして比較しています．彼は5対の幼犬10頭を選びました．一方は

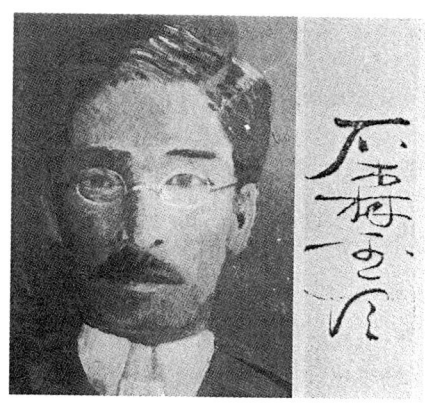

図 1.8　石森國臣の肖像とサイン（名古屋大学医学図書館の好意による）．

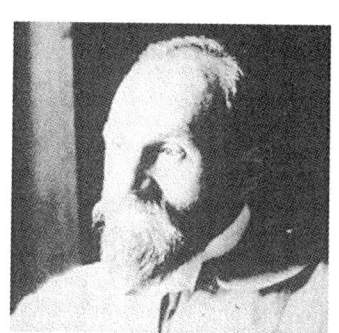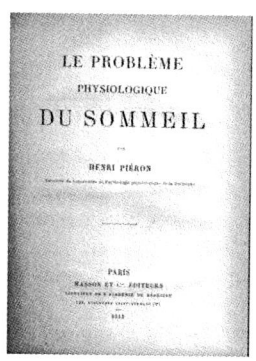

図 1.9　アンリ・ピエロンの肖像（左：ピエル・パルメジャーニ博士の好意による）と著書『睡眠の生理学的問題』[13]の扉（右）．

ふつうに生活させておき，それぞれのきょうだい犬には 24〜113 時間の断眠をさせてから，脳の重量・水分と固形分・アルコールやエーテルで溶けだす物質量などを計りました．すると，熱したアルコールに溶けだす物質量が，断眠犬では正常犬より 32.6〜245.3 ミリグラムだけ増えていることがわかりました．

そこで，正常犬と断眠犬のそれぞれの熱アルコール抽出物を，人によく馴れた正常な 3 頭の幼犬の皮下に注射してためしてみました．断眠犬の抽出物を注射された被験犬の反応は，劇的なものでした．石森はこのときの情景を，次のように描写しています．

三十分餘ヲ経タル頃ヨリ，頻リニ流涙垂誕ヲ催シ，時々全身ニ戦立ヲ起シ，体勢著明ニ不活発トナリ，歩行ヲ嫌ヒ，一所ニ蹲踞シ，呼ベドモ応ズルノ色ナク，偶々食ヲ與フルモ之ヲ攝ラントスルノ意ナキガ如ク，強イテ之ヲ歩行セシムルニ，歩調蹌踉トシテ，好ンデ室隅若クハ机下ニ避ケ，此ヲ放置スルトキハ，漸次閉目垂頭シ，遂ニ床上ニ屈墜シ睡眠ニ陷ルニ至ル　　　　　　　　　　　　石森[41]

　こうして被験犬は数時間から一昼夜熟睡したのですが，翌日にはすっかり回復していました．いっぽう，同じイヌに正常犬の抽出物を注射したときは，涙とよだれをたらすほか，たいした変化はありませんでした．
　この物質つまり「催眠性物質」の正体が何であるのかを探るため，石森は翌年の夏に，追試をしました．こんどは，被験物質を大量に得ようと，成犬4頭を104〜149時間断眠して脳抽出物をつくり，前年同様幼犬に昏睡のような状態をおこさせるのに成功しました．しかし，期待に反して抽出物の収量がすくなく，化学的な性質をじゅうぶん調べるには至りませんでした．これらの実験結果にもとづく石森の結論は明快です．

　上述諸多ノ實驗ニヨリテ證明セシ，不眠動物ノ腦質中ニハ，睡眠動物ノ其ノ中ニ發見シ能ハザル強盛ナル催眠作用ヲ有スル物質ヲ含有スルトノ事實ハ，自ラ吾人ニ於ケル，尋常睡眠發現ノ源因ヲ解明スルモノニシテ吾人ノ醒覺ト名クル狀態ハ主トシテ外界ヨリ來襲スル諸種ノ刺戟ニヨレル，間斷ナキ腦質成分ノ化學的作用ヲ意味シ，此作用ノ結果，漸次其內ニ熱アルコホールニヨリテ浸出シ得ヘキ一種ノ物質，恐クハ一種ノロイコメインヲ生シ，此ガ大腦ノ神經細胞ニ對シテ，一種ノ中毒性作用ヲ及ボシ，其機能ヲ減退セシメ，所謂貪眠ノ狀態ヲ起サシメ，此際全時ニ外界刺戟ノ減弱又ハ斷絕スルニ會セバ遂ニ眞性ノ睡眠ニ陷ルニ至ル，而シテ睡眠ヲ取ルニ至レバ，腦質中ニ蓄積セル催眠性物質ハ漸次血行ニヨリテ驅除セラレ，外界刺戟ノ來襲ヲ待チテ，再ビ醒覺ノ狀態ニ復ス　　　　　　石森[41]

　この論文を発表したのち，彼は睡眠研究からは遠ざかり二度にわたり欧米に留学していますが，1955年に80歳で没しました．
　石森の実験開始に先立つ1906年1月18日，当時25歳のピエロンはピラムという名の雄犬を連れてパリ市街を歩きまわり始めました．彼はルジャンドルとともにパリ大学生理学教室に所属する実験心理学の助手でした．二人は13頭のイヌを1〜2週間ずつ断眠させる実験に丸5年をかけました．これらのイヌの脳組織・脊髄液・血清を健康なイヌの脳室内に注射すると，腹ばいになっ

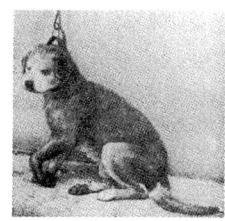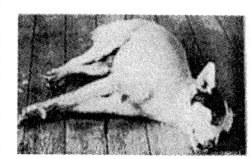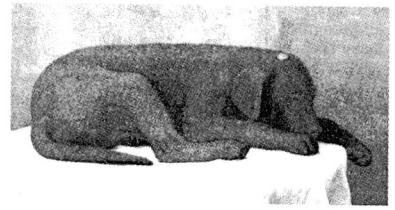

図 1.10 ルネ・ルジャンドルとアンリ・ピエロン[43]の実験に登場する断眠犬(左)と被験犬(中・右).

たり，丸まったりして寝てしまいました．断眠犬のくたびれきった姿と被験犬の寝相は，1913年に出版された二人の論文[42]にもピエロンの著書『睡眠の生理学的問題』[43]にも写真として留められています(図1.10).

　二人の推論によれば，断眠犬の脊髄液や血液のなかには「睡眠毒素」が大量にたまっているから，これが被験犬の脳に作用して眠りを引きおこしたのです．この毒素は65℃の熱に5分間さらすと活性がなくなること，限外濾過フィルターを通過できないこと，水には溶けてもアルコールには溶けださないこと，などが論文に記されています．

　ユーラシア大陸の西と東の端で，同じ時期・同じ発想・同じ実験動物・同じ実験方法で研究が始まり同じ結論に達したのは，偶然とはいえおもしろいことです．

　20世紀初頭には第1次世界大戦をはさんで嗜眠性脳炎(眠り病)が流行しました．これを契機にしたオーストリアのコンスタンティン・フォン・エコノモ[44,45]は睡眠覚醒中枢の解剖学を提唱しました．また，ドイツの精神医学者ハンス・ベルガー[46]は睡眠脳波を発見しました．これらの業績は睡眠学の発展に大きな役割を果たしました．つまり睡眠の神経学説の確立です．睡眠の神経機構に関する客観的アプローチは，脳波の発見によって初めて可能になり，脳波のみならず眼球運動，筋電図，心電図を中心に必要に応じて呼吸運動，皮膚電気活動，酸素飽和度などを同時記録する方法(睡眠ポリグラフ検査，ポリソムノグラフィー)へと発展し，睡眠研究の方法論に決定的な突破口を開いたのです．その過程で，脳波成分の組み合わせから覚醒・睡眠を6段階に分ける国際分類[47]が定着しました．

　すでに1930年代に，脳波とコールシュッター由来の感覚刺激で判定した睡眠深度とがかならずしも一致しないことがわかっており，その解釈は謎でした．

たとえば，明け方に外見的にはよく眠っているのに，覚醒時ないし入眠期に近い脳波像が継続して現れたり，静かに眠っているのに眼球運動が規則的に出現したりする時期があることです[48]．ところが1953年に，シカゴ大学の大学院生ユージン・アセリンスキーは，生まれたばかりの自分の息子を被験者にして睡眠中に急速眼球運動をともなう特殊な睡眠期が存在することを発見し，彼の指導教官であった上述のクライトマンと共著で歴史的な論文[49]を発表しました．

成人ではこの時期はおよそ90分間隔で出現し，その際，被験者がしばしば夢見を体験していることなどもつづいて発見されました．こうしてこの時期は急速眼球運動のイニシアルであるREMにちなんで「レム睡眠」と名づけられ，睡眠研究の「黄金時代」が到来したのです[50]．ちなみに，レム睡眠と夢との密接な関係が契機となって睡眠研究は以後飛躍的に発展しました[51]．レム睡眠以外の眠りは「ノンレム睡眠」とよばれるようになりました．これら2種類の眠りに対してそれぞれ異なる用語もいくつか提案されてきました．現代では，レム睡眠の同義語として「逆説睡眠」，発育期におけるレム睡眠およびノンレム睡眠の原型に対してそれぞれ「動睡眠」および「静睡眠」が使用されているにすぎません．

いっぽう，睡眠覚醒中枢の探究をめざす研究は，脳幹をさまざまな部位で切断する解剖学[52]あるいは脳幹の局所を電気的に刺激する生理学[53]のような動物実験の成果によって，延髄・中脳・橋・間脳などが睡眠と覚醒の調節になんらかのかかわりをもつことを明らかにしました．エコノモがすでに指摘していた間脳の視床下部（図1.11）[45]は，有望な睡眠覚醒中枢であることもラットで確認されました[54]．

こうして，神経学説と体液学説の2つの立場は，19世紀あたりから相互に独立した歩みを示すようになりました．睡眠毒素の研究と嗜眠性脳炎の研究とがその傾向をいっそう鮮明にしました．相互の接点は20世紀なかばをとおして不明のまま，技術と説得力に勝る神経学説が優勢となって，体液学説を否定するような動向さえみられました．

このほか，いまとなっては睡眠科学の対象外ではありますが，夢の精神分析学から睡眠論に参画したオーストリアのジークムント・フロイト[55]と，「内的抑制」という条件反射理論から睡眠のメカニズムにせまったイワン・パブロ

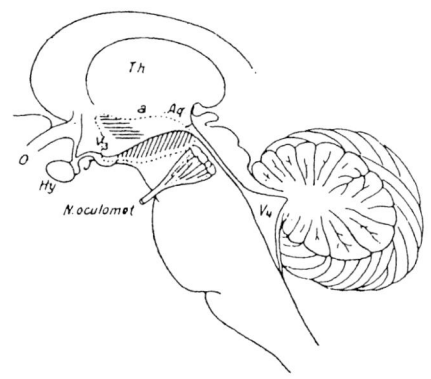

図1.11 エコノモ[45]が描いたヒトの睡眠覚醒中枢.

フ[56]という巨星二人の存在を忘れてはならないでしょう.

● 現代睡眠学の現況と展望

　1960年代以降,スイス・アメリカ・日本それぞれの研究者を先導に睡眠物質の精力的な探求がおこなわれて成果を上げ,睡眠の体液学説は復権しました[38].同時に神経組織学・神経生理学・分子生物学的手法などがめざましく進歩して睡眠の脳内調節機構がしだいに明らかにされました.睡眠調節にかかわる脳部位のニューロンが脳脊髄液を介した神経修飾物質と相互に情報伝達をしていることが実証できるようになりました.その結果,神経学説と体液学説とは統合され,さらに免疫系を含めた脳機能として睡眠調節を理解する傾向が進展しつつあります.今後,睡眠科学は脳科学ないし神経科学のさまざまな手法の進歩と呼応しながら,さらなる発展が期待されています[57].

　睡眠についての理解が進むとともに,睡眠障害や睡眠薬に対する関心もますます増大する傾向がいちじるしくなりました.その理由には,20世紀後半から高度技術化文明が世界規模で拡大し,多忙・不規則・反自然・公害などを特徴とする不満と不安に満ちたストレス社会が現出し,そのなかで睡眠が犠牲にされてきたからです.また,いわゆる不眠症にとどまらず睡眠に関連するさまざまな疾患,たとえば睡眠時無呼吸症候群・ナルコレプシー・概日リズム関連睡眠障害などが存在し,それぞれについて専門医療が必要であることが一般人にもよく理解されたからです.さらに,動物行動学・神経生理学・心理学・精

神医学・神経学・内科学といった伝統的な学問領域の枠を超えて地道な努力をつづけてきた睡眠研究者が少数ながら学際的にも国際的にも協調して，多くの実績を蓄積していたからです．その結果，遅まきながら睡眠の役割が正当に評価されなければならないという認識が，一般社会でもコンセンサスを得られる時代になったのです．

こうして睡眠学は学際的な学問として睡眠現象や睡眠障害を扱うだけでなく，睡眠をとおして社会の活動様式全般にも影響を及ぼすような役割をも課せられるようになってきました．睡眠関連の諸問題に的確に対処できなければ国民的・国家的規模でいちじるしい損失をもたらすかもしれない，という政治経済面の責務にも巻きこまれているのです．

■ 文　献

1) シェイクスピア，福田恆存訳（1969）：マクベス．新潮社，東京．
2) ノヴァーリス，笹沢英明訳（1959）：夜の讃歌他三篇．岩波書店，東京．
3) Inoué S（1995）：Challenges to the ancient concept of humoral sleep regulation. Sleep—Ancient and Modern（Liu SY, Inoué S, eds），Shanghai Scientific and Technological Literature Publishing House, Shanghai/Asian Sleep Research Society, Tokyo, 55-88.
4) Wittern R（1989）：Sleep theories in the antiquity and in the Renaissance. Sleep '88（Horne J, ed），Gustav Fischer Verlag, Stuttgart, 11-12.
5) Kuhlen FJ（1983）：Zur Geschichte der Schmerz-, Schlaf- und Betäubungsmittel in Mittelalter und früher Neuzeit. Deutscher Apotheker, Stuttgart.
6) Kavanau JL（1994）：Sleep and dynamic stabilization of neural circuitry : a review and synthesis. *Bahav Brain Res* **63**：111-126.
7) Horne JA（1976）：Hail slow wave sleep : goodbye REM. *Bull Br Psychol Soc* **29**：74-79.
8) 井上昌次郎（1988）：睡眠の不思議．講談社，東京．
9) 井上昌次郎（1988）：睡眠．化学同人，京都．
10) 井上昌次郎（1994）：睡眠論の系譜と展望．睡眠学ハンドブック（日本睡眠学会編），朝倉書店，東京，6-10．
11) Karmanova ID（1982）：Evolution of Sleep. Karger, Basel.
12) 仏教伝道協会（1984）：和英対照仏教聖典，第363版．仏教伝道協会，東京．
13) 石川謙校訂（1961）：養生訓　和俗童子訓．岩波書店，東京．
14) Hufeland CW（1798）：Die Kunst, das menschliche Leben zu verlängern. 2. verm Aufl, Akademische Buchhandlung, Jena.［C・W・フーフェラント，井上昌次郎訳（2005）：長寿学―長生きするための技術―．どうぶつ社，東京．］
15) ホメロス，松平千秋訳（1992）：イリアス（下）．岩波書店，東京．
16) ホメロス，松平千秋訳（1994）：オデュッセイア（上・下）．岩波書店，東京．
17) 関口真大訳註（1974）：天台小止観―坐禅の作法―．岩波書店，東京．
18) Askenasy JJ, Hackett PR（1995）：Sleep and dream in the Hebrew tradition. Sleep—Ancient and Modern（Liu SY, Inoué S, eds），Shanghai Scientific and Technological Litera-

ture Publishing House, Shanghai/Asian Sleep Research Society, Tokyo, 34-54.
19) Dibie P (1987): Ethologie de la Chambre à Coucher. Grasset, Paris. [パスカル・ディビ, 松浪未知世訳 (1990): 寝室の文化史. 青土社, 東京.]
20) 新共同訳 (1990): 聖書 旧約聖書続編つき, 3版. 日本聖書協会, 東京.
21) 金谷治訳注 (1963): 論語. 岩波書店, 東京.
22) Thorpy MJ (1991): History of sleep and man. The Encyclopedia of Sleep and Sleep Disorders (Thorpy MJ, Yager J, eds), Facts On File, New York, ix-xxxiii.
23) 矢島文夫訳 (1998): ギルガメシュ叙事詩. 筑摩書房, 東京.
24) アリストテレス, 副島民雄訳 (1968): 自然学小論集. アリストテレス全集 6, 岩波書店, 東京, 250-251.
25) Liu SY (1995): Chinese philosophical and medical views on chronobiology and sleep. Sleep—Ancient and Modern (Liu SY, Inoué S, eds), Shanghai Scientific and Technological Literature Publishing House, Shanghai/Asian Sleep Research Society, Tokyo, 1-24.
26) Ramamurthi B (1995): The fourth state of consciousness: the Thuriya Avastha. *Psychiat Clin Neurosci* **49**: 107-110.
27) Mohan Kumar V (1995): Ancient concept of sleep in India. Sleep—Ancient and Modern (Liu SY, Inoué S, eds), Shanghai Scientific and Technological Literature Publishing House, Shanghai/Asian Sleep Research Society, Tokyo, 25-33.
28) Dannenfeldt KH (1986): Sleep: theory and practice in the late Renaissance. *J Hist Med* **41**: 415-441.
29) Wittern R (1978): Der Schlaf als medizinisches Problem am Beginn der Neuzeit. Habilitationsschrift, Ludwig-Maximilians-Universität München, München.
30) 佐藤泰舜校訂 (1934): 夢窓国師 夢中問答. 岩波書店, 東京.
31) ラ・メトリ, 杉捷夫訳 (1957): 人間機械論. 岩波書店, 東京.
32) Rosenbaum E (1892): Warum müssen wir schlafen? Eine neue Theorie des Schlafes. Verlag von August Hirschwald, Berlin.
33) Humboldt Av (1798): Versuche über die gereizte Muskel- und Nervenfaser nebst Vermuthungen über den Proceß des Lebens in der Thier- und Pflanzenwelt. Posen. [文献 38) より引用]
34) 井上昌次郎 (1989): 脳と睡眠. 共立出版, 東京.
35) Kohlschütter E (1862): Messungen der Festigkeit des Schlafes. *Z Ration Med* **17**: 209-253.
36) Manacéina M de (1897): Sleep: Its Physiology, Pathology, Hygiene and Psychology. Walter Scott, London.
37) Kleitman N (1963): Sleep and Wakefulness. 2nd ed. University of Chicago Press, Chicago.
38) 井上昌次郎 (1986): 眠りの精をもとめて. どうぶつ社, 東京.
39) Inoué S (1996): The Ishimori-Piéron hypnotoxin theory. *WFSRS Newsletter* **4**(2): 18-19.
40) Inoué S (1989): Biology of Sleep Substances. CRC Press, Boca Raton.
41) 石森國臣 (1909): 不眠動物ノ脳質中ニ證明シ得タル催眠性物質＝睡眠ノ眞因. 東京醫學會雜誌 **23** (8): 429-457. /不眠動物の脳質中に證明し得たる催眠性物質＝睡眠の眞因. 愛知縣立醫學專門學校同窓會雜誌 **23**: 1-42. /中央醫學會雜誌 **84**: 1-47.
42) Legendre R, Piéron H (1913): Recherches sur le besoin de sommeil consecutif à une

veille prolongée. *Z Allgem Physiol* **14**：235-262.
43) Piéron H（1913）：Le Problème Physiologique du Sommeil. Masson et Cie, Éditeurs, Paris.
44) Economo C v（1917）：Encephalitis lethargica. *Wien Klin Wschr* **30**：581-585.
45) Economo C v（1930）：Sleep as a problem of localization. *J Nerv Ment Dis* **71**：249-259.
46) Berger H（1930）：Über das Elekroenkephalogramm des Menschen：zweite Mitteilung. *J Psychol Neurol* **40**：160-179.
47) Rechtschaffen A, Kales A（1968）：A Manual of Standardized Terminology, Techniques and Scoring System for Sleep Stages of Human Subjects. NIH Publication No. 204, National Institute of Health, Bethesda.
48) Loomis AL, Harvey EN, Hobart III GA（1837）：Cerebral states during sleep, as studied by human brain potentials. *J Exp Psychol* **21**：127-144.
49) Aserinsky E, Kleitman N（1953）：Regularly occurring periods of eye motility, and concomitant phenomena during sleep. *Science* **118**：273-274.
50) Gottesmann C（2001）：The golden age of rapid eye movement sleep discoveries. I. Lucretius—1964. *Progr Neurobiol* **65**：211-287.
51) 大熊輝雄（1994）：睡眠研究発展の歴史．睡眠学ハンドブック（日本睡眠学会編），朝倉書店，東京, 1-5.
52) Bremer F（1935）：Cerveau "isolé" et physiologie du sommeil. *C R Soc Biol* **118**：1235-1241.
53) Moruzzi G, Magoun HW（1949）：Brain stem reticular formation and activation of the EEG. *Electroencephalogr Clin Neurophysiol* **1**：455-473.
54) Nauta WJH（1946）：Hypothalamic regulation of sleep in rats. An experimental study. *J Neurophysiol* **9**：285-316.
55) フロイト，高橋義孝訳（1969）：夢判断（上・下）．新潮社，東京．
56) Pawlow I（1923）："Innere Hemmung" der bedingten Reflexe und der Schlaf—ein und derselbe Prozeß. *Skand Arch Physiol* **44**：42-58.
57) 井上昌次郎（2007）：睡眠論の系譜と睡眠学の発展．睡眠学（日本睡眠学会編），朝倉書店，東京，印刷中．

2. 睡眠は大脳を創る

a. 睡眠と覚醒はいつ芽生えるのか
―睡眠の個体発生―

● 脳が脳を眠らせる

　ひとことでいえば，睡眠とは「脳による脳のための管理技術」です．睡眠の役割を整理してみますと，「脳を創る・脳を育てる・脳を守る・脳を修復する・脳をよりよく活動させる」ということになります（図2.1）[1]．脳は大まかに分けると大脳（終脳）と脳幹になり，ここでいう脳とは主に大脳のことですが，ここでは厳密な区別をしないでおきます．いずれにせよ，「脳が眠りを創る」のですが「眠りも脳を創る」のです．本章では眠りが脳を創る側面に焦点を当ててみましょう．

　「脳を創る・育てる」は発達途上の大脳に当てはまります．ある程度胎児の脳が形成されると，それを着実に仕上げていくために睡眠がきわめてたいせつな役割をしているからです．大脳がほぼ完成すると，こんどは「脳を守る」ことの比重がしだいに大きくなって，おとなではこちらが非常に重要な眠りの役割になります．言い換えると，眠らなければ脳はうまく守れなくなり壊れやすくなってしまうのです．

　なぜかといえば，脳はエネルギーを大量に消費するため，非常にくたびれやすい，もろい臓器ですから，すぐ傷むわけです．しかも，脳はいわば全身の司令塔ですから，傷んだ脳をそのままにしておくと正常な精神活動や身体動作ができなくなり，生存を危うくさせることになるわけです．疲

睡眠の役割
脳を創る
脳を育てる
脳を守る
脳を修復する
脳をよりよく活動させる

図 2.1 睡眠の役割は脳を管理すること．

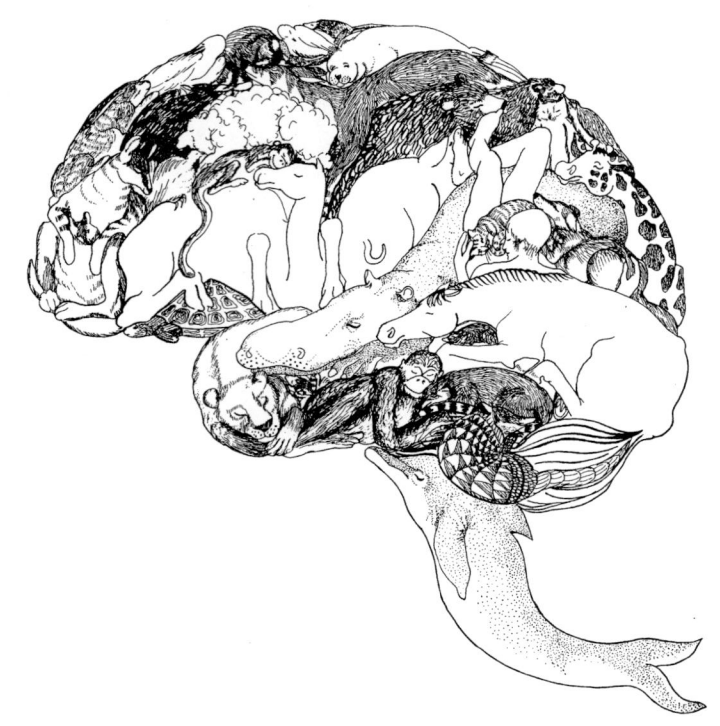

図 2.2 いろいろな動物の寝相をあしらった人脳のシルエット[2]. 睡眠の原因は脳にありますから, それぞれ特有の寝相は睡眠の結果つまり症状にすぎません.

れた脳を元どおり元気にするためには眠りがなければならないのです. 脳の発達した生き物は眠らなければうまく生きていけなくなってしまうのです. その意味で, 睡眠が脳のためになくてはならないだいじなはたらきをしているわけですね.

いったん眠ると独特の寝相が全身に現れますから, 一見して眠っているとわかります (図 2.2)[2]. ですから, 眠りは身体全体がコントロールする現象だとみなされがちです. しかし, 寝相は眠りのいわば症状であって, 因果関係でいえば結果にすぎません. 原因のほうは脳にあります. つまり, 脳が脳を眠りモードに切り換えたために, その影響が身体全体に表出されるのです.

● 眠る脳・眠らせる脳とはなにか

脳は「眠る脳」と「眠らせる脳」(睡眠中枢) とに分かれます (図 2.3)[3].

a. 睡眠と覚醒はいつ芽生えるのか

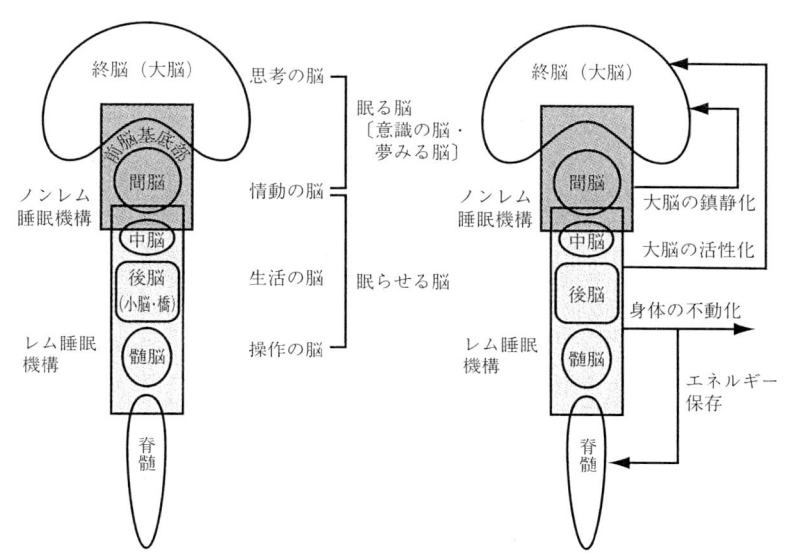

図 2.3 「眠る脳」と「眠らせる脳」のつくり（左）と役割（右）（井上[3]を改変）．

　この用語は学術的ではありませんが，前者は古くから各国で使われていますし，後者は私が命名者です．前項でふれた大脳が前者に，脳幹が後者にそれぞれ該当します．大脳が終脳ともよばれるのは，最後に登場し最後に完成するからです．系統発生・個体発生のうえでいちばん新しい脳です．大脳は高次のいろいろな神経活動をしていて，心の座・精神の座です．つまり意識の座である大脳は，眠りがないとうまく活動できません．この脳が眠りを必要とする脳になるのです．

　個体発生のうえで，ヒトでは胎児期に早くから脳幹のなかに各種の脳（延髄・中脳・橋・間脳など）が順次できあがってきます（図2.4）[4]．いわば古い脳，下位の脳です．これら古い脳のなかに眠りのコントロールセンターがあります．そのなかでも古いところから順番にすこしずつ，眠りにかかわる各種の役割が積みあげられてきます．つまり，脳ないし中枢神経系が発達してくるプロセスに対応して，眠りもつぎつぎに新しい姿をとってきて複雑で高等な生理機能になってくるわけです．

　睡眠は身体疲労を回復させるためにある，と考えたくなるかもしれません．ところが，筋肉の疲労はとくに眠らなくても身体が安静を保っていれば解消で

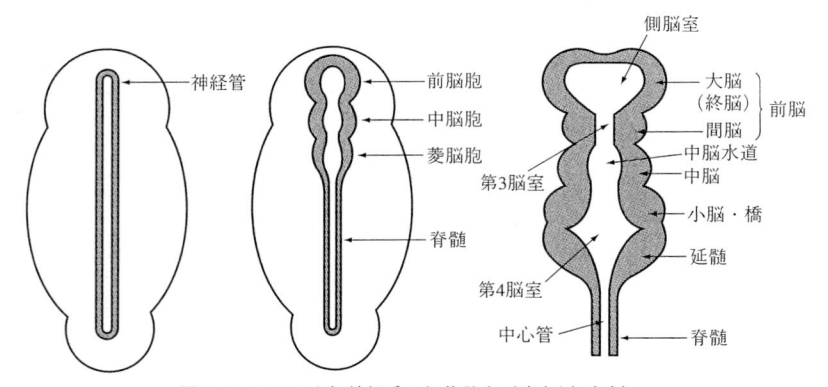

図2.4 ヒトの中枢神経系の個体発生（時実[4]を改変）．

きます．身体性能がどんどんよくなってきた高等な動物では，静かにしているだけでほとんどの身体機能は回復できます．ただひとつ回復しないのが大脳のはたらきです．ですから，いったんできあがった大脳にとっては，眠りがない

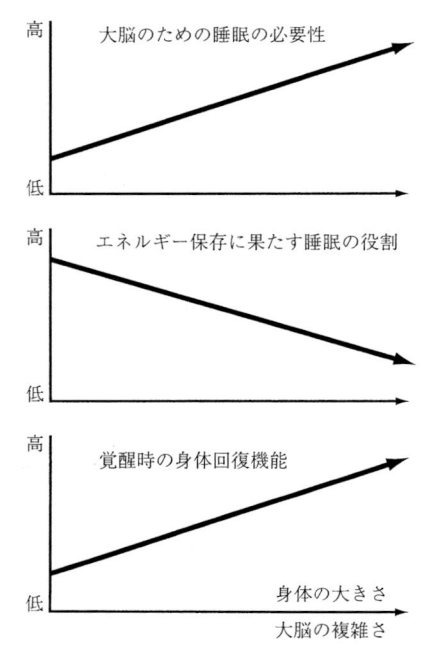

図2.5 哺乳動物の進化と睡眠の役割の変化[5]．

とうまくはたらけない，つまり機能が修復・回復できないことになるわけです．

　冒頭に，睡眠とは脳（脳幹）による脳（大脳）のための「管理技術」と述べたのにはわけがあります．なぜなら，睡眠は身体とりわけ脳を「休息させる技術」だけではないからです．次項以降で扱うように，能動的に脳を創る技術，さらにはよりよく活動させるつまり賢くする技術も含まれていて，大脳の管理全体を請け負っているのです．ですから，系統発生のうえで脳が進化して高等な生き物になった動物ほど，睡眠の役割が大脳管理のほうに集中してくるわけですね（図2.5)[5]．

● 胎児の大脳は眠りから始動する

　高等な生き物の大脳の進化とともに睡眠の役割が大脳管理のほうに集中するという事実は，個体発生のうえでも当てはまります．発生途上の胎児の大脳に対して睡眠がどのような役割を演じているかに焦点を当てましょう．これを箇条書きにすると次のようになります．①内部環境（体内）の整備・調節．②外部環境（体外）との調和．それぞれについてはヒトを例にとりながら，次項と次々項で説明することにしましょう．

　ところで，受精卵から細胞分裂を重ねている子宮内の胚がおかれている意識の状態は，覚醒なのでしょうか，それとも睡眠なのでしょうか．もうすこし個体発生が進んで，中枢神経系や内臓ができかかった胎児ではどうでしょうか．こういう発育段階の意識状態は，意識の座である大脳が存在しないうちは「覚醒でも睡眠でもない」と考えるほかありません．つまり意識の有無からいえば，「無」の状態というわけですね．いっぽう，意識が「有」の状態では，それがある範囲で相対的に高ければ覚醒，低ければ睡眠に該当することになるのです．

　大脳ができてまず現れるのは睡眠です．この段階の特殊な睡眠がのちの「レム睡眠」ですが，胎児や乳幼児では「動睡眠」とよばれるのがふつうです．大脳に芽生えた動睡眠が大脳を育てることによって大脳を「覚醒」させるのです．

　ですから，まずは眠りが胎児の大脳に宿り，その結果として大脳を目覚めさせるのです．成人の一般的な眠りは覚醒から休息を指向するのですが，これとは逆方向に，胎児脳を覚醒に導く原動力こそ睡眠なのだ，という事実をよく理解してください．じつは，眠りのもつこの側面は，成人になってからも機能を縮小してはいるものの，重要な役割を演じつづけているのです．私たちが大脳

を休ませた状態から自動的に目覚められるのはなぜでしょうか．この古くから体内に宿る睡眠つまりレム睡眠が，毎日一定間隔で作動しているからにほかならないのです．

● 眠りが乳幼児の脳を発達させる

眠りには2つの種類，レム睡眠とノンレム睡眠があります．くわしくは次節で説明しますが，この2種類はそれぞれちがうパターン・ちがう役割をもっている眠りです．胎児の初期には眠りの100パーセントがレム睡眠（動睡眠）に相当します（図2.6）[6]．出生時には睡眠量の約半分がレム睡眠です．ノンレム睡眠は胎児期のかなり遅くに現れ，出生後に急速に増え，最終的に睡眠量の75～80パーセントになります．ですから，胎児・乳幼児の時期のみレム睡眠がたいへん多いわけです．

レム睡眠とノンレム睡眠とを合わせた量が総睡眠量です．ヒトの新生児はふつう，1日24時間のうちの16時間，つまり3分の2くらいが総睡眠量になります．近ごろは人為的な影響で眠りが減らざるをえないような傾向がありますが，このくらい眠るのが自然な赤ちゃんのパターンです．総睡眠量は1歳児・2歳児……と減っていき，思春期を迎えるころに1日の3分の1くらいに落ち着いて，その後はあまり大きな変化はしません．

総睡眠量に占めるレム睡眠（動睡眠）の割合は，発育とともに劇的に減っていきます．レム睡眠の減少は脳があるところまで成熟したから，と考えられます．ですから，この眠りの多い新生児や乳児の時期が，脳の構築にとってとく

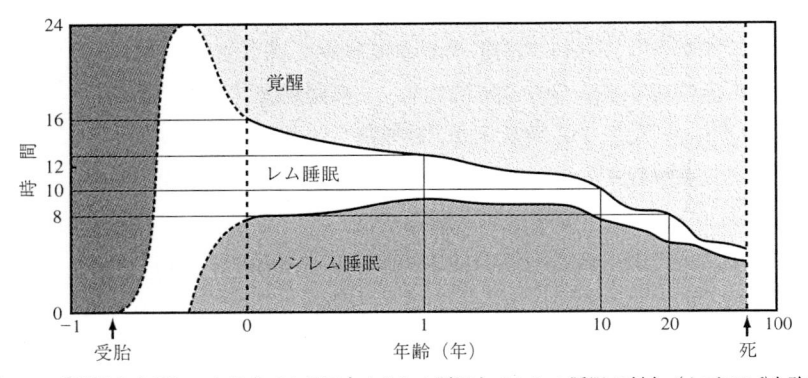

図2.6 受精時から死にいたるまで1日に占めるレム睡眠とノンレム睡眠の割合（ホブソン[6]を改変）．

にたいせつであり，よく眠らせることが知能の発達に貢献するということにもなるのです．

　乳幼児期のレム睡眠には重要な意味があるという考えは，欧米の研究者によって古くから主張されています[7-9]．レム睡眠は発育途上の脳のなかで，神経回路網つまりハードウェアを構築し，試運転し，整備点検するのに利用され，脳のさらなる発育に貢献しているから，というものです．とくに，視覚系の発達に必要な刺激を脳に与えているようです．

　赤ちゃんは出生後におっぱいを吸う・泣くなどの動作をしたり，味わう・聞くなどの感覚を発揮しなければなりません．そして，新たな体験を学習したり記憶したりする必要があります．こうした信号が伝わる情報網つまり神経回路は生まれる前にある程度ととのっていなければなりません．あらかじめこういう神経回路を敷設しておかないと，生まれてから目的にそった動作ができません．つまり，胎児期のうちにそれを創っておかないといけないわけですね．

　その敷設にあたる時期こそレム睡眠の状態なのです．脳幹のなかでは自発的に神経細胞が活動してレム睡眠（動睡眠）を発生させるシステムができます．これと連動しながら各種の神経回路のいわば敷設工事がおこなわれます．レム睡眠のスイッチを入れる神経細胞（レムオン・ニューロン）が活動して，出生後の実体験でまともにはたらくことになる一連の神経細胞に対してそれぞれ信号を送り，それらが活動するように刺激します．そうすると，その神経細胞のつながった回路を情報が通りやすくなります．細い通路がだんだん太くなって幹線道路になるわけですね．こういうものを実際に使う前に創りあげておくのがレム睡眠なのです．

　生まれたばかりのヒトは未熟です．とりわけ，大脳は成熟するまで以後十数年かかるほど未完成です．ですから，脳内の神経回路づくりは乳幼児期にも継続されます．赤ちゃんがよく眠ること，そしてレム睡眠がたいへん多いことはなぜか，すぐおわかりになれましょう．ヒトばかりでなく未熟な状態で生まれる動物（ネズミ・ネコなど）でも，乳幼児期のレム睡眠量はたいへん多いのです．いっぽう，かなり成熟した状態で生まれる動物（モルモット・ヒツジなど）では，出生時のレム睡眠量はすくなく成体期とほとんど同じです（図 2.7）[10]．

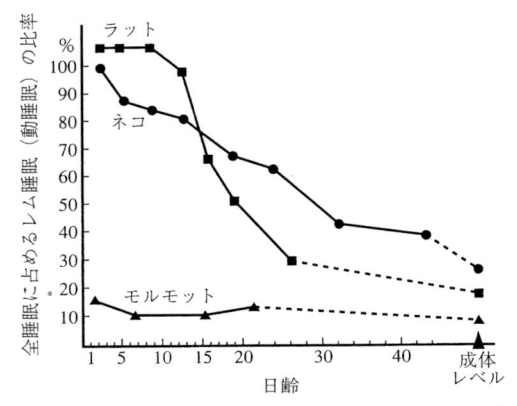

図 2.7 全睡眠に占めるレム睡眠（動睡眠）の割合とその加齢変化[10].

● 脳内リズムは昼夜リズムに同調する

　母胎から出たあとは，新しい生活環境に適応できる脳を創りあげることが子どもにとってたいせつです．生活圏つまり地球上では1日単位で活動と休息をくりかえす必要があるからです．この指令を出すのが脳内の生物時計で，その発達は赤ちゃんの眠りと大きなかかわりをもっています（図2.8）[11]．どんな生き物も地球の表層に住んでいるかぎり，地球の自転のリズム，つまり1日を基準とした活動をしなければいけないので，1日単位で活動したり休息したりをくりかえしているわけです．その指令を出すのが生物時計です．この生物時計の発達も生まれたばかりの赤ちゃんの眠りと大きなかかわりをもっています．

　生まれたての赤ちゃんは生物時計をもってはいますが，それがまだ作動していません．ですから生物時計の影響を受けずに寝たり起きたりということを昼も夜もつづけるわけです．2か月齢くらい（図2.8では7週齢ごろ）までは，赤ちゃんは眠ったり起きたりお乳を飲んだりということを，時刻にかかわらずしょっちゅう小刻みにおこなっています．こうして，だいたい1日の3分の2くらいは眠っているのです．

　やがて赤ちゃんの生活パターンに変化が現れ，ほぼ半日ごとに起きていることが多い時間帯と眠っていることが多い時間帯とが区別されるようになります．しかも，その切り換えの時刻は毎日すこしずつ遅れていきます．つまり，およそ25時間周期で活動期と休息期がくりかえすのです．これは生物時計に内蔵されている生まれつきのリズムであり，ほぼ1日周期なので概日リズム（サ

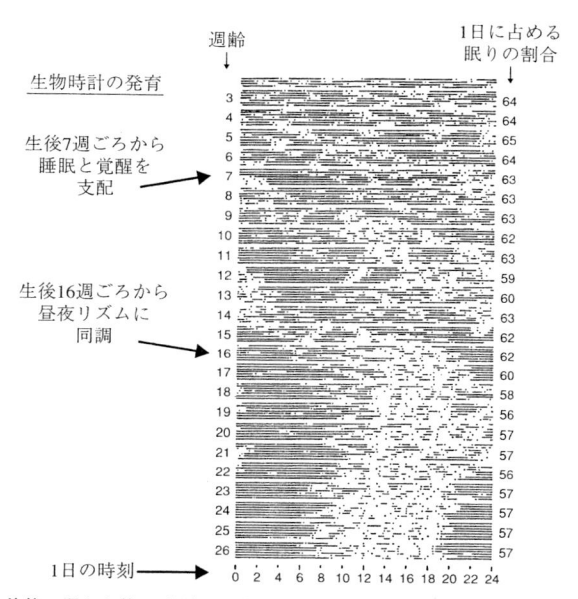

図2.8 生後第2週から第26週までの新生児の睡眠(黒線)と授乳(黒点)の時系列記録[11]. 図1.7の『睡眠と覚醒』の表紙には本図が使われています.

ーカディアンリズム)とよばれます.ようやく,生物時計の信号が表に出てきたのですが,外界の24時間周期の昼夜リズムとはまだ無関係です.

4ないし5か月齢(図2.8では16週齢ごろ)になると,夜間にはまとまって眠っている時間が長くなり,昼間にはまとまって起きている時間が長くなります.もちろん昼寝の時間がたくさんありますし,食事の時間もかなり回数が多いものの,活動は昼間に集中してきます.眠っている時間帯と起きている時間帯が昼夜リズムと同調して,24時間周期が確立するからです.こうして,生物時計の指令する活動期が主に起きている時間帯となり,残りの休息期が主に眠っている時間帯となってきます.おとなのパターンとかなりちがいますが,いずれにしても眠っている時間帯と起きている時間帯が昼夜リズムと同調して,24時間周期になってくるわけです.

たいせつなのは,この時期ににぎやかな昼の時間帯があり静かな夜の時間帯がある,夜間にはほとんど食べたり飲んだりせず昼間にそれを集中する,という昼夜に連動した生活リズムがあるかどうかです.あるならば,このリズムを優先してこれに同調するという性質が獲得されます.つまり,もって生まれた

すこし長めのリズムを24時間周期に同調させる，あるいは「リセット」させるという機能が4ないし5か月齢ぐらいでできてくるのです．まわりにいつも家族がいて昼夜でちがうメリハリのきいた生活のリズムを示すと，それがまた赤ちゃんにインプットされて刷りこまれます．

そうすると，生物時計は生活リズムのほうをマスタークロックにして，そちらに時刻を合わせるようになります．つまり，もって生まれた25時間くらいのリズムはそのままとっておいて，みかけは24時間に合わせる性能を獲得するわけです．この時点（臨界期）で規則的な生活のリズムが赤ちゃんにインプットされないと，昼夜の24時間周期に同調する性能の欠如した脳に育ってしまうかもしれません．これはいまかなり顕在化しつつあって，誇張すれば将来の人類を劣化させることにもなりかねない問題なのです（次項参照）．

● **乳幼児の睡眠管理が生涯を左右する**

現代の大都市のようにきわめて人工的な生活環境では，昼夜のリズムが赤ちゃんにインプットされにくくなります．両親が昼間不在でスキンシップを夜に集中させるというようになると，赤ちゃんの生物時計のリズムをいわば邪魔することになります．こういう習慣がやがて睡眠障害の温床となることもあります．まだ世間ではあまり注目されていませんが，0歳児の育つ環境の規則性つまり昼夜リズムとの同調に大きな意味があることを，生物時計の発達とからめて保育者が理解することが非常にだいじです[12]．

なぜなら，乳幼児の脳の発育とからめた睡眠管理として，この時期が非常にだいじだからです．前項にふれたように，生物時計の同調性を確立する時期が生後1年以内に決定的な時期（臨界期）をもっています．昼夜リズムと同調できる生物リズムをうまく創りあげてしまえば，以後はもう大丈夫です．ところが，臨界期に人工的で不規則な生活環境で過ごし同調性を創りそこなってしまいますと，その人は生まれつきの約25時間周期の生物リズムの支配下におかれ，一生涯ずっと24時間の昼夜リズム・社会リズムからずれていくような生活を背負わされます．そして，このリズム（フリーランリズム・自由継続リズム）を修正するのに非常に苦労しなければならなかったり，深刻な睡眠障害に陥ったりすることになるかもしれないのです．さらには，甘え・乱暴・キレる・不登校・自閉症・情緒不安定などなど，いま社会問題になっているような現象

はみな，0歳児あたりの生活環境のいわばメリハリの欠如に起因する問題であるとさえ理解できるのです[13,14]．

　生物時計を外界と同調させるのに何がだいじでしょうか．第1には光です．昼夜という1日単位の明暗サイクルです．それゆえ，自然のままの環境のもとで育っていれば，これはこれまで配慮する必要はなかったのです．第2には授乳の時刻です．規則的に昼間は多めに，夜間は控えめに授乳し，夜中に赤ちゃんがぐずってもできるだけかまわないという習慣にしていくと，しだいに昼夜リズムが身についてくるのです．第3にはまわりにいる家族の生活様式です．昼はにぎやかに夜は静かにすることです．現代社会は夜型あるいは不規則型になっていて，夜も昼もなく活動パターンがつづいていますが，これが赤ちゃんにとっては困ったことになります．赤ちゃんが外界のリズムの信号を認識できないからです．つまり，どちらが昼かどちらが夜か，あるいはどちらが活動期でどちらが休息期か，生物時計のリズムを外界のリズムによって合わせることができません．そればかりか，生物時計を撹乱させていることにもなります．だいじなこれら3つの同調要因をある程度意識的に実行しないと，現代社会では赤ちゃんはうまく育てられないという状況になってきているのです．

　たとえば，夜泣きをどうすればいいかという難題があります．図2.8を見ながら読んでください．誕生直後のリズムができつつある時期には，赤ちゃんにとっては昼も夜もないわけですから，夜泣き・昼泣きという認識は赤ちゃんにはありません．しょっちゅう起きては泣きお腹がすいたといっては泣いて信号を送るわけで昼夜と無関係です．

　しばらくすると睡眠と覚醒それぞれの主な時間帯が毎日すこしずつずれていきます．つまり生物時計のはたらきが出てきて，25時間くらいの周期のなかに活動期と休息期が配分されながら，その差だけ遅れていきます．活動期は昼間であったり夜間にずれこんだりすることもあるわけです．ですから，たまたま夜に活動の時間帯がやってくると，夜中にぐずることがおきます（図2.9）[15]．これは自然の流れであって，そんなに気にしなくてもいいのです．

　そのほか，夢をみてぐずるという生理現象があります．赤ちゃんは非常にたくさんレム睡眠をとりますが，レム睡眠には夢をともなうことが多いのです．つまり脳が活発に神経信号をやりとりして神経回路を創っているわけですから，そういうときに夢をみるのです．赤ちゃんの夢はどういう内容かわかりま

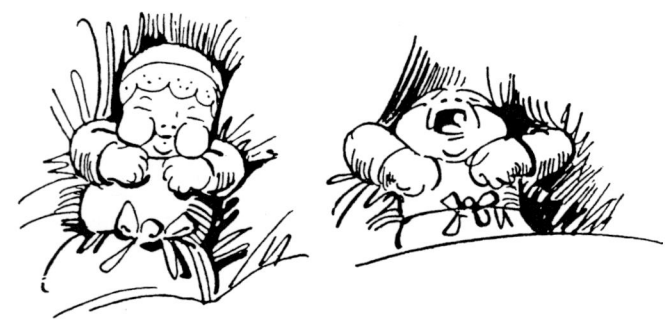

図 2.9 生物時計が昼夜リズムに同調しないうちは，赤ちゃんは夜に眠るとはかぎりません（前図参照）．19世紀ドイツの詩人画家ヴィルヘルム・ブッシュ（1832-1908）の戯画[15]より．ここでは原作者の意図とかかわりなく借用してあります．

せんが，レム睡眠によって活性化された脳が泣くという動作をさせるのです．それはたんなるレム睡眠の生理現象であって，とくに何かを訴えたり，お腹がすいたという表現ではなくて，たまたま夢に反応しているのだという解釈もできるのですね．ですから，24時間リズムが確立される以前の生まれてから数か月のうちは，夜泣きをあまり気にすることはないのです．

ところが，ある程度生体リズムが昼夜に同調してきたのに夜によくぐずるとなると，赤ちゃんがレム睡眠によって育った脳を使って自分なりに考えているからです．要するに，赤ちゃんに知恵がついて，泣けばミルクをもらえるとか，あやしてもらえるということを覚えます．そうすると，それを親に夜泣きとして発信するわけです．そのたびに抱きあげたり授乳したりすると，赤ちゃんは泣けば報われるという因果関係を学習しますから，それが習慣になって，なにかというと泣くようになるのです．

ですから，夜の哺乳習慣を，親としては見るに見かねて，あるいは自分の眠りが妨げられるのを嫌って，なんとかして黙らそうとあやしていると結果的にますますひどくなることになってしまいます．できるだけ夜にはあやさないようにすることで切り抜けるのが賢明な策です．

そのほか，メリハリのない生活をして，昼と夜があまり区別できない1日をくりかえさせていると，そのぶんだけ夜に眠りにくくなり，結果として夜泣きがおこる可能性もあります．さらに，周囲の問題としては両親の精神的不安定があります．両親が保育に疲れていらいらしてストレス状態になっていると，

それに対して赤ちゃんは敏感に対応します．赤ちゃんは自分なりに理解し自分なりのつらさを発信するのです．

要するに，放っておいてもいい生理的に自然な夜泣きと，あえて世話をやくことをやめたほうがいいような夜泣きとが背景にあるわけです．これらをある程度区別しながら対策を立てることが，乳幼児の睡眠管理の核心になるでしょう．

b. 睡眠はどのように表出されるのか
―2種類の脳波睡眠―

● ノンレム睡眠とレム睡眠は補い合う

大脳の発達がいちじるしく恒温性を確立している高等脊椎動物つまり鳥類・哺乳類では，レム睡眠とノンレム睡眠が分化しています．これら2種類の眠りはたくみに組み合わされ，それぞれが異なる役割を分担し密接な関係を保ちながら，時間的にも内容的にもきわめて動的に変化します（表2.1)[16]．

レム睡眠とは「急速眼球運動（rapid eye movement の頭文字 REM からレム）をともなう睡眠」という意味です．急速眼球運動とは，閉じたまぶたの下で眼球がきょろきょろと激しく動くことを指します．すでにおわかりのように，身体はぐったりしていても大脳は覚醒に近い状態になっていて，夢をみていることが多い眠りです．ノンレム睡眠とは「レム睡眠でない眠り」という意味で，いわゆる安らかな眠りです．

2種類の眠りの役割をひとことでいえば，「ノンレム睡眠は大脳を鎮静化するための眠り」「レム睡眠は大脳を活性化するための眠り」です．それゆえ，両者の性質は対比的であり，相補的です（表2.2)[17]．俗にいう"ノンレム睡眠は脳の眠り・レム睡眠は身体の眠り"という表現は，単純明快ではありますが正しくありません．双方とも「脳の眠り」であって，異なる様式で作動しているのです．2種類の眠りのちがいを考えてみましょう．

レム睡眠やノンレム睡眠を判定するには脳波・筋電図・眼電図が決め手となります．頭皮から脳波を導出する電極，顎の筋肉から筋電図を導出する電極のほかに，左右の目尻に電極を貼って眼球の動きを電気変化として記録します．これが眼電図です．こうすればレムがあるかないか，厳密に解析できるのです．

表 2.1 ヒトにおける 2 種類の睡眠の特徴[16]

	レム睡眠	ノンレム睡眠
系統発生	古い	新しい
個体発生	早い	遅い
意識水準	比較的高い	かなり高いものから低いものまで
眠りの深さ	浅い	浅いもの（まどろみ）から深いもの（熟睡）まで
大脳の活動	部分的に高い	全般的に低い
割合（成人）	20〜25%	75〜80%
割合（新生児）	約 70%	約 30%
出現時間帯	明け方に向かって増加	入眠直後，断眠直後に深い
調節様式	主として概日リズム性	主としてホメオスタシス性
調節部位	より古い脳（中脳，橋，延髄）	より新しい脳（間脳/前脳基底部）
ニューロン回路	レムオン・レムオフ細胞	イニシエーター・ニューロン，Sニューロン
電気活動	シータ波，PGO 波	紡錘波，徐波（デルタ波）
夢見	多い，視覚映像的	少ない，思考的
幻覚	出眠時幻覚	入眠時幻覚
役割	体の不動化，ノンレム睡眠と覚醒との橋渡し，情報の再編成，発育途上の脳の整備点検	大脳機能の保全
体温	不規則な上昇，ノンレム睡眠による体温低下の阻止	下降
筋緊張	消失，突発的な痙攣	低下
身体現象	急速眼球運動（レム），金縛り	夢中遊行
ホルモン分泌	連動なし	連動あり（成長ホルモン，プロラクチンなど）
免疫	不明	回復
呼吸	変動	低下
血圧	変動	低下
ペニスの勃起	あり	なし

表 2.2 2 種類の睡眠の相補関係（井上[17]を改変）

	レム睡眠	ノンレム睡眠
脳　温	⇧	⇩
脳血流	⇧	⇩
ブドウ糖代謝	⇧	⇩
皮質ニューロン活動	⇧	⇩
意識水準	⇧	⇩
大　脳	活性化	鎮静化

これらの電気変化の時系列と組み合わせから，国際基準[18]にもとづいて専門家が客観的に判定するわけです．ちなみに，眠っている当人は自分の眠りを正確に認識できませんから，主観的な評価はあまりあてにはなりません．

　急速眼球運動はレム睡眠のあいだずっと出現しつづけるわけではありません．ときどき突発的に現れる現象で，同時に手足の末端がピクピク痙攣（けいれん）したり，呼吸が乱れてあえいだり，寝言を発したり，寝相を変えたりすることがあります．このような動きをともなう時期は，専門用語で「レム睡眠の相動期」とよばれます．いわば乳幼児の「動睡眠」（33ページ参照）のなごりみたいな時期ですが，この状態はあまり長くなく，しかも断続的です．それ以外のぐったり眠っている時期は，専門用語で「レム睡眠の定常期」とよばれます．

　みかけは異なるにせよ，いずれの時期のレム睡眠も「浅い眠り」で，意識はかなり高いレベルになっています．しかも主要な骨格筋はすっかりゆるんでしまって身体が動かせない状態です．そのため胸の筋肉もゆるんでしまって息が苦しくなることがあります．呼吸できないような感じが活性化されている大脳に反映されて，胸の上に一種の魔物が乗っかっているような悪夢をみることもあります（図2.10）．

　レム睡眠を「浅い眠り」とすれば，対比的にノンレム睡眠は"深い眠り"だと，世の中では誤解されています．ほんとうはノンレム睡眠は「浅い眠り」も「深い眠り」も含んでいて，浅いまどろみの状態からぐっすり熟睡している状態までヒトでは脳波をもとに4段階に分けることができます．非常に浅い眠りが段階1で，当人の意識では起きているのか寝ているのかほとんどわからない入口だけの眠りです．ふつうのまともな眠りが段階2で，これも浅い眠りですが量的には圧倒的に多くを占めます．深いノンレム睡眠つまり熟睡のうち，より浅いのが段階3で，より深いのが段階4です．厳密には，熟睡の指標であるデルタ波（徐波）という脳波成分が一定の時間区分の50パーセントを占めるかどうかで判断されます．

　このようにノンレム睡眠には，浅いものから深いものまで4段階あって，脳はそれらを状況に応じて使い分けているのです．眠りが非常に不足しているときには深いノンレム睡眠をたくさん出し，そうでないときには浅い眠りを多くするという高度なテクニックをもっています．ノンレム睡眠のほうが進化したハイテクの眠りといってもいいかもしれません．この眠りは脳を静かにさせる

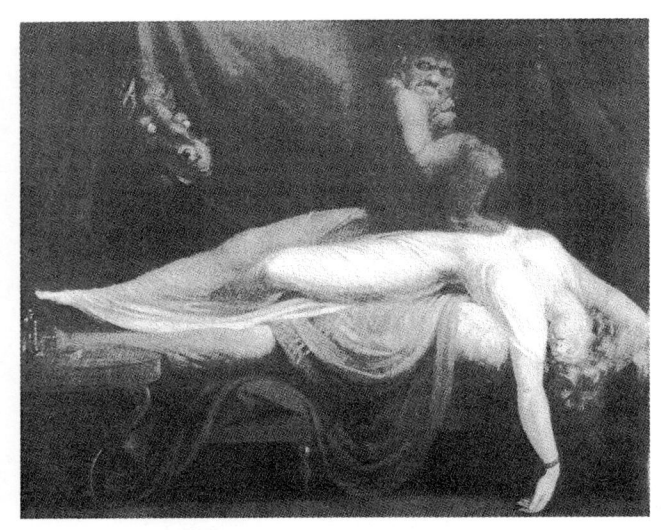

図 2.10 レム睡眠時には全身の筋肉がゆるみます．そのため呼吸しにくく息苦しくなります．この情報が活性化された大脳に伝わると，胸の上に魔物が乗っているような悪夢をみることがあります．ヨハン・ハインリヒ・ヒュスリ（ヘンリー・フューズリ）による『悪夢（ナイトメア）』（1781年）．ちなみに，英語の「ナイト」には夜，「メア」には雌馬という意味があります．

眠りであり，その意味では筋肉をゆるませることはあまりだいじではないので，筋肉がすっかりゆるむことはありません．つまり，深いノンレム睡眠はいわば「ぐっすり眠る」状態です．これに対して，レム睡眠はいわば「ぐったり眠る」状態というわけですね．

くりかえしますと，ノンレム睡眠とレム睡眠とはまったくちがった性質をもった眠りです．大脳を鎮静化するのがノンレム睡眠です．そのために，脳の温度・血流・ブドウ糖代謝などいろいろの活動を静めて意識レベルを下げるのです．では，静かになって活動しなくなった脳をどうやって目覚めさせるかというと，レム睡眠によって大脳を活発に活動させるように切り換えるのです．健康な成人では，これら2種類の眠りが約1.5時間の単位をつくり，いくつかの単位がまとまって，一夜の睡眠を構成しています（図2.11）[19]．最初の2単位つまり寝入りばなの約3時間のあいだに深いノンレム睡眠（熟睡）がまとめて出現します．以後は，浅いノンレム睡眠とレム睡眠の組み合わせとなります．そして，各単位の終了時ごとに目覚めやすくなりますから，寝入った時刻からおよそ4.5時間，6時間，7.5時間後に起きるようにすれば目覚めの気分がよ

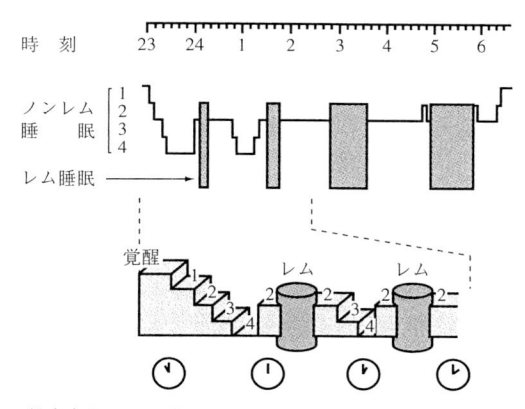

図2.11 健康成人でレム睡眠とノンレム睡眠とがくりかえす一夜の時間経過（ボルベイ[19]を改変）．

いことになります．とはいえ，当人が自分の眠りの現状を自覚できない以上，ちょうどよい時点がわかるわけはありませんね．自然に気分よく目が覚めたときがまさにその時点ですから，そのまま起きてしまえばよいのです．

● なぜ夢をみるのか

レム睡眠時にはその名の由来である急速眼球運動や骨格筋の無緊張あるいは突発的な痙攣がおこります．大脳は部分的に活性化された状態にあり，覚醒時にみられるような脳波が現れます．レム睡眠時に夢見が多いのは活性化が大脳のさまざまな部位に及ぶからです．大脳はノンレム睡眠時とは一変して抑制から解かれた状態にありますが，覚醒時のように合目的性のある情報処理をしていません．間脳に首座をおく自律神経も合目的性のある調節から解放されますから，血圧や体温の不規則な上昇も生じます．男性ではペニスが勝手に勃起します（表2.1参照）．

ですから，レム睡眠時には覚醒時のような調和のとれた管理体制が作動していない状態に近いといえます．こんな欠陥だらけの状態なのに，高等動物がこの系統発生的に古い型の眠りを温存しているのはなぜでしょうか．また，大脳が完成した成体でもまだこの個体発生的に古い型の眠りを温存しているのはなぜでしょうか．

この問題を系統発生と個体発生の両面から考えてみましょう．地表に誕生し

た生命体が周囲の環境条件に適応して，ほぼ1日周期の活動・休息リズムを設計図のなかにいち早く取りこんだのは，生存技術として成功の第一歩でした．これが生物時計（概日時計）の開発というイノベーションです．休息期に筋肉の緊張状態を解いて，身体を不動化させたのも正解でした．下等動物には不動化の様式に筋緊張を強める方法と弱める方法とがありますが，高等動物のレム睡眠は後者を採用しています．しかし，この休息技術が開発されたとき，恒温恒常の体内環境や巨大な大脳皮質は未熟でしたから，これらの飛躍的な発展を想定した設計が盛りこまれなかったのは当然ですね．

やがて巨大な大脳を構築した高等動物が，眠りの不備に対処してノンレム睡眠を開発したとき，レム睡眠は廃棄されず再利用の道をたどりました．生物は設計図にいったん取りこんだものを簡単に消去できないので，ありあわせのものはなるべく使わないでおくか，転用するほかありません．そこで，後者が選ばれたのです．

新しく付加されたレム睡眠の最も重要な役割は，意識水準や体温を下げてしまうノンレム睡眠とその逆の性質をもつ覚醒とのあいだをうまく橋渡しさせることです．橋渡しの有効な手段として見なおされたのは，じつはレム睡眠の欠陥そのものでした．

第1には，大脳を静かに休息させる能力が欠如していることの見なおしです．この性質を利用すれば，情報処理と記憶の過程を睡眠中に補強できることにもなります．レム睡眠時に大脳皮質は準覚醒状態にあり，しかも外部から脳への入力が届きにくくなっているのをさいわい，脳内にたまった情報を再編成するのに利用するのです．その結果はときには奇怪な夢として認識され記憶に残ることがあります．覚醒時の統制のとれた大脳皮質活動とは異なり，レム睡眠特有の活動が意識のうえに反映されて，非現実的ないし超現実的な夢見となるからです．

第2には，体温を調節する能力が欠如していることの見なおしです．この性質を利用すれば，ノンレム睡眠時にどんどん下がってしまった体温を上昇させることも可能です．ヒトの標準的な眠りのパターンでは，明け方が近づくにつれて睡眠全体に占めるレム睡眠の割合が増え，目覚める前から体温が上がりはじめ，意識は覚醒レベルに近づいていきます．これは概日時計の介在のもとに，体温の最低時点にレム睡眠の出現率が最も高くなるという相関関係を成立させ

たからです.

さらに,レム睡眠は個体発生の初期に多いという現象の見なおしです.ヒトの胎児・新生児の眠りの大半はレム睡眠（動睡眠）であることは,前節でおわかりのとおりです.レム睡眠は発育途上の脳を効率よく構築・試運転・整備点検していて,いわばリハーサルの機会・目覚める準備として活用したわけですから,この性質をすこしだけ温存して自発的に覚醒する手段に採用できるわけです.

そんなわけで,系統発生的に古い眠りであり個体発生の初期に多い眠りでもあるレム睡眠は,その欠陥を逆手にとって成体でも利用されているのです.その際,大脳の活性化にともなって夢見が生じるのはやむをえないことでした.さいわい,どんな非現実的・超現実的な行動がくり広げられる夢であろうと,筋肉の緊張はすっかり解けていますからその行動が実際に発現することはありません（図2.10参照）.筋肉の無緊張は安全装置システムに再利用されたのですね.

とはいえ,この安全装置システムが壊れてしまうレム睡眠行動障害という睡眠障害があり,そのときには夢のなかの行動が実行されて本人あるいは他人が危険に巻きこまれることがあります（図2.12）.正常な夢では,大脳が活発に活動していてもそこで処理されている情報は実際の動作には表現されません.骨格筋がゆるんでいてなにもできないからですね.ところが最近,高齢者がレ

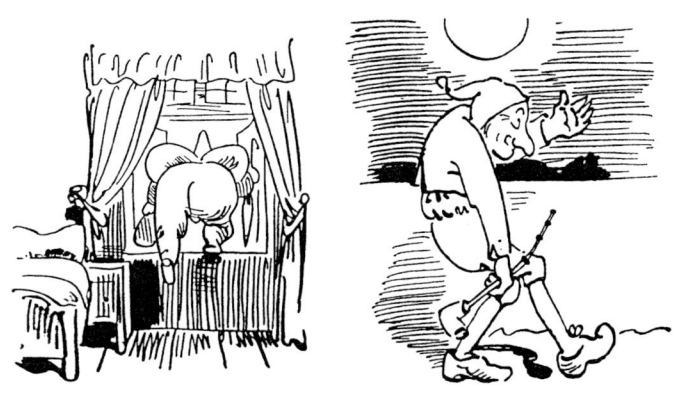

図 2.12 「レム睡眠行動障害」という睡眠障害では夢のなかの行動が実現して,本人あるいは他人が危険に巻きこまれることがあります(ヴィルヘルム・ブッシュの戯画[15]より).

ム睡眠中に夢のなかの行動を実際におこなう病気がしばしばおきるようになりました．これがレム睡眠行動障害です．高齢化社会の一面です．

　高齢者の脳に老化がおこって，レム睡眠のときに筋肉の緊張を解いてしまうはたらきが弱まります．そのため夢のなかでおこなっている動作の情報が筋肉につながって身体の動きが表出されるのです．たとえば，木に登る夢をみて柱にしがみつくとか，サッカーの夢をみて隣りに寝ている奥さんを蹴とばすとか，実際にやってしまうわけですね．これはアルツハイマー型痴呆の徘徊や子どもの夢遊病（夢中遊行症）とはまったくちがったパターンの異常行動で，高齢者でなくても発症することがあります[20]．

● **夢にどんな役割があるのか**
　現代人の価値観は主として工学的・功利的な発想を基盤としていますから，経済性や生産性の効率の高さ，あるいは規格化され単純化された品質の均一性という側面を過度に高く評価する傾向があります．生物に特有の個体差や冗長性の多さあるいは時間のかかる試行錯誤的な設計のまわりくどさ，さらには活動と休息のサイクルなどは，コスト高でぜいたくすぎるばかりか，むだの多い不経済な性質であるとみなされてしまいます．

　このような発想からすれば，コンピューターも及ばぬほどの性能を秘めた大脳をもつ高等動物ともあろうものが，無為無能に過ごしているかのような睡眠に，毎日かなりの時間を費やすことが我慢のできないものと映るのでしょう．高い性能の大脳をただ眠らせておくのはもったいないというわけですね．

　たしかに，正夢とか逆夢とか夢の内容になにか特別な意味づけをしようとする試みは，古くから人びとが試みてきたことでした．どの国の文化にも夢占いの歴史があります．夢の解釈は政治・宗教・医療にも大きな影響を与えてきました．やや科学的なアプローチとしては，ようやく 19 世紀末にアメリカの心理学者たち[21]が断眠実験は夢の研究に役立つのではないかと示唆しています．また，オーストリアのジークムント・フロイト[22]が夢は深層心理のあらわれという解釈をもとに夢分析の手法を開発しました．20 世紀に入ってからは，レム睡眠発見にかかわったアメリカのウィリアム・デメント[23]が夢見は精神の安定に必須であって長期間夢見を妨げると人格が崩壊する可能性がある，と精神医学の観点から主張して世間を驚かせました．

いっぽう，客観性を基調とする自然科学の側から夢を研究しようとする試みは，ほとんど進歩しませんでした．客観的な解析方法がなかったこと，動物実験で検証することができなかったこと，など技術面で問題があったからです[24]．ですから現在でも，夢の研究は心理学的な手法に多くを頼っています．また，動物実験で検証できることは，夢そのものの研究というよりはむしろ，その背景にあるレム睡眠の研究でしかないのです．

とはいえ，実証できないまでも，こんにちの脳科学の知識をもとに，睡眠中にも大脳が有益な生産活動をしているのだ，となんとか主張したくなるのも人情でありましょう．レム睡眠時の大脳は準覚醒状態にあって，しかも大脳への入力が減少しています．これを好機として，覚醒時に入力されて保存されている脳内の情報は夢を利用して再編成できるはずだ，と考えられなくはありません．では，私たちの脳は夢見を積極的に活用し，さらに有意義な機能へと転用しているでしょうか．睡眠時とりわけレム睡眠時の情報再編成に注目して，夢の役割を推察しようとする理論がいくつか提唱されています．つまり，レム睡眠時の夢は情報処理と記憶の過程に大なり小なりある役割を演じているというものです．代表的な仮説を列挙しましょう．

「夢は覚えるためにある」というのはウィンソン仮説[25]です．覚醒期間中に脳内に取りこまれた情報のうち，重要なものがレム睡眠時に再生され，脳内に記憶として固定されるプロセスが夢として現れる，と考えています．レム睡眠時に覚醒時と同様なシータ活動が海馬に現れることに注目し，夢見には生存のための積極的な意義がある，と強調しているのです．

「夢は忘れるためにある」というのはクリック＝ミッチソン仮説[26]です．覚醒中に脳内に取りこんだ膨大な情報は，すべてが有用でも必要でもありません．そんな余計ないし有害な情報を消去するプロセス，つまり「逆学習」が夢として現れると考えています．

「夢は忘れるためでも覚えるためでもない」というのは，ホブソン＝マッカーリー仮説（活性化・合成仮説）[27]です．レム睡眠の際，脳幹内部から発生する神経信号のもとに大脳が活性化され夢が合成されると考えています．夢にはそれなりの心理的な意味が隠されているとも説いています．

「夢は模擬テストをするためにある」というのは，ジュヴェ仮説[8]です．レム睡眠時に，中枢部の脳と末梢部の感覚や運動の実行器官とを切り離しておいて，

覚醒時になすべき行動のシミュレーションを脳だけで試行している状態が夢に反映されると考えています．出生前後の脳が急速に発達する時期にレム睡眠（この場合は動睡眠）が多い事実と関連づけているわけですね．

「夢はある偶発的な視覚映像から出発する連想ストーリーである」というのは，大熊仮説（感覚映像・自由連想仮説）[28]です．レム睡眠に特有の急速眼球運動が発生するたびに，それをきっかけとして新たな視覚映像が出現し，つぎつぎに連想がおこってストーリーが新しい展開をすると考えるのです．

● 熟睡にどんな役割があるのか

深いノンレム睡眠は子どもに非常に多いのが特徴です（図2.13）[29,30]．寝入りばなのノンレム睡眠には熟睡が長時間現れます．いったん寝つくとなかなか目覚めないのです．むりに起こすと寝ぼけることがあります．やがてレム睡眠を経て次のノンレム睡眠に入りますが，そのときもまた熟睡がすこし現れます．明け方にもすこし現れることもあります．いっぽう高齢者では総睡眠量はともかく，深いノンレム睡眠が非常にすくないのが特徴です（図2.14）[31,32]．

子どもに熟睡が多い事実には重要な意味があります．眠っている当人が気づかないあいだに，体内のあちこちでさまざまな活動が実行されています．身体をつくっている細胞も，点検・修理され，新しく増えています．骨が太く長くなり，筋肉が太く強くなるのも眠っているあいだなのです．背が伸びるのも，眠っているあいだなのです．つまり，「寝る子は育つ」のです．

なぜなら，熟睡期に成長ホルモンがまとめて分泌されるからです．寝入りば

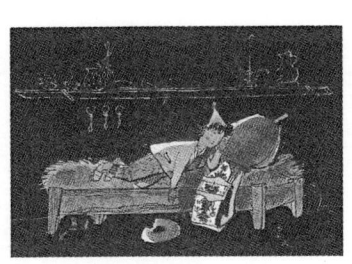

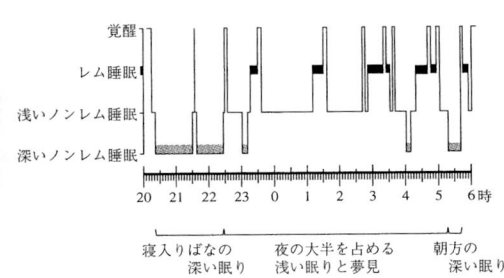

図2.13 左：パンを食べている最中に寝入ってしまうほど，子どもはすばやく深く眠ります．アロワ・カリジェの絵本『シェレンウルスリ』より[29]．右：幼児の睡眠には深いノンレム睡眠が多く，最初の睡眠単位では「熟睡圧」が高いためレム睡眠が抑制されてしまうこと，起床前にも深いノンレム睡眠が現れることがあります（ファーバー[30]を改変）．

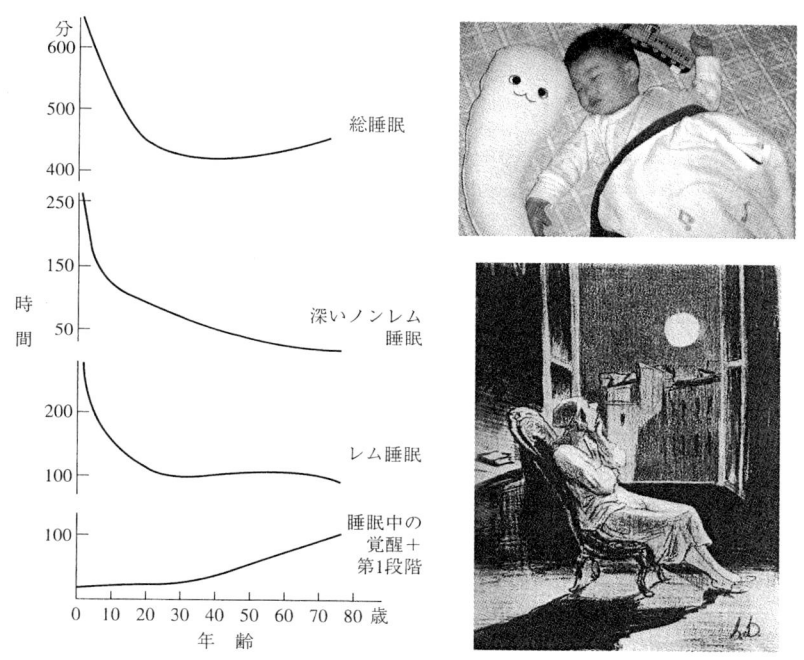

図 2.14 左：一夜の睡眠に占める成分は加齢とともに変化します[31]．幼児期には総睡眠量が多く，そのなかに深いノンレム睡眠（熟睡）とレム睡眠が多量に出現します．高齢期には深いノンレム睡眠がきわめてすくなくなり，中途覚醒・段階1のノンレム睡眠が増えます．右上：睡眠は幼児の大脳を創り育てています．右下：高齢女性はとりわけ不眠に悩むことが多くなります．フランスの画家オノレ・ドーミエ（1808-1879）の戯画集[32]より．本書では，原作者の意図とかかわりなく借用してあります．

　なの非常に深いノンレム睡眠と連動して成長ホルモンが分泌されます．熟睡と成長ホルモン分泌とはもともと独立した機能で，とくに眠らなくてもこのホルモンは分泌されますが，熟睡しているときに分泌すると効率が最もよいわけです．身体を創りあげたり修復したりするためには，覚醒時に激しい運動をしているときよりは，身体がすっかり休んでいて大脳が静かになっているときのほうが都合いいはずですね．いちばん効率のいい時間帯を選んで成長ホルモンが分泌されるようにする機能が，子どもの発育とともに熟睡と協調し連動してくるのです．赤ちゃんがだんだん育ってきて，大脳が発達してくるにつれて熟睡が増えてきます．その熟睡期に成長ホルモンをまとめて分泌させるという機能が出てくるのです．こうして子どもの成長を効率よく促進するのです．

　おとなになっても，寝入りばなの深い眠りのときに成長ホルモンがまとまっ

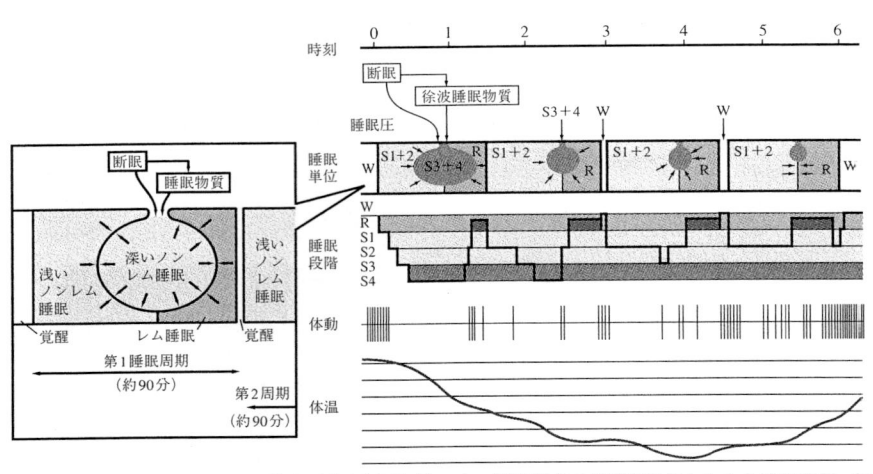

図 2.15 左：睡眠単位の時間構造（井上[3]を改変）．右：睡眠単位の時間経過にともなう睡眠段階・体動・体温の時系列変化[34]．R：レム睡眠，S：ノンレム睡眠（数字は段階），W：覚醒．

て分泌されます[33]．おとなの成長ホルモンは身体の成長には関係ないのですが，代謝を促進したり細胞分裂をさかんにしたりして新しい細胞に置き換えるなどします．つまり，睡眠による回復・修復の作用を支えているのです．寝入りばなの熟睡期には免疫活動も回復します．ですから，たとえば熟睡すれば風邪に対抗できることにもなるわけですね．また，熟睡に寄与している睡眠物質のひとつグルタチオンは解毒にかかわる作用を発揮して，ニューロンの修復に貢献しています（第4章参照）．

次項でくわしい説明をしますが，本来深いノンレム睡眠は脳が新しい機能をもつようになって開発された眠りであり，眠る前にどれだけ長く起きていたかという信号をもとにしてその分だけ睡眠不足を補う，つまり脳を守る・修復するという機能を発揮させるために創り出された眠りなのです．

さて，ノンレム睡眠の「深い・浅い」の使い分けにふれましょう．成人ではノンレム睡眠とレム睡眠とが90分くらい（約1.5時間）を1単位とする時間的な構造をもっています（図2.15）[3,34]．そのなかに基本的には浅いノンレム睡眠とレム睡眠とが1対になっています．ところが，睡眠不足がいちじるしく"濃縮した"眠りが必要とされるときには，構造の中味（眠りの質）を変えて対応します．つまり，深いノンレム睡眠をこの時間構造のなかに優先的に割りこませるのです．いわば「熟睡圧」をかけるわけですね．この圧力をかける情報の

担い手が「睡眠物質」ですが、これは第4章で扱います．こうして深いノンレム睡眠が挿入されると，そのぶんだけ浅いノンレム睡眠とレム睡眠とはすくなくなります．深いノンレム睡眠が実現すればそのぶんだけ「熟睡圧」は減りますから，2番めの睡眠単位つまり第2サイクルの熟睡量は，第1サイクルでクリアできなかった残量です．そして第3サイクル以降では浅いノンレム睡眠とレム睡眠とが1組となった基本構造に戻ります．一夜の前半になぜ熟睡が長く後半になぜ短いのか，一夜の前半になぜ段階2のノンレム睡眠とレム睡眠が短く後半になぜ長いのか，これでおわかりになれるでしょう．

　図2.11のくりかえしになりますが，成人の一夜の眠りでは，まず浅い段階1のノンレム睡眠から始まり，急速に深くなって段階3〜4がたくさん出てきます．成長ホルモンがまとめて出てくるときです．ヒトは長時間連続して覚醒する生活つまり断眠を日常的に実行していますから，夜間の就寝時にはいつもかなりの断眠効果が蓄積して「熟睡圧」が高まっています．そのせいで寝入りばなに多量の熟睡が何はともあれ優先して現れるのですね．この熟睡のあと眠りは浅くなってレム睡眠に替わります．それがしばらくつづくと，またノンレム睡眠に入ります．このレム睡眠の終了時点が睡眠単位1個分の区切りです．

　次のノンレム睡眠から第2サイクルが始まります．第2サイクル以降では段階1のノンレム睡眠はふつう省略されます．このごく浅い眠りは，眠りのいわば前段階つまり入口での準備に相当するものですから，いったん眠りに入ってしまうとくりかえしは無用なのです．第2サイクルのノンレム睡眠もだんだん深くなって熟睡になり，また浅くなってレム睡眠に入りますが，熟睡量は第1サイクルのそれよりすくなくなっています．以後後半の睡眠単位では，ほとんど浅いノンレム睡眠とレム睡眠だけになります．後半にレム睡眠が増えるにしたがって脳が活性化され，目覚めの準備ができてきます．それゆえ，明け方になるとしばしば夢をみますし，自然に目覚めやすくなるのですね．

● 睡眠を調節する基本法則とは

　第3章でくわしく説明しますが，睡眠調節の基礎知識としてまず知っておいていただきたい最も基本的な法則が2つあります（図2.16）．これらをわきまえておくと，快眠を維持できるでしょうし，たいていの場合に睡眠障害に悩まずにすむはずです．

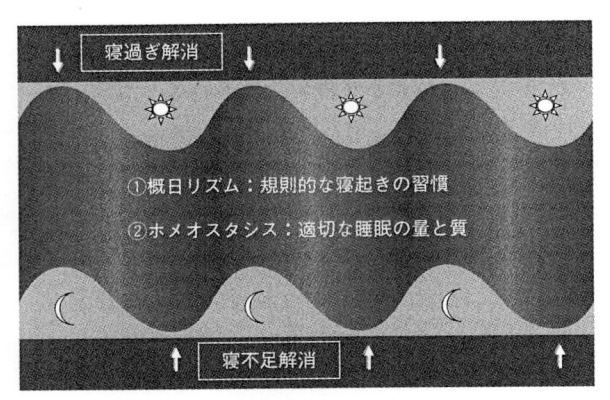

図 2.16 睡眠調節の基本的なしくみ.

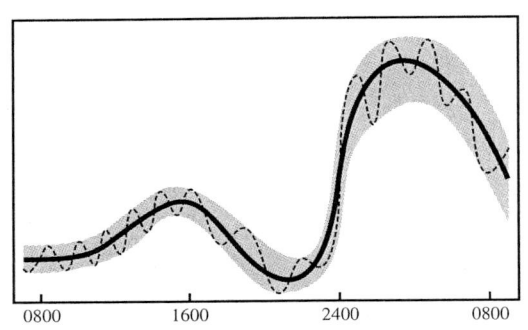

図 2.17 眠気はほぼ 90 分・ほぼ半日・ほぼ 1 日の周期で変化します[37]. 横軸は 1 日の時刻. 縦軸は眠気の強さ.

　第 1 の法則は生物時計による生体リズムつまり概日リズムにかかわるものです. 概日リズムについては, 前節で赤ちゃんがだんだん昼夜リズムの 24 時間周期に同調していく話題でふれました (36 ページ). 脳のなかの生物時計が発信するプログラムによって, 身体の活動期と休息期がほぼ 1 日の長さのなかに割り振られています. このプログラムに応じて, 意識状態が時刻によって変化します. つまり眠気が高まったり低まったりする現象が周期的に出てくるのです. このほぼ 1 日単位のリズムのほかに, 体内発振装置つまり時計の詳細は明らかでありませんが, ほぼ半日[35]・ほぼ 90 分[36]の単位でも眠気が上下します (図 2.17)[37]. ですから, これらのサイクルをうまく活用すればよい眠りがとられ, これを乱すと眠りがうまくとれないことになるわけですね.

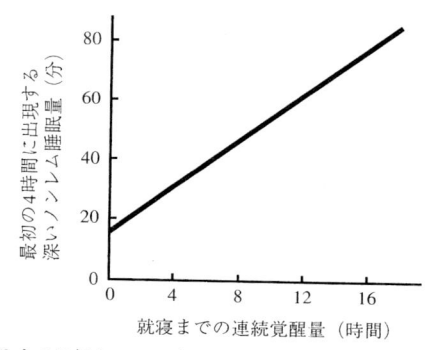

b. 睡眠はどのように表出されるのか

図 2.18 眠るまでに起きている時間が長いほど深い眠りがたくさん出てきます（ホーン[5]を改変）.

　第2の法則は時刻にほとんどかかわりないもので，ホメオスタシス（恒常性維持）とよばれる現象です．寝る直前までの睡眠の過剰あるいは不足の情報にもとづいて，後続する眠りの質と量が自動的に決められるというものです．連続して覚醒していた時間が長いほど深い眠りを多量に出現させ，睡眠不足の埋め合わせをするのです．逆に，居眠りや昼寝をしたならば，そのぶんだけ熟睡しにくくなるわけですね．

　前項に寝入りばなに深いノンレム睡眠がまとめて優先的に現れると記しました．この深い眠りをつくりだすメカニズムとは，眠りがどのくらい足りないか，あるいはどのくらい足りているかという状況を，眠らせる脳がみずからの基準で判断し，それによって深い眠りを出したり出さなかったりするのです．つまり足らなければ増やす，足りていれば増やさないというメカニズムがホメオスタシスです．寝入りばなに深いノンレム睡眠がまとめて現れるのは，何はともあれ，大脳の管理（点検・修復・回復などの保全作業）のために必要な眠りを優先的にそして質的にクリアしようとするからですね．

　この法則は，寝不足であればあるほど深い眠りがたくさん出るという規則ですから，眠るまでに起きている時間が長ければ長いほど深い眠りがたくさん出てきます（図2.18）[5]．非常に単純な法則です．したがって，徹夜などをすると深い眠りがまとめて一度に出てきますから，失った分の眠りの時間だけ横になる必要はなく，いつもよりちょっと多めに深く眠ればいいということになります．不足分を「はねかえり（リバウンド）」させて埋め合わせます．そのときに成長ホルモンが多量に出てきて，体を回復させる，脳を修復させるという

作業も進むわけですね.

くりかえしますが, ノンレム睡眠とレム睡眠とはまったくちがった性質をもった眠りです（表2.1, 表2.2 参照）, 大脳を鎮静化するのがノンレム睡眠です. そのために, 脳の温度・血流・ブドウ糖代謝などいろいろの活動を静めて意識レベルを下げるのです. そして, 静かになって活動しなくなった大脳をレム睡眠によって活発に活動させるよう切り換えるのです. これら脳を管理する2種類の眠りも, 上の2種類の基本法則とたくみに組み合わされて合目的性のある使い分けができあがっています（第3章参照）.

これに関連して昼寝の是非について考えてみましょう. 昼寝にはいい面もあるし悪い面もあります[38]. 睡眠不足を解消できる一方では, 夜の睡眠欲求を低くしてしまうことにもなりかねません. それぞれの生活のリズム, あるいは生活パターンのなかで, どういうふうに眠りの習慣をデザインするかということは, 各人各様です. 昼寝のいい面（眠気の解消, 作業能率の向上, 血圧の低下など）だけを取り出すやり方をうまく工夫すればよいのです.

1日に何時間眠ればよいかという問題も同じです. 起きているときの生活がみんなちがうのに, 眠りだけみんな同じというわけにはいかないのです. 起きている時間帯に何をしたかということと, ちょうど釣り合うような眠りのパターンがあるわけです. これはみんなちがうわけで, 眠りだけは同じで8時間寝床にいれば同じように眠れるのかというと, そうではありません. それぞれの人生, それぞれの境遇で, 起きている時間帯にいろんなちがう活動をやっていますから, それとちょうど釣り合うような, 似合うような眠りを組み合わせればいい. それがアンバランスだと, いろんな問題が出てくるのです.

● 睡眠不足は人生を貧しくする

最後に「脳をよりよく活動させる」睡眠の役割にふれましょう. 脳がよりよく活動しているなら睡眠について悩むことも気にすることもないわけで, この役割が意識にのぼることもありません. よりよく活動しなくなったことが睡眠のせいだというときに問題が浮上するのです. この側面が現代ではあまりにも多すぎるのですね. ですから, むしろマイナスの面, ネガティブな面をみることによって, 睡眠が脳にとってどんなにたいせつか, 脳をよりよく活動させるのに睡眠がだいじな役割をしているのかを認識できるのです.

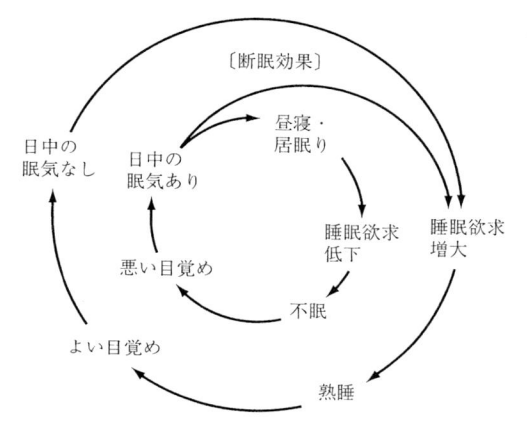

図 2.19 眠気のある・なしは睡眠と覚醒の影響下に循環します[3].

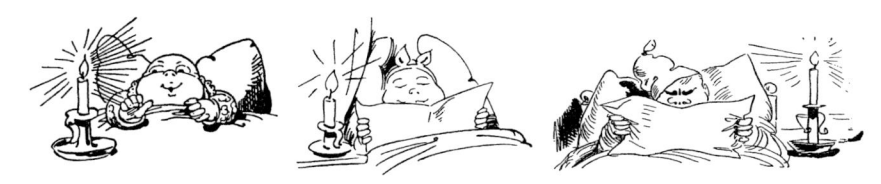

図 2.20 まだ電灯のない 19 世紀の夜型人間（ヴィルヘルム・ブッシュの戯画[15]より）.

　眠りは起きているときの活動と裏腹の関係にあります（図 2.19)[3]. したがって理想的には，昼間の活動内容がよくて活動レベルが高いと，メリハリのきいたかたちで，夜にぐっすり眠れることになります．よい循環関係が成立するわけですね．逆に，夜うまく眠れないことは前日の昼間にうまく起きていなかったことになります．ほかの人が寝静まっているような夜に自分だけが眠りたくても眠れない，つまり，眠るべき時間帯にうまく眠れないことは，とりもなおさず翌日の起きているべき時間帯にうまく起きていられない，眠くてしょうがない，脳がうまくはたらかないということになり，生活の質が悪くなります．こうして不眠と過眠（昼間に眠りすぎること）とは相互に影響しながら表裏一体の悪循環にはまるのです．どちらかだけを問題にしても始まらないのですね．

　人類にとっては夜の暗さの恐怖を克服することが，いわば願望であったし，夜を明るくすることが偉大な進歩でした（図 2.20）．ですから，電灯が発明されて夜型社会ができたことは繁栄をもたらす画期的なできごととみなされましたし，事実そうでありました．夜を明るくして活動時間帯を広げたことは，そ

れはそれで豊かさをもたらしたのです．しかし，私たちは自然のなかの一員であり，脳がロボットのようには設計されておりません．スイッチオンで24時間同じパターンではたらけるようなしくみにはなっていないのです．活動・休息リズムが脳のなかにプログラムされていて，脳は眠らないとうまく育たない，うまくはたらかない，起こしっぱなしにしておくと壊れてしまうようなつくりになっています．だから，夜を明るくして活動時間帯を広げるということが進歩であると同時に，それがいきすぎると逆の効果をもたらすということになります．

まさに19世紀あたりから夜型社会志向への努力が始まりトマス・エジソンが電灯を発明して，20世紀は夜の明るい時代になって技術文明が極度に発達したわけですが，21世紀になったいま，そのマイナス面のほうが強く出てしまいました．つまり，24時間社会になり夜が明るくなって夜型人間が増えてしまったことがストレスを増やし，深刻な睡眠障害を引きおこし健康を害し生活の質を悪くして，結果として国益をそこなっています．しかも，世界規模で大きな損失を招いているという時代になっています．

赤ちゃんまでもその犠牲のなかに巻きこまれています．乳幼児が夜の10時以降に就眠する割合は，年とともに増えています．本来ヒトの脳は夜に寝るような設計になっています．暗いはずの夜に赤ちゃんは明るい光にさらされているのが現実です．その延長がどうなっているかといいますと，小中高校生13,471名を対象におこなった1993年の東京都教育委員会によるアンケート調査によると，子どもたちが感じる心身の問題の第1は「眠い」でした．次が「横になって休みたい」．つづいて「目が疲れる」「体がだるい」というようにすべて寝不足の症状です[39]．夜型社会の問題が子どもたちにしわ寄せされています．眠るべき時間帯をほかの活動に費やしていることのツケが学校にまわってきているということになります．

また，生活リズムの規則性が保たれていなければいないほど，家庭内暴力の頻度が高いというデータが出ています[40]．眠りがうまくとれていないと家庭内暴力をおこすわけです．これをさらに解析しますと，要するにいらいらしたり，抑うつ状態になったりということがたくさんおこってくるのです．

こうした逆問題的な扱いでなく，脳が「よりよく活動するのはなぜか」について詳細は第4～5章をごらんください．

■ 文　献

1) 井上昌次郎 (2000)：睡眠を科学する．よぼういがく **30**(11)：26-49．
2) Chase MH, ed (1972)：The Sleeping Brain. Brain Information Service/BRI-UCLA, Los Angeles, book cover.
3) 井上昌次郎 (1988)：睡眠の不思議．講談社，東京．
4) 時実利彦 (1969)：目で見る脳．東京大学出版会，東京．
5) Horne J (1988)：Why We Sleep：The Functions of Sleep in Humans and Other Mammals. Oxford University Press, Oxford.
6) Hobson JA (1989)：Sleep. Freeman, New York.［J・アラン・ホブソン，井上昌次郎，河野栄子訳 (1991)：眠りと夢．東京化学同人，東京．］
7) Roffwarg HF, Muzio J, Dement WC (1966)：Ontogenic development of the human sleep-wakefulness cycle. *Science* **152**：604-619.
8) Jouvet M (1992)：Le Sommeil et le Rêve. Éditions Odile Jacob, Paris.［ミッシェル・ジュヴェ，北浜邦夫訳 (1997)：睡眠と夢．紀伊國屋書店．］
9) Mirmiran M, Maas YGH (1999)：The function of fetal/neonatal REM sleep. Rapid Eye Movement Sleep (Mallick BN, Inoué S, eds), Narosa Publishing House, New Delhi / Marcel Dekker, New York, 326-337.
10) Jouvet-Mounier D, Astic L, Lacote D (1969)：Ontogenesis of the states of sleep in rat, cat and guinea pig during the first postnatal month. *Develop Psychol* **2**：216-239.
11) Kleitman N (1963)：Sleep and Wakefulness, 2nd ed. University of Chicago Press, Chicago.
12) Kohyama J (1998)：Sleep as a window on the developing brain. *Curr Probl Pediatr* **28**：73-92.
13) 瀬川昌也 (1998)：生物時計に睡眠が組み込まれるとき：生物時計と睡眠の発達とその異常．LiSA 増刊：眠りのバイオロジー（井上昌次郎監修），メディカル・サイエンス・インターナショナル，東京，72-74.
14) 田中総一郎，大川匡子 (1999)：小児の睡眠障害．臨床睡眠学（太田龍朗，大川匡子，塩澤全司編），朝倉書店，東京，330-347.
15) Busch W (1973)：Humoristischer Hausschatz. Friedr. Bassermann'sche Verlagsbuchhandlung, München.
16) 井上昌次郎 (1995)：眠りと生命(2)　なぜ2種類の睡眠があるのか．感染・炎症・免疫 **25**(2)：138-141.
17) 井上昌次郎 (1999)：睡眠の生理学．精神治療学 **14**：247-252.
18) Rechtschaffen A, Kales A (1968)：A Manual of Standardized Terminology, Techniques and Scoring System for Sleep Stages of Human Subjects. NIH Publication No. 204, National Institute of Health, Bethesda.
19) Borbély AA (1984)：Das Geheimnis des Schlafs. Deutsche Verlags-Anstalt GmbH, Stuttgart.［アレクサンダー・ボルベイ，井上昌次郎訳 (1985)：眠りの謎．どうぶつ社，東京．］
20) 井上昌次郎 (2002)：睡眠障害．講談社，東京．
21) Patrick GTW, Gilbert JA (1896)：On the effects of loss of sleep. *Psychol Rev* **3**：469-483.
22) Freud S (1900)：Die Traumdeutung［フロイト，高橋義孝訳 (1969)：夢判断（上・下）．新潮社，東京］．

23) Dement WC (1960): The effect of dream deprivation. *Science* **131**: 1705-1707.
24) 井上昌次郎 (1995): 夢の科学. 電子情報通信学会誌 **78**: 28-33.
25) Winson J (1990): The meaning of dreams. *Sci Amer* Nov 1990. [J・ウィンソン, 井上昌次郎訳 (1991): 夢が記憶を処理する. 日経サイエンス **21**(1): 46-54.]
26) Crick F, Mitchison G (1983): On the function of dreaming sleep. *Nature* **304**: 111-114.
27) Hobson JA (1988): The Dreaming Brain. Basic Books, New York. [J・アラン・ホブソン, 井上昌次郎訳 (1992): 夢見る脳. どうぶつ社, 東京.]
28) Okuma T (1992): On the psychophysiology of dreaming: a 'sensory image' - 'free association' hypothesis of the dream process. *Jpn J Psychiat Neurol* **46**: 7-22.
29) Bildkarte aus dem Bilderbuch "Schellenursli" von Alois Carigiet und Selina Chönz, Desertina Verlag, Disentis.
30) Ferber R (1985): Solve Your Child's Sleep Problems. Simon & Schuster, New York.
31) 井上昌次郎 (1988): 睡眠. 化学同人, 京都.
32) ドーミエ (1993): 版画集成. みすず書房, 東京.
33) Takahashi Y (1974): Growth hormone secretion during sleep: a review. Biological Rhythms in Neuroendocrine Activity (Kawakami M, ed), Igaku-Shoin, Tokyo, 314-325.
34) 井上昌次郎 (1993): 睡眠・覚醒と概日リズム. 精神活動の流れを遡る―機能・構造・物質― (早石修, 伊藤正男編), メディカル・ジャーナル社, 東京, 46-48.
35) Broughton RJ (1998): SCN controlled circadian arousal and the afternoon "nap zone." *Sleep Res Online* **1**: 166-178.
36) Kleitman N (1982): Basic rest-activity cycle—22 years later. *Sleep* **5**: 311-317.
37) Lavie P (1985): Ultradian rhythms: gates of sleep wakefulness. *Exp Brain Res Suppl* **12**: 148-164.
38) 井上昌次郎監修 (1996): 昼寝のすすめ―短時間睡眠の不思議. 家の光協会, 東京.
39) 大川匡子, 内山真 (1998): 病的な眠り: 現代病としての睡眠障害. LiSA 増刊: 眠りのバイオロジー (井上昌次郎監修), メディカル・サイエンス・インターナショナル, 東京, 62-71.
40) 早石修監修, 井上昌次郎編著 (2002): 快眠の科学. 朝倉書店, 東京.

3. 大脳は睡眠を創る

a. 生き物はなぜ眠るようになったのか
――睡眠の系統発生――

● 生き物はみな休息する

　私たちは直感的に「眠り」を判別できます．つまり睡眠はみかけでそれとわかります．ヒトを例にとりましょう．まず，まぶたが閉じられることが，最も基本的な変化として観察できます．ついで，頸筋がゆるむので，頭がうなだれたり左右前後に揺れだしたりしはじめます．寝入りばなの浅い眠りでは，全身の筋肉がすっかり弛緩することはないので，立ったり座ったりしていてもうとうとできますが，しだいに深い眠りに入ると，身体を支えることがむずかしくなってきます．こうして独特の眠りの姿勢（寝相）をとって寝ることになるのです．寝相にはいろいろありますが，ヒトはふつう横たわって眠ります（図1.2参照）．

　ヒトばかりか各種の哺乳動物にも独特の寝相が認められます（図2.2参照）．これに関連して，あまり知られていませんが，動物園で飼育されているさまざまな哺乳動物の寝相を写生した，ドイツのリーゼローレ・ハッセンベルク[1]のすぐれた研究があることに言及しておきましょう（図3.1）．さらに，昆虫や魚も含めて各種の動物が，野生の環境で自然のままの寝相で眠っている，あるいは休息している貴重なカラー写真をたくさん収めた自著『動物たちはなぜ眠るのか』[2]もここで紹介しておきましょう．

　そんなふうに，動物たちは固有の寝相をとって休息しています．その時間帯は地球上の昼夜リズムに同調して昼間または夜間のどちらかに重点がおかれています．主として昼間に休息する動物は主として夜間に活動するので，「夜行

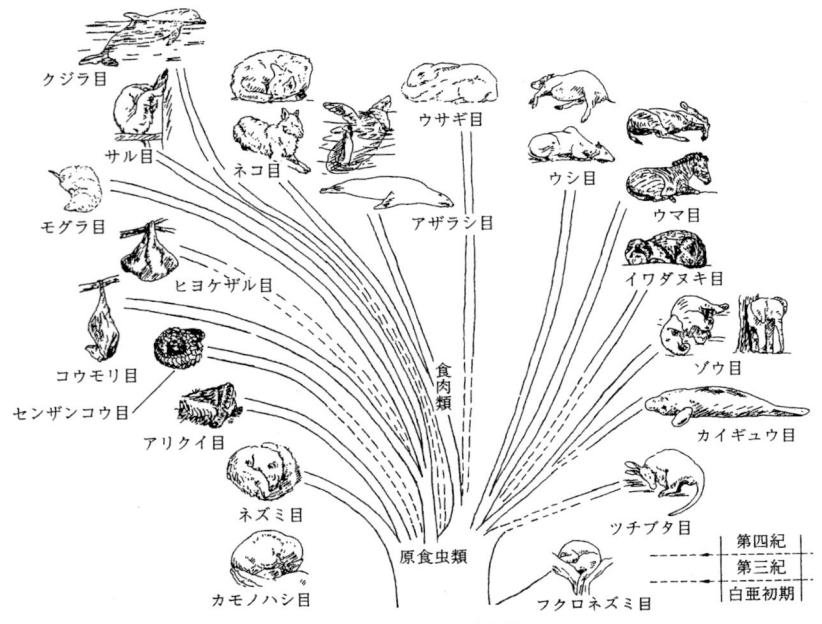

図 3.1 哺乳類の寝相と系統樹[1].

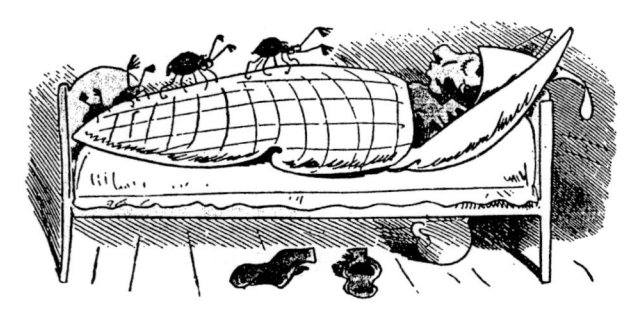

図 3.2 ヒトは昼行性，コガネムシは夜行性で活動の時間帯が入れ替わります（ヴィルヘルム・ブッシュの戯画[3]より）．

性」とよばれます．これが逆転していると「昼行性」とよばれます（図 3.2）[3]．

　なぜこのような生活リズムがあるのでしょうか．動物たちは，ほとんどの場合，昼夜が規則的に交替する地表のかぎられた範囲内（生物圏）に住んでいます．ですから，昼夜の日周変化に同調し，さらに，この変化を予測しながら，活動と休息のリズムをくりかえすことが最も基本的な生存戦略となります．食

表 3.1　睡眠の分化[1]

	脊椎動物		無脊椎動物	その他の生物
	内温性（恒温性）	外温性（変温性）		
休息・活動の概日リズム	+	+	+	+
行動睡眠	+	+	+	−
終脳睡眠	+	+	−	−
脳波睡眠*	+	−	−	−

*ノンレム睡眠＋レム睡眠（真睡眠）.

べ物探しにせよ，パートナー探しにせよ，子育てにせよ，目的を達成するために都合のよい条件は，昼夜のどちらかの時間帯に偏っているからです．

それゆえ，動物にかぎらずあらゆる生物は環境サイクルに同調するために，体内に「生物時計（概日時計・生体時計）」を構築して，休息・活動の概日リズム（サーカディアンリズム・生体リズム）を示しています（表3.1）[4]．前章で説明した睡眠の基本法則からおわかりのとおり，睡眠の時間帯は生物時計に依存しています．生物時計の指示に従って起きたり寝たりするのですね．

鳥類・哺乳類のような高等な脊椎動物は，昼行性または夜行性の活動パターンを示します．ヒトと同じ2種類の眠りがそなわっていますから，多くの動物は筋肉のゆるむレム睡眠時にはぐったりしただらしない格好の寝相を示しますし，比較的筋肉の緊張が残るノンレム睡眠時には一見起きているかのような眠り姿勢あるいは安らかな寝相を保っています．魚類・両生類・爬虫類にも特有の活動パターンと寝相が認められます．たとえば，多くの魚ははっきりとした昼行性か夜行性の活動パターンを示し，休息期には泳ぎをやめます．砂に潜る・岩に寄りかかる（図3.3）・石や藻など物陰に隠れる・水面に浮かぶなどの行動からみて，眠っているかのようにみえます．いつも泳ぎつづけるブリのような回遊魚も，休息期にはゆっくり泳ぐようになります．外界からくる刺激に対して，反応が鈍くなっていることは多くの魚で観察されています．無脊椎動物にも活動期と休息期で明らかにちがう活動パターンと姿勢がみられます（図3.4）[5]．そんなわけで，寝相ないし休息姿勢と生物時計とが連動ないし同調していることは全動物に共通しています．

となると，生物時計が全生物に普遍的に共有されているからには，「寝相を示す動物なら睡眠も共有されている」といえるのでしょうか．「睡眠」を「概日リズムの休息期」と同等に扱ってよいものなのでしょうか．

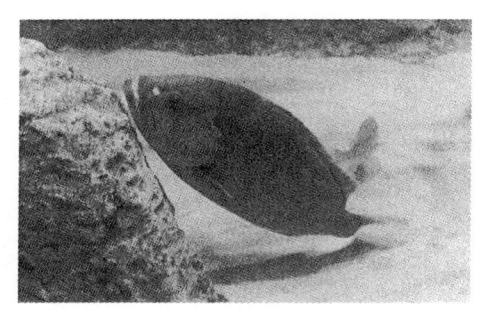

図 3.3 岩に寄りかかって休息する魚（種名不詳）．東京・サンシャイン水族館にて，1994年9月23日．

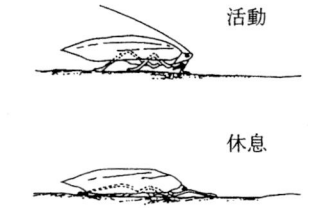

図 3.4 ナイジェリア産ツユムシの活動期（上）と休息期（下）の姿勢[5]．

● 睡眠は生き物に共通するのか　―行動睡眠と脳波睡眠―

　ふつう，睡眠は脳のある生物，つまりかなり進化した多細胞動物にだけ存在すると考えられています．動物が進化した結果，身体のつくりが複雑になり大きくなります．それに応じて神経系の構造もしだいに複雑になり，集中化して中枢神経系となってその先端（頭部）に各種の脳ができます．脳は身体内外からのさまざまな情報を処理し，身体のはたらきをうまく調節することが専業の特殊な器官です．

　脳のはたらきが安定していないと，個体の生命や種属の維持もおぼつかなくなります．脊椎動物の場合，中枢神経系の最先端に最後に完成する大脳（終脳）は，高級な新製品であるだけに性能はたいへん高いのですが，莫大なエネルギーを消費して活性酸素のような廃棄物を多量に出しますし，そのせいでもろくて壊れやすく，長時間の連続運転に耐えられません．それだけに厳重に管理してもらわなければなりません．疲れやすい大脳をいつも安定した状態に維持するためには，定期的にうまく休息（鎮静化）させ，そして休息した大脳をうまく覚醒（活性化）させてくれるような新しい管理技術を開発する必要が生じます．これこそ睡眠の第1の必要理由でありましょう．大脳構築の際に「終脳睡眠」を指向する必然性がともなった，とでもいいましょうか．

　要するに，大脳のために，睡眠が創案され急速に改良されいちじるしく発達してきたのです．言い換えると，必要にせまられて「大脳が睡眠を創った」ことになります．ちなみに，個体の発育期に大脳を発達させてもらうためにも睡眠が必要でした（前章参照）．そしてこんどは，睡眠のおかげで大脳がいっそ

う高い性能を獲得できることにもなるのです．つまり「睡眠が大脳を創った」ことにもなるのですね．相互に密接にかかわり合っているのです．

　ですから，高等動物に進化して大脳を発達させた動物ほど，睡眠に対する需要は高くなります（図2.5参照）．鳥類・哺乳類はよく発達した大脳をもっています．これらの脊椎動物が高等だとみなされるのは，系統発生・地質年代の遅い時期になってから現れたこと（地球上の生命誕生はおよそ40億年前ですが，鳥類・哺乳類が出現したのは約2億年前），みずから体温調節ができるのでいつも全身が温かく（これを内温性・定温性・温血性といいます），身体内部の環境を外部環境とは独立して維持できるからです．

　内部環境がいつも温かく活動しやすい条件があるからには，連続運転に弱い大脳を能動的にしっかり管理する技術，つまり睡眠が不可欠です．この技術には鎮静化と活性化という，たがいに反対向きの機能がそなわっていなければなりません．したがって，鳥類・哺乳類はノンレム睡眠とレム睡眠をしっかり構築しています．これら2種類の本格的な眠りをまとめて「真睡眠」とよびます（表3.1参照）．真睡眠は大脳の電位変化つまり脳波で客観的に定義しますから「脳波睡眠」ともよばれます．

　外温性（変温性・冷血性）の下等な脊椎動物つまり爬虫類・両生類・魚類なども，発達がさほどいちじるしくないとはいえ大脳をもっていますから，当然ながら「眠る」はずですね．しかし，外温性脊椎動物の「眠り」は内温性脊椎動物の「真睡眠」とはかなり異なり，脳波の変化から睡眠と覚醒を厳密に判別できません．大脳は相対的に非常に小さく，意識水準の切り換えが脳波に反映されるほど対応のよい変化を示さないからです（図3.5）[6]．したがって，すでに前章でふれましたが，行動を基準化しそのマニュアルにもとづいて主観的に判定するほかありません．このような睡眠をとくに「行動睡眠」あるいは「睡眠様状態」とよんで区別するのです（表3.1参照）．また，魚類や両生類の眠りを「原始睡眠」，爬虫類のそれを「中間睡眠」とよんで区別することもあります．爬虫類の一部から鳥類が派生し，ほかの一部から哺乳類が派生したことを考えると，爬虫類の中間睡眠はこれら恒温動物の真睡眠の直接の原型でありましょう．おそらく，中間睡眠がさらに進化してまずレム睡眠へと分化したのでありましょう．

　ちなみに，行動観察に加えて脳波や心電図を同時に計測すると，魚類と両生

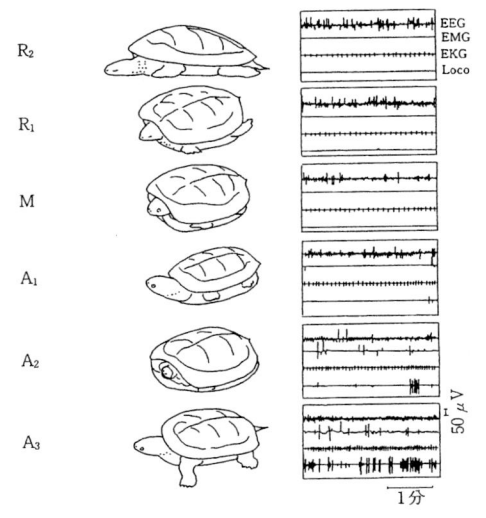

図 3.5 カメの行動の分類[6].　みかけ・脳波（EEG）・筋電図（EMG）・心電図（EKG）・体動（Loco）から 6 種類の段階（休息：R_1〜R_2，覚醒：A_1〜A_3，中間状態：M）に分けられます.

類の原始睡眠には 3 種類の睡眠様状態があります（図 3.6）[7].　つまり，身体が柔らかく外力を加えると粘土みたいにそこだけ姿勢が変わりそのままの姿勢を保つような「可塑性のある筋緊張をともなう無活動状態（I 型）」，身体が硬く外力を加えても置物みたいに同じ姿勢を保ったまま移動するような「強い筋緊張をともなう無活動状態（II 型）」，筋肉がすっかりゆるんで自力で身体を支えることができないような「筋弛緩をともなう無活動状態（III 型）」です.　ここからみると，原始睡眠は真睡眠の原型ではあるものの，行動面でも生理面でもかなり異質のものです.　とくに，I 型と II 型のような状態は哺乳類の自然な眠りには出現しません.　進化の流れのなかで，3 種類の原始睡眠はしだいに様式を変え，役割を追加したり変更したりして，III 型を主軸に発展させながら真睡眠に到達したと考えられます.　III 型は高等な脊椎動物にも共通する点が多く，さらに進化して爬虫類の中間睡眠や高等動物の真睡眠になったのではないでしょうか.

　内温性脊椎動物の場合でも，脳波を計測できないときは「行動睡眠」で判定することになります.　脳波から睡眠を定義するのが最も客観的で信頼できる方法であるとはいっても，脳波を計るには特殊な器具や実験室が不可欠ですから，

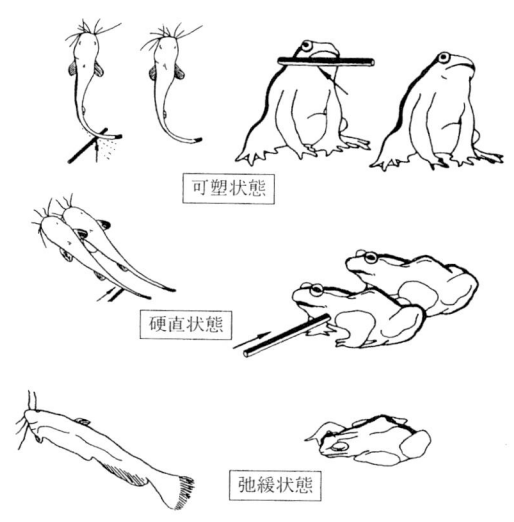

a. 生き物はなぜ眠るようになったのか

図3.6 ナマズとカエルの「原始睡眠」とよばれる3種類の睡眠様状態[7]．Ⅰ型：可塑性のある筋緊張をともなう無活動状態．Ⅱ型：強い筋緊張をともなう無活動状態．Ⅲ型：筋弛緩をともなう無活動状態．

現実には容易ではないのです．でも，行動のうえで活動していないからといって，休息しているとはかぎりません．まぶたを閉じて寝相が現れていても，狸寝入りだってできますからね．

さて，微生物や植物は論外として，中枢神経系があっても大脳のない高等な無脊椎動物は「眠る」のでしょうか．ある学者はイエス，ほかの学者はノーと答えます[8-10]（第1章参照）．たとえば，ゴキブリやタコが昼間物陰に隠れて動かない状態を，ある研究者は睡眠と判定しても，ほかの研究者は睡眠とよぶのはむりだと考えます．後者は，たんなる無活動状態（休息状態）とみなすべきだ，と主張するのですね．前項の疑問に対する答えは，このように未解決のままです．

この項の冒頭に記した論拠から，「大脳」をキーワードにして，大脳とかかわりのない無脊椎動物は睡眠とかかわりない，と断定してしまってよいかもしれません．ではありますが，大脳とはよばないにせよ，高等な無脊椎動物は大脳に相当する脳構造をそなえています．たとえば，昆虫類・甲殻類などの節足動物にみられる「脳」や軟体動物にみられる「脳神経節」です．それゆえ，このような「大脳類似器官」をうまく管理するために，外温性脊椎動物に類似し

た「行動睡眠」あるいは「睡眠様状態」があるのではないか，と考えられます．

現代科学としての睡眠研究はほとんどが脊椎動物を対象にしておこなわれ，しかもその大半が実験用に飼育されている哺乳動物でした．ですから，無脊椎動物全般ばかりでなく非哺乳類の脊椎動物全般の睡眠についてさえ，正確な情報が欠けているのです．構造的にも機能的にも脊椎動物とは異なる中枢神経系をそなえた無脊椎動物の睡眠現象が，どこまで哺乳類の睡眠とかかわりをもっているのか，という問題も解明されていません．いずれにせよ，これはたいへん将来性のある興味深い課題です．

生物時計に関しては，無脊椎動物の「時計遺伝子」が脊椎動物にも存在して同じような役割を演じている，という重要な接点があります[11]．ここが突破口となって生物時計の進化論は急速に発展しています．いっぽう睡眠に関しては，進化史のうえで古い生き物に睡眠そのものがあるかないかの論点で足踏みしていますから，突破口が見えないのが現状です．肝腎な点は，生物時計のしごとから「睡眠中枢」の管理作業をどれほど明確に分離できるかどうかです．無脊椎動物の行動睡眠は，概日リズムの影響が強く出ていて，睡眠とはよべないほど概日リズムそのものに近いのです．そのなかから睡眠に特異的な事象を厳密に抽出しなければなりません．それをどのようにして科学的（客観的・定量的）に表現できるかどうかが決め手でしょうね．

● 睡眠はなぜ開発されたのか

前項に，大脳をそなえた脊椎動物が睡眠を開発した第１の理由を記しました．くりかえしますと，疲れやすい大脳をいつも安定した状態に維持するためには，定期的にうまく休息（鎮静化）させ，そして休息した大脳をうまく覚醒（活性化）させてくれるような新しい管理技術を開発する必要があったというものですね．高い覚醒水準のしごとをしたあとには，大脳ひいては全身の回復・修復・再覚醒のための即効的な事後処理機能として睡眠が必要となったのです．

では，第２の必要理由とは何でしょうか．第１の必要理由と密接に関連していますが，それは概日リズムの拘束を解いて内部環境を使いやすくすることです．いわば規制緩和ですね．睡眠と覚醒の中枢は生物時計の下位におかれっぱなしにとどまるだけでなく，場合によっては同等あるいは上位にもなるよう配慮してほしい，という大脳の要望にそったものです．ここにも，「大脳が睡眠

を創る」という傾向が認められるのです．

　生物時計の指令にもとづく活動・休息リズムは，そのプログラムが生まれつきかなり固定されていて（遺伝子レベルに収納されていますから）融通のききにくいものです．活動期の時間帯にはやる気がみなぎるけれども，休息期の時間帯には気分が落ちこむという制約があると，定型的な条件で受動的に生活するかぎりは便利・有利ですから，安心して頼れる生存戦略です．ところが，大脳をそなえた脊椎動物にとっては，現時点の現状に応じてすみやかに対処できるように大脳の自主判断を優先させなければならない場面が増えてきました．たんなる条件反射的な行動でなく，自己責任をともなう高次の判断能力がそなわったからです．

　そうなると，大脳は時刻にかかわりなく生物時計の束縛を離れて，意識レベルを変化させられるような性能を具備しておかなければなりません．休息期にも高い覚醒水準のしごとができる，活動期にも必要十分な睡眠がとれる，という性能が必要となったのです．どれだけ長い・どれだけ深い眠りが必要なのかを算定するシステムも別個に必要となります．これこそ活動・休息リズムとかかわりない小刻みな覚醒・睡眠リズムの開発です．活動・休息リズムがほぼ1日を周期とするので「概日リズム（サーカディアン）」とよばれるのに対し，覚醒・睡眠リズムはこれより短い周期をもちますから「超日リズム（ウルトラディアン）」とよばれます．

　こうして，睡眠機能を創設することによって，大脳は生物時計の支配下から部分的に解放され，ある程度の独自性をもって活動できるようになったのですね．このことは一面では体内の技術革新につながるめざましい進歩でありましたが，他面では自己責任の重さゆえに新たなストレスの温床となりました（第5章参照）．

　前章で，ヒトの睡眠が基本的な2つの法則の支配下にあることを説明しました．第1には，睡眠現象は時刻依存性であり，概日リズムの拘束を受けるという側面です．第2には，睡眠現象は時刻非依存性であり，睡眠不足を解消させるためのホメオスタシス（恒常性維持）機構が作動するという側面です．これらの法則が睡眠を支える柱としてなぜ成立したのか，ここでの説明でおわかりになったことと思います．また，第1の法則は眠る動物たちすべてに共通すること，第2の法則は大脳の発達した内温性脊椎動物にとくによく発達していること，もおわかりになったことと思います．

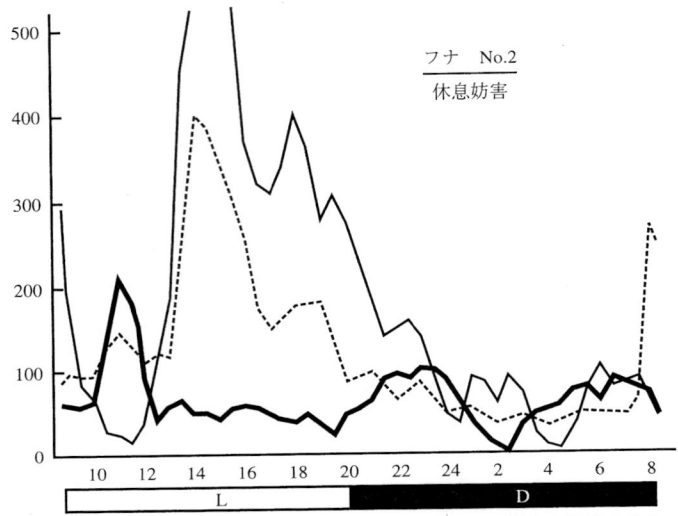

図 3.7 水槽の水をつねに回転させてフナが泳ぎつづけるようにして休息を妨害すると、翌日の昼間にはいつもの遊泳活動の半分以下にまで泳ぎが減ってしまいます[12]。横軸：時刻（L は明期の 08〜20 時、D は暗期の 20〜08 時）。縦軸：活動量（センサーのカウント数）。破線：前日。実線：休息妨害当日。太線：翌日。

ちなみに、魚類でも第 2 の法則をはっきり顕在化させることが可能です。水槽の水をつねに回転させてフナやクチボソ（モツゴ）が泳ぎつづけるようにして休息を妨害すると、翌日の昼間にはいつもの遊泳活動の半分以下にまで泳ぎが減ってしまうのです（図 3.7）[12]。魚たちは前日の寝不足を解消するため、活動期の昼間にも休息したのですね。昆虫にも同じような寝不足解消の補償メカニズムが知られています[13]。たとえば、休息期に刺激を与えつづけて休息を妨害すると、ゴキブリやショウジョウバエは活動期になってもほとんど活動しません。サソリも同様です[14]。

長いあいだ不眠がつづいた直後に深く長く眠って、失われた眠りを取り戻す機構が哺乳類では整備されています。これが「はねかえり睡眠（リバウンド睡眠・回復睡眠）」とよばれる現象です。負のフィードバックをきかせた睡眠不足の柔軟な補償機構であり、脳を管理するうえでの重要なホメオスタシス機能です。これと類似の現象が魚や昆虫にもそなわっているわけです。たんに生物時計の指令に応じて活動や休息をステレオタイプにくりかえしているだけではないわけですね。

そんなわけで，真睡眠に達していない動物たちも，生物時計の指令に従って活動・休息の概日リズムを示すだけではなく，休息が奪われると埋め合わせの行動をして回復をはかること，体内の生理的な変化に対応して活動水準を調節できるような管理機能をもっていることなど，高等な脊椎動物がそなえている基本的な機能を共有していることがわかるのです．分化・特殊化した睡眠はこのような基本的な生存戦略を基盤にして進化したのでしょう．いわば増築・改築（リフォーム）の成果でしょうね．

しかし，睡眠が生存に不可欠であるとはいっても，危機管理ができなくなる行為ではないか，という反論も出るでしょう．つまり，眠るのは危険ではないか，というものです．そのとおりです．眠ると意識のレベルが下がり，外界の変化を見たり聞いたり嗅いだりということがほとんどできなくなります．筋肉もゆるみます．危険がせまっても正しく認識できなかったり，できたとしても急いで逃げられなかったりする無防備の状態です．ですから，睡眠は危険をともなう，じつは命がけの行為です．

とはいえ，大脳を発達させてしまった以上，睡眠はどうしても必要です．そこで，なんとか睡眠をとらせるために，危険とひきかえに快感という報酬が与えられるのです．摂食や生殖も同じです．なぜなら，生き物にとって食物を摂取することや，生殖活動によって自己の遺伝子を複製し種属を維持することの重要さは明らかです．しかし，これらの本能行動はさまざまな危険をともない，場合によっては自分の生命を賭してまで実行しなければなりません．

それゆえに，これらの行為に対する報酬は進化の過程でしだいに増大し洗練され，快感という様式で定着したのです．本能行動は，もともと快感を追求するために遂行されるのではなかったのです．生命を維持するために，あえて遂行されるべきもの，快感はその行為に対してあとから与えられるべきものだったのです．

強い睡眠欲求に応じて眠るときに感じる快感は，睡眠という「命がけ」の行為を成就することに対する生物学的な，つまり原始的な報酬です[15]．摂食や生殖と同じように，睡眠もまた個体の生命を維持し，ひいては種属を維持するために必須の重要な生体機能として，生体にプログラムされているからです．睡眠がほんとうに無用のものだとしたら，危険を冒してまで実行させる意味がないはずですね．

● 睡眠はどのように進化したのか ―原始睡眠から真睡眠へ―

大脳（終脳）が睡眠を創り睡眠が大脳を創ってきたのならば，大脳の発達とともに睡眠の様式も発達し修飾されるのは自明です．

鳥類と哺乳類は真睡眠を，脳波睡眠として判別できるレム睡眠とノンレム睡眠とにはっきり分化させました（図3.8）．この過程には，外温性（変温性）から内温性（恒温性）への移行に際して，概日リズムの拘束を離れ，時刻に依存しないで脳のホメオスタシスを確立することが必要となったからと考えられます（前項参照）．内温性への移行は，外部環境のみならず内部環境（体内環境）の諸条件への適応も要求されるからですね．

レム睡眠の起源は古い型の眠りであると考えられます．つまり，魚類や両生類などの原始睡眠，さらには，絶滅した恐竜たちや現存する爬虫類のやや進化した中間睡眠と共通する性質をもっています．これら古い型の眠りは，大脳があまり発達していなかった外温性動物が身体を休ませることを主目的に開発した休息法を基本としています．その際，身体を不動化させることが最も重要な機能でした．言い換えれば，骨格筋の緊張を解いて，身体を麻痺状態におくのです．こうすれば意識水準の低下した状態で，勝手に動いて危険を招くこともありません．また，たいていの変温動物では，活動しないと体温は自然に下がりますから，エネルギーの節約にもなったはずです．このような眠りの性質を

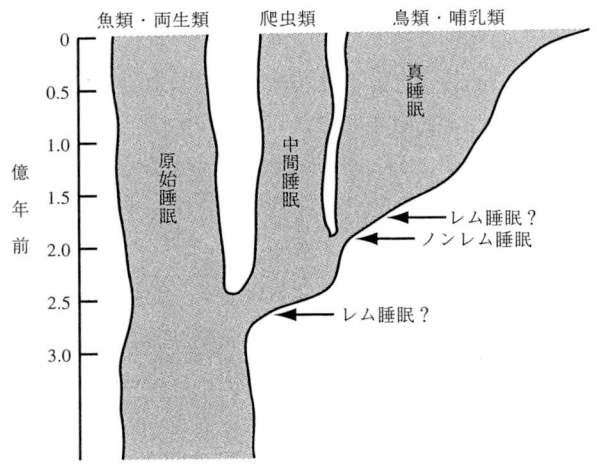

図3.8 睡眠の系統発生（井上[5]を改変）．レム睡眠の出現時期については論議がありますが，現時点ではノンレム睡眠に先行するとみるべきでしょう．

レム睡眠はそなえているのです.

　しかし，鳥類や哺乳類のような内温性動物になって，大脳が大きく発達すると事情は一変しました．骨格筋の緊張を解いて身体を不動化させるだけでは，体温を下げてエネルギー節約をはかることも，発達した大脳機能を低下させることもできません．ですから，レム睡眠はそのままでは欠陥技術となってしまったのですね．こうして，新たに開発された新技術がノンレム睡眠でありましょう．その際，レム睡眠は捨てられることなく，新しい付加価値とともに生き残ったのです．レム睡眠の最も重要な役割は，意識水準や体温を下げてしまうノンレム睡眠と，その逆の性質をもつ覚醒とのあいだにうまく橋渡しをすることです．それぞれの役割は，すでに前章でご存知のように，ノンレム睡眠は大脳を休ませ回復させる眠り，レム睡眠は大脳をノンレム睡眠の状態から目覚めさせる眠りです．ちなみに，これもすでに前章でご存知のように，発育期のレム睡眠が脳の成熟のために果たした役割つまり神経回路の敷設・試運転もまた，新しい付加価値をともなって成体に生き残っているのです．

　ちなみに，鳥類と哺乳類の共通の祖先である爬虫類から，それぞれの祖先となる2群の爬虫類つまり恐竜グループと獣形グループとが分かれたときには，まだ鳥類も哺乳類もいない3億年ほど前のことでした．共通の祖先である爬虫類とそれぞれの祖先である爬虫類には，レム睡眠とノンレム睡眠のいずれもすでに分化していたとは考えられません．したがって，鳥類と哺乳類の睡眠は，共通の祖先である爬虫類の眠り（中間睡眠）を基礎にしながらたがいに独立して進化し，ほとんど同じものに落ち着いたとみなさなければならないことになります[7,16].

　このことは，脳の管理技術としての眠りの進化を考えるとき，たいへん示唆に富んでいます．つまり，大脳を鎮静化する技術としてのノンレム睡眠，また大脳を活性化する技術としてのレム睡眠の分別的な役割の双方が，必然的に真睡眠には要求されるということですね．おもしろいことに，原始的な哺乳類とされるハリモグラの眠りにはレム睡眠がないといわれ，それがこの報告[17]をした研究者たちの推論[18]「レム睡眠はノンレム睡眠よりも新しい眠り」という根拠になっていました．ところが，最近になってハリモグラの眠りにはレム睡眠に似た状態が未分化のままノンレム睡眠と混在することがわかりましたし[19]，カモノハシには大量のレム睡眠が発現するという事実も確認されました[20]．こ

のほか，爬虫類の覚醒に相当する状態は哺乳類の睡眠に相当する状態に変貌した，とする興味深い学説[21,22]のあることをここで言及しておきましょう．このような発想が「覚醒するための眠り」という見逃されやすい睡眠の側面に対して，別の切り口となるかもしれません．

● 動物も夢をみるのか

　答えは「わかりません」となります．なぜなら，動物は「夢をみました」と私たちに教えてくれないからです．同じことは，ヒトの胎児や乳幼児についても当てはまります．夢は，それをみた当事者が回想して記憶のなかから取り出し，言語的に他者に伝えることで認定されます．その意味では，動物も乳幼児もなにも語ってくれません．ですから，答えそのものが得られないのですね．

　それでは，動物は夢をみていないのかというと，そうとは断言できません．夢見過程に正の相関のある生理的・行動的な現象がいくつも知られています．夢見睡眠ともよばれるレム睡眠はほとんどの恒温動物（哺乳類と鳥類）に共通しています．レム睡眠にともなう急速眼球運動・骨格筋の無緊張（脱力状態）・四肢の末端や口ひげのぴくつき・寝言などは比較的容易に観察できます．電気生理学の実験室では定型的な脳波やPGO波（脳幹の橋から発信され，視床の外側膝状体を経て，大脳の後頭葉に達するニューロン活動が反映される電気現象）などが検出できます．ですから，「レム睡眠のある動物には夢見があると認めてさしつかえない」という主張が可能となります．

　じじつ，古くには古代ローマの詩人哲学者ルクレティウス[23]は自著『事物の本質について』（紀元前44年）のなかで，炉端で横たわって眠っているイヌの足のぴくつきについて記述し，イヌは架空のウサギを追いかけている夢をみている，と結論しています．同じローマ時代の博物学者プリニウス[24]は自著『博物誌』（紀元後77年）のなかで，「人間のほかに，ウマ，イヌ，キツネ，ヒツジ，ヤギなども夢を見ることは明らかだ．したがって，すべての胎生動物は夢を見るものと信じられている」と記しています．

　近くには1960年代にフランスの睡眠科学者ミシェル・ジュヴェら[25]のネコでの実験があります．ふつう夢のなかでしている行動は実際には出現しません．筋肉はすっかりゆるんで身体が動けなくなっているからです．しかし，ネコの脳幹の一部（橋のなかにある青斑核）を手術してレム睡眠中に筋肉の緊張が解

a. 生き物はなぜ眠るようになったのか　　　　　　　　　75

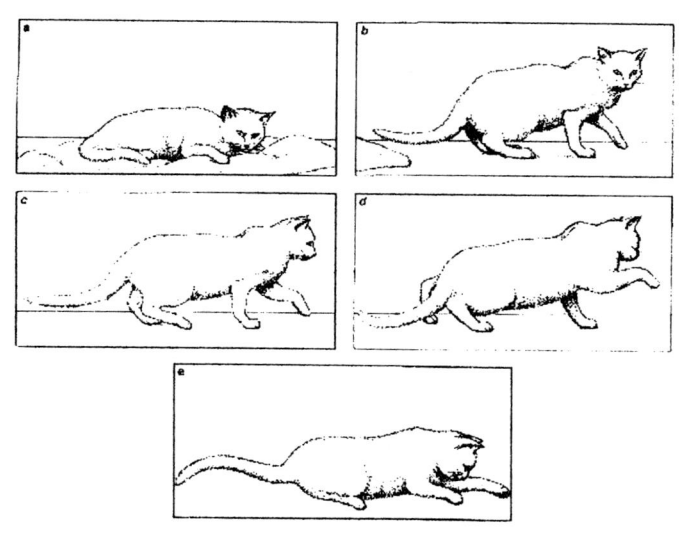

図 3.9　ネコの夢幻様行動[27]．

けないようにしておくと，レム睡眠中にネコは夢をみているときにしているかのような行動をします．あたかも，覚醒していて意図的に何かをしているかのようなおかしな行動なので，これを「夢幻様行動（むげんようこうどう）」とよびます．夢幻様行動はネコが夢をみている証拠だと解釈されています．その後1980年代にアメリカのエイドリアン・モリソン[26]は，ネコの夢幻様行動（図3.9）[27]を詳細に解析し，中脳から延髄までの脳幹のかなり広範な部位が，レム睡眠時のさまざまな筋運動と各種の夢幻様行動に特異的にかかわっていることを明らかにしました．

　最近になって，夢幻様行動は臨床面でも関心を集めています．「レム睡眠行動障害」という病気がヒトで知られるようになったからです[28]．この病気は脳内になんらかの神経疾患があるせいで発現するもので，それは夢幻様行動を示すネコと同じメカニズムが作動しているためと考えられています（図2.12参照）．レム睡眠行動障害の患者は，レム睡眠時に筋緊張が解けないので，夢のなかでおこなっている行動をそのまま実行してしまいます．そのため，当人にもまた周囲にいる人にも危害が及ぶことさえあります．高齢者に多い睡眠障害なので，高齢化社会になったいま，その対策がとくに注目されているわけです．レム睡眠行動障害と夢見とが連動していることは，患者から言語的に確認できるのです．ここからも，動物の夢幻様行動が夢見と連動している，という類推

が可能となるのです．

　これらの傍証をまとめると，「動物も人間と同様に夢をみているらしい」と結論づけてもよさそうですね．しかし，動物たちから直接返事をもらえない以上，重要な決め手に欠けていることにはちがいありません．したがって，冒頭のように，断言を避けるというのが，現代の睡眠科学の立場になってしまうのです．

　ちなみに，「胡蝶の夢」という故事をご存知でしょう．荘子が「わしは胡蝶になった夢をみたよ」と語るなら，私たちはこれを疑うことなく認めるでしょう．いっぽう，胡蝶が「ぼくは荘子になった夢をみたよ」と語ったとしたら，私たちはこれをどのように理解するのでしょうか．

b.　動物たちはどのように眠っているのか
　　　　—生態系との適応—

● 眠りかたは多様性に富む

　睡眠は大脳のための管理技術ですから，現象面からみれば睡眠は適応のための技術であり生体防御のための技術でもあるわけです．言い換えれば，さまざまな身体内外の環境条件に合わせて，脳をうまく休息させ回復させ，よりよく活動させるための柔軟な生存戦略として必要不可欠の技術です．それゆえ，睡眠は役割を拡張したり特殊化してきたりしはしましたが，廃棄されたり克服されたりはしなかったのです．現存する高等動物はみな眠るのです．

　すでに記したように，眠ることは筋肉をゆるませる，意識レベルを下げる，栄養補給を断つなどの危険をともなう"命がけ"の行為です．それだけに，睡眠中の安全が確保できる条件をととのえないと，眠るわけにいきません．眠りに入る前に細心の注意を払って無防備条件を解消しておかなければなりません．また，求愛・子育て・食事・天敵対策・天候対策など優先してなすべきことがほかにあるなら，睡眠は順位をそちらに譲らなければなりません．

　そうなると，安心して睡眠に割り当てられる時間は，かなりかぎられたものになってしまいます．さらに，いつも同じ条件がつづくとはかぎりません．1日のうちのかぎられた条件と時間のもとでうまく眠り，うまく目覚めるために，高等動物は進化の過程でさまざまな方式を開発してきました．動物たちの適応

力や創造力の成果といえましょう．ここにも「大脳が睡眠を創る」という側面が認められますね．睡眠に驚くほどの多様性があることはそのあらわれです．つまり，睡眠はもともと多様性に富むものなのですね．

とはいえ，ヒトの睡眠とほかの哺乳動物の睡眠は，本質的には同じものです．また，鳥類の眠りもあまりちがっていません．つまり，ノンレム睡眠とレム睡眠とがセットになって「睡眠単位」が構成されていること，生物時計の支配下に概日リズムを示すこと，眠りの不足分を「はねかえり現象」として埋め合わせるメカニズムをそなえていることなど，すべて共通しています．しかし，個々の細かな数値（睡眠パラメーター）には特徴的なちがいがあります．いちばん目立つのは，動物たちは小刻みに寝たり起きたりしていることです．つまり，動物たちはヒト（成人）のように連続して長く覚醒しつづけたり，連続して長く眠りつづけたりしないのがふつうです．睡眠単位を切れ目なくつないで長い睡眠期にするのがヒトの眠り，そのようにしないのがほかの多くの動物の眠りです．

睡眠パラメーターとして，1日に占める睡眠総量や1回ごとの眠りの長さつまり睡眠単位の長さは，動物種によってさまざまです（表3.2)[29]．睡眠総量のなかのノンレム睡眠とレム睡眠それぞれの量も種によってちがいます（表3.3)[30]．同じ個体でも，時と場合に対応して眠りは流動的に変化するのです．動物たちにさまざまな生きざまがあるように，さまざまな寝ざまがあるのですね．

● 食べながら眠る

睡眠は栄養となる食べ物の内容・住んでいる場所・眠る場所の安全性におおいに依存します．これが草食獣と肉食獣の睡眠総量のちがいに反映されます．

キリン・ウマ・ゾウのような草食獣は，栄養価の低い植物を食べつづけないと巨体を支えることができません．天敵に目立ちやすい草原では，肉食獣に対する警戒を怠るわけにもいきません（図3.10）．高く繁った樹木の脇に隠れるという程度の「ねぐら」しかありません．そのため，ゆっくり眠る余裕がないのです．ですから草食獣は睡眠量がきわめてすくないのが特徴です（表3.3）．

それでは睡眠不足になっているのでしょうか．じつは，草食獣は睡眠と覚醒を混在させる「うとうと状態」という技術を開発しています．これはしょっちゅう食べる，じゅうぶんに眠るという相反する2つの要求を同時に満足させる

表 3.2　1日あたりの睡眠パラメーター① (キャンベルとトブラー[29]より抜粋)

種　名	睡眠総量 (時間)	睡眠単位 (分)
テンチ (コイ科の淡水魚)	14.4	15〜20
ヒキガエル	14.6	25±15
カイマン	3.0	16
ハヤブサ	4〜5	3〜40
コウテイペンギン	10.7	4.7〜5.0
ドバト	10.6	7.0
カモノハシ	8.6	27
キタオポッサム	19.4	60〜240
ヨーロッパハリネズミ	10.1	17±3.7
トウヨウモグラ	8.4	60〜180
ヨーロッパモグラ	10.5	130〜280
ミズトガリネズミ	7.8	12〜36
ミツユビナマケモノ	15.8	
ゴールデンハムスター	14.4	11.4
モンゴルネズミ	11.3	14.5
ラット	13.2〜13.7	6.5〜13.1
ワタネズミ	11.3	14.5
チンチラ	12.5	6.5
インダスカワイルカ	7.0	[数秒]
シャチ	1.3	9.6
シロクジラ	5.2	7
イヌ (ビーグル)	12.9	45
ホッキョクキツネ	12.5	48.5
キツネ	9.8	78±14
ネコ	13.2	50〜113
アメリカバク	4.4	<10
キツネザル	9.4	200

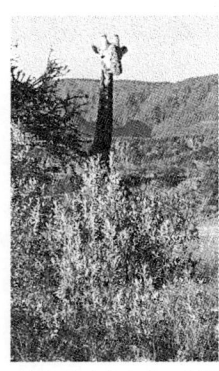

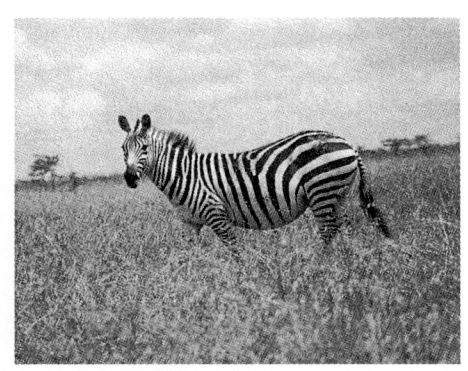

図 3.10　天敵に目立ちやすい草原に住む草食獣は周囲の警戒を怠るわけにいきません．左：キリン．右：シマウマ．ケニア・ナイロビの自然保護区にて，1975年10月25日．

表 3.3 1日あたりの睡眠パラメーター② (ゼッペリン[30]より抜粋)

種　名	睡眠総量(時間)	うとうと状態を加算した睡眠量(時間)	レム睡眠量(時間)	睡眠単位(分)
キタフクロネズミ	18.0		4.9	20
ヨーロッパハリネズミ	10.1	13.1	3.5	17
オオトガリネズミ	14.9	17.8	2.3	8
ジャコウネズミ	12.8	14.3	2.0	11
ツパイ	8.9	12.4	2.6	14
オオチャイロコウモリ	19.7		3.9	7
ガラゴ	9.8		1.1	33
リスザル	9.6	10.5	1.4	
チンパンジー	9.7		1.4	85
ミツユビナマケモノ	14.4		2.2	46
オオアルマジロ	18.1		6.1	
ウサギ	8.4	9.8	0.9	25
ジュウサンセンジリス	13.8		3.4	13
モルモット	9.4		0.8	13
バンドウイルカ	10.4		(0.0)	
ゴンドウクジラ	5.3		0.1	
トラ	15.8	16.3		
ライオン	13.5	14.7		
キタオットセイ	8.7		1.4	23
カスピカイアザラシ	3.5		0.4	
アジアゾウ	3.9		(1.8)	(124)
アフリカゾウ	3.3			
ウマ	2.9	4.5	0.6	60
ブタ	9.1	11.6	2.4	30
キリン	1.9		0.4	
ウシ	4.0	7.7	0.7	40
ヤギ	5.3	6.9	0.6	(19)
ヒツジ	3.8	5.9	0.6	(17)

「うとうと状態を加算した睡眠量」は，報告されたうとうと状態の数値の50%を睡眠量に加えたもの．ノンレム睡眠量（時間）＝睡眠総量－レム睡眠量．（　）内は疑問のある数値．

特殊技術です．すぐに覚醒して行動できるよう警戒しながら眠れるわけです．ですから，うとうと状態は「起きている・眠っている」という相反する2つの要求を同時に満足させる特殊技術でもあるわけですね．それほどにも睡眠を確保することは重要だという例証のひとつといえましょう．

　うとうと状態での眠りはごく浅いノンレム睡眠です．筋肉のゆるむ深いノンレム睡眠や筋緊張のなくなるレム睡眠をとれば危険ですが，うとうと状態ならレム睡眠に頼らなくてもすぐ目覚められます．ですから，草食獣は深いノンレ

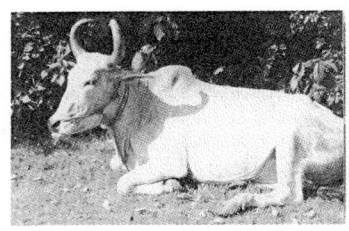

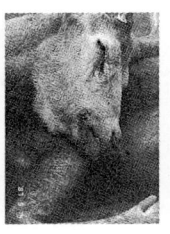

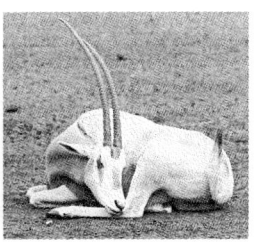

図 3.11 草食獣のうとうと状態．左：ウシ．インド・デリー市内にて，1990 年 11 月 15 日．中：シフゾウ．右：シロオリックス[15]．ともに東京・多摩動物公園にて，1987 年 8 月 4 日．

ム睡眠やレム睡眠はきわめてすくなくしています．たとえば，家畜のウシは 1 日に 4 時間しか眠りませんが，ほとんどが浅いノンレム睡眠とうとうと状態で，レム睡眠量はわずか 0.7 時間しかありません（表 3.3）．

ウシ・ヤギなど一部の草食獣は，消化の悪い草を吸収するために反芻つまり食べ戻しをします．これらの動物はうとうと状態で反芻をしています（図 3.11）．さらに反芻活動をうとうと状態でつづけるばかりか，真の睡眠状態のさなかにも継続させることがあります．「食べてすぐ寝ると牛になるよ」というのは子どもの行儀にかかわる小言ですが，文字どおりに受け取るとそこに先人の鋭い観察がうかがわれます．ヒトならば食べて寝てばかりいるのは怠け者でしょうが，ウシにとってはハイテクの成果なのです．

おもしろいことに，ウシに消化のよい固形飼料を与えると，劇的な変化がおこります．フランスのイーヴ・リュックブッシュ[31]によると，ウシが乾草を食べているとき，うとうと状態は 1 日あたり 30 パーセント（夜間の 12 時間では 42 パーセント）だったのが，固形飼料を食べると 1 日あたり 5 パーセント（夜間の 12 時間では 9 パーセント）になりました．そして，余った時間の半分はノンレム睡眠に，残りは覚醒に振りあてられたのです．つまり，眠るでなし起きるでなしといった中途半端な時間が，はっきりした覚醒あるいは睡眠へと変化したわけですね．

このような事実から，睡眠の量と質が栄養となる食べ物・生息場所・眠る場所におおいに依存していることがよく理解できます．

● **食べてから眠る**

肉食獣は栄養分の高い食物をまとめて食べてしまうとほかにすることがあま

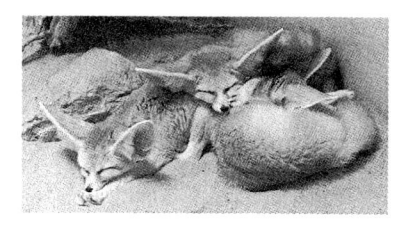

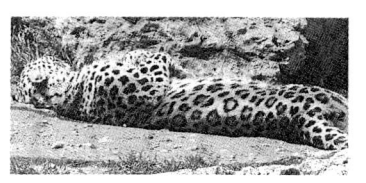

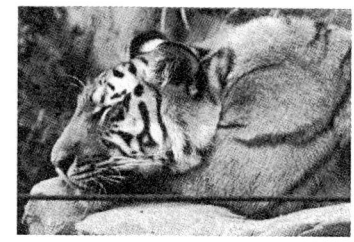

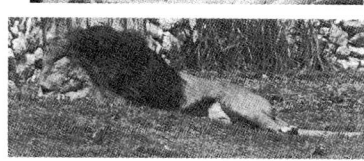

図 3.12 筋肉のゆるんだ肉食獣の寝相．左上：フェネックギツネ[15]．右上：トラ．左下：ペルシャヒョウ[15]．右下：ライオン．エルサレム・聖書動物園にて，1994 年 3 月 16 日．

りなく，天敵に襲われる危険もすくなく比較的安全なので，ゆっくり眠れますし，場合によって眠るほかないことにもなります（図 3.12）．肉食獣にはレム睡眠は比較的多いのが特徴です．筋肉の緊張をゆるめても危険ではないからです．また，大脳も筋肉も激しく活動させた狩りをしてさらに満腹したあとには，熟睡が出現するでしょうが，そこから目覚めるためにはレム睡眠による自動覚醒機能に頼らなければならないからですね．

たとえば，ドイツの動物園での古いデータによれば，行動観察から積算してトラやライオンは 1 日に 14〜16 時間眠っていることになります[1]．この睡眠量は，飼われているネコにほぼ等しい数値です．ネコの眠りではレム睡眠が多く総量は 3 時間強となります．野生のトラやライオンでも食物の豊富なときは，おそらくその程度のレム睡眠が出現しているのではないでしょうか．

ちなみに，図 3.13 のライオンは仰向けに寝そべり首を伸ばし，お腹を丸見えにしています．体毛がすくなく皮膚の薄い首や腹の部分を露出することで，放熱を促し体温上昇を防いでいるのです．この姿勢は汗をかかない動物たちが暑さをしのぐ有効な方法ですが，身を守るには危険です．天敵のすくない強い肉食獣だからこそ，見晴らしのよい野外でもできる寝相です．

あらためて，食と睡眠の関係を考えてみましょう．動物にとって，「食べる」という行為と「眠る」という行為とは，ともに個体の生命を維持するために必須の生得的な行動つまり本能行動です．どちらも，生命の危険を賭しても遂行

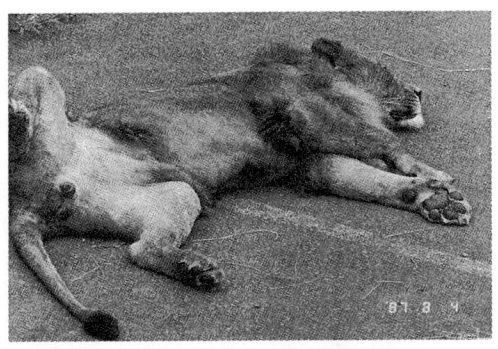

図 3.13 無防備なライオンの寝相[15]．東京・多摩動物公園にて，1987 年 8 月 4 日．

しなければならない重要な行動ですから，それが充足されるとき快感という報酬が与えられます．これは，生殖という行動についても同じです．これらの行動を開始させる発信源としての食欲中枢・睡眠中枢・性中枢も，間脳の視床下部という部位にたがいに近接して存在します．性行動はさておき，摂食行動と睡眠行動とはもともと相容れない性質をもっています．

なぜかといえば，食べることは，大脳が「意識の脳」として能動的にいとなむ意思ある行動です．それゆえ，眠っていては実行できません．これに対して，眠ることは大脳が「眠らせる脳」によって鎮静化させられ，「眠る脳」あるいは「夢みる脳」へと変容している状態です．それゆえ，意思的な行動ができなくなりますから，食べようという意欲も行為も出現することは不可能となります．つまり，一般的には，食べることと眠ることとは同時に実行できないのですね．

では，これらの行動はたがいに無縁なのかといえば，そうではありません．古代ギリシアの自然学者アリストテレス[32]は，食物と睡眠とが密接な関係にあることをくりかえし説いています．この先人の卓見は，現代の自然科学によっても証明されているのです．

食物が消化管に入ってくると，インスリンなど消化に関係のあるいくつかのホルモンが分泌されます．これらのホルモンやそれによって分解され吸収されて脳に運ばれた栄養素は，脳の食欲中枢に作用して満腹物質を放出させ，満腹感を発生させます．そして，満腹物質は近接する睡眠中枢に作用して，こんどは眠気を発生させるのです．食後に一時的に眠くなるのはこれらのホルモンや

満腹物質のせいなのです[33,34]．お腹がいっぱいになったら，すこし休息して消化作業を助けるという手順はたいへん理にかなったものといえましょう．

● **ねぐらで安眠する**

睡眠は無防備な状態ですから，眠っているあいだの安全が確保できる条件をととのえてからでないと，実行するわけにいきません．そのための環境づくり，つまりねぐらの安全性・快適性の確保に動物たちはたいへんこだわります．ちょうどそれは子育ての環境にこだわるのとよく似ています．

ねぐらの場所もさまざまです．動物ごとに固有の空間を選び，生物圏の各所に進出しています．地表・地中・空中・水上・水中・水底のいたるところ，森林であろうと砂漠であろうと，樹上であろうと樹幹内であろうと，ねぐらに適した場所に移動し安眠を確保するのです（図3.14）．いきあたりばったりの場所・いつも決まった特定の場所に移動するだけで手間のかからないねぐらか

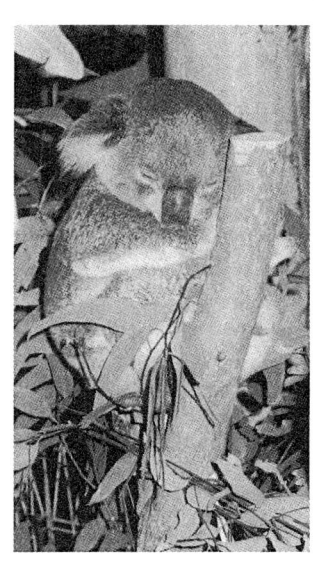

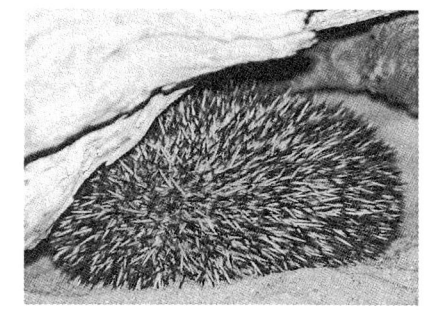

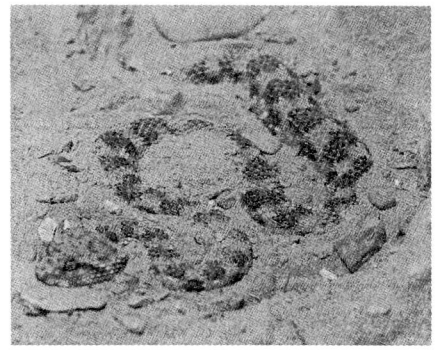

図3.14 左：ユーカリの枝を利用するコアラのねぐら．オーストラリア・シドニー市内のパーティ会場にて，1991年7月15日．右上：岩陰にあるハリネズミのねぐら．右下：砂場にあるピグミーツノクサリヘビのねぐら[5]．ともにエルサレム・聖書動物園にて，1994年3月16日．

ら，自作のみごとな建造物のねぐらまで，動物たちが眠りのために払う知恵がそこに反映されているといえましょう．

いったいに高等なサルたちは視覚に頼る昼行性動物で，夜間にまとまった長い眠りをとります．睡眠が大脳を休息させるという機能を拡大させながら進化してきたことを考えると，よく発達した大脳をもったサルたちは，高い意識レベルの活動が多いので，ほかの動物たちにくらべて長くて深い眠りを必要としています．その時間帯をどこでどのように過ごすのか，これも種ごとに多様性に富んでいます．

ゴリラなど類人猿の睡眠習性はヒトによく似ています．夜間にまとまった長い休息をとること，昼寝をすること，寝床（巣）のなかで眠ることなどの生態はよく知られています[35]．ただし，人間のベッドや鳥の巣のようにいつも同じものを使うのではなく，毎回新たに樹木の枝や葉あるいは草や竹などを素材として自分で専用の巣をつくるのです．いわば使い捨て型のベッドです．小さな子どもでも自力で巣づくりをして親の近くで休みます．

話は飛びますが，磯にすむ海魚のブダイは，鰓（えら）から分泌した粘液で薄い透明な膜をつくり，これで全身をすっぽり覆い岩陰で静止したまま夜を過ごします．自家製の寝袋のなかで眠っているような状態ですから，魚が眠るという事実の証拠としてしばしば話題になります．

話を戻しますと，チンパンジー・オランウータンは樹上に巣をつくります．雨の多い森林にすむオランウータンは眠っているとき雨水に濡れないよう特別に気を配っていて，大きな葉とか葉の多い枝で身体をたくみに覆って眠ります．おとなの雄ゴリラが樹上に巣をつくって眠ることはほとんどなく，雌もたいてい地上で眠ります．巨体を収容するだけの大きさ・強さが足りないからです．地上の巣は安定していますから，ゴリラはいろいろな寝相をとります．うつぶせ気味になったり，仰向けになったり，横向きになったり，片手あるいは両手を使って腕まくらにしたりして，個性的な姿勢が観察されます．このあたりの多様性もヒトによく似ています．

尻だこが発達しているとはいえ，ニホンザルは巣をつくらず，不安定な樹上にあって枝に座って眠ります．そんな寝相・寝場所で熟睡できるのでしょうか．熟睡つまり深いノンレム睡眠の際には，筋肉の緊張がかなりゆるみます．また，筋肉の緊張がすっかり解けてしまうレム睡眠は，樹上のサルにはたしてどの程

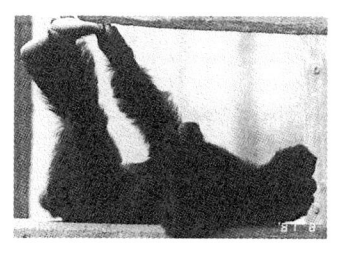

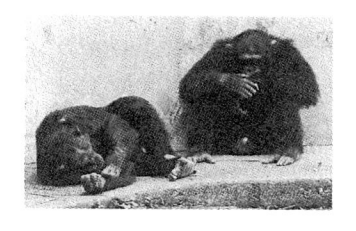

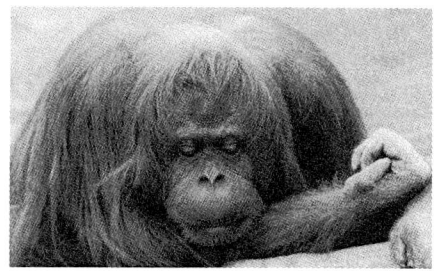

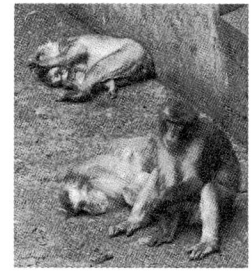

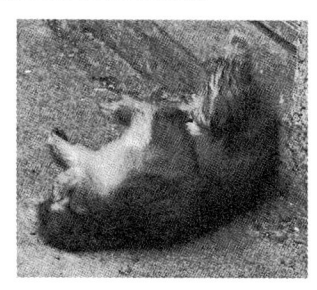

b. 動物たちはどのように眠っているのか

図 3.15 動物園で生活する猿たちの寝相．上段：チンパンジー[5]．中央：オランウータン[5]．下段：ニホンザル．東京・多摩動物公園にて，1987 年 8 月 4 日．

度出現するのでしょうか．そんなとき「猿も木から落ちる」のでしょうか．

　自然環境にいるヒヒがほとんど熟睡していない，というデータがあります．緊張を強いられる自然界では熟睡は禁物なのでしょう．むしろ，捕らえられて実験室で飼育されると，初めのうちは不眠気味なのですが，実験環境に馴れてくるとずいぶん熟睡するようになるのです[36]．ちなみに，動物園で生活している高等なサルたちの寝相は，野生では観察できそうもない緊張を欠くものです（図 3.15）．

　ねぐらに関しておもしろいのは，熱帯にすむモンクアザラシです．この動物は外敵を避けるため，海中を潜ってでないと入れない岩穴のなかをねぐらにするので有名です[37]．このほか，岩場に群れて眠るアシカはたいへん用心深く，1

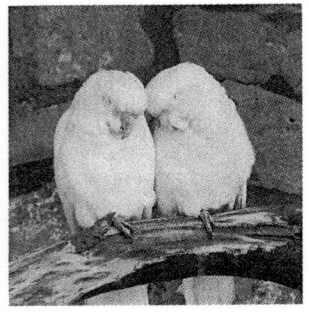

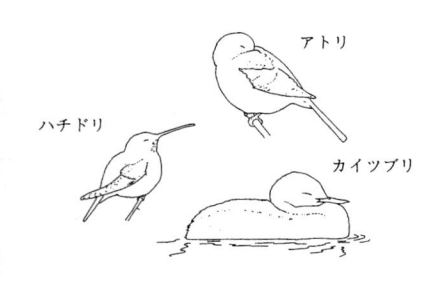

図 3.16 鳥たちの寝相．左：止まり木で眠るインコ[15]．エルサレム・聖書動物園にて，1994年3月16日．右：まぶたを閉じ頸筋はゆるんでいますが，止まり木で眠る鳥では足の筋肉は緊張したままです[38]．

頭がかならず見張りをして警戒に当たるということです．見張り番のアシカが警報音を発すると，みながいっせいに海に飛びこんで逃げるのです．

見張りといえば，草原や湿原で生活するサイやスイギュウなどの草食獣の背中にムクドリやサギなどが乗っています．鳥たちはこの乗り物に群がる虫や，巨体が移動する際に周囲から跳びだすカエルや虫が食べられるわけです．しかし，これは乗る側だけの一方的な利益ではなく，乗せる側にも利益をもたらします．単独あるいは少数家族で生活するこれらの動物にとっては，目を閉じて休息しているときに緊急事態センサー・警報発信者として役立っていることでしょう．こうして睡眠中の安全性を高めているのです．

多くの鳥は高い樹木の枝に止まって睡眠をとります．天敵が近づきにくいので安全だからです．眠っていても足がしっかりと枝をつかんでいるので，木から落ちる心配はありません（図3.16）．洞穴に潜んだり，水上に浮かんだり（図3.16のカイツブリ），天敵が近づきにくい干潟に群をつくったりして眠る鳥もいます．極端な場合には空中を飛翔しながら眠る鳥もいます（93ページ参照）．たいていの鳥は「後型」とよばれる寝相をとりますが，これは頭を後ろに回転させ，くちばしを背中に乗せたり，羽毛のなかに差しこんだりする姿勢です．いっぽう頭が前を向いたままの寝相は「前型」とよばれます．

ハマシギのように水辺で群をつくって眠るのは安全性をいっそう高めるためです．1羽が天敵に襲われたとしても，それを察知したほかの個体がいっせいに逃げのびることができます．群をつくることで，いわば天敵の検出装置が構

成できるわけで，おかげで生存できる確率が高まるのですね．同じことは草原に群れる草食獣にも当てはまります．見張りをおいて警戒しながら，ほかの個体が眠るという体制まであるといわれています[39]．

これを裏づけるデータがあります．イギリスのD・W・レンドレム[40]によれば，バーバリバトが数羽の群でいるときは1羽でいるときよりもまばたきの回数が有意にすくないのです．つまり目を開けて周囲を警戒する頻度が低いのです．群でいるときの安全性あるいは安心感が，このような睡眠行動に反映されているのですね．また，黒っぽい色のカモメと白っぽい色のカモメとをくらべると，1回の睡眠時間の長さは前者のほうが有意に長いのです．黒っぽい色は保護色として役立つことになりますが，白っぽい色だと天敵に見つかりやすいわけですから，後者はより頻繁に警戒しなければならないのでしょうね．

ちなみに，東京では近年暗い色のハトばかりで，明るい色の個体をほとんど見かけなくなりました．以前は白い羽根のハトがたくさんいましたが，カラスやネコなどの天敵に襲われて絶滅してしまったのかもしれません．

● 立ったまま眠る

草食獣はゆっくり眠る余裕がないので，睡眠と覚醒を混在させる「うとうと状態」という技術を開発して睡眠不足を補っています（77ページ参照）．浅いノンレム睡眠と低い意識レベルの覚醒とで構成されるうとうと状態では，筋緊張はほとんど解けませんから，いわゆる「立ち寝」もできることになります（図3.17）．

野生のアフリカゾウが眠る時間はたいへんすくなく，乏しいいくつかの文献データによれば，1日あたり3.3時間となります．幼い子どもがライオンに襲われることがあるとはいえ，アフリカゾウはヒト以外にはまず天敵のいない動物ですから，睡眠時間のすくなさはもっぱら食べること，水を飲みに移動することによるといえましょう．アジアゾウの睡眠量は1日あたり3.9時間ということです．

これほどにもすくない睡眠量ですが，成長期の子ゾウや飼育されているインドゾウはそれほど眠りが短いとはかぎりません．動物園とサーカスのインドゾウ12頭を対象にして，スイスのイレーネ・トブラー[41]はのべ300夜にもおよぶビデオ撮影をおこない睡眠習性を解析したところ，これらのインドゾウの寝

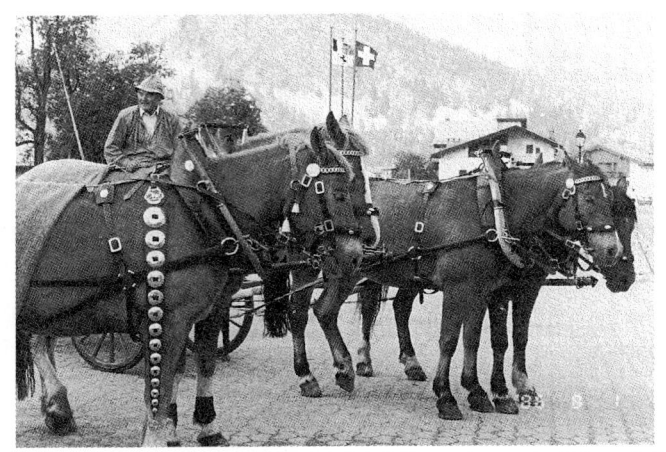

図 3.17 ウマの寝相[6]．いわゆる「立ち寝」のうとうと状態．スイス・エンガディーンにて，1986 年 8 月 1 日．

相はふつう午前 1 時から 4 時のあいだに最も頻繁に観察されました．おとなのゾウたちの睡眠量は 4.0〜6.5 時間であり，そのうちに 13.8〜130.9 分の立ち寝の時間が含まれます．おもしろいことに，生後 5 か月の赤ちゃんゾウは，1 日あたり 8.1 時間も眠っていたのですが，19 か月齢になると 5.1 時間しか眠らなくなってしまったのです．立ち寝するようになったのは，9 か月齢になったときからでした．

ハマシギやツルなど水辺の鳥たちが一本足で眠るのには，特別な意味があります．鳥たちは一般に体温の高い動物ですから，保温のためにじゅうぶんな配慮が必要です．鳥たちが保温性のよい軽量の羽毛で体表を覆っているのはそのためです．身体を丸めると外気にふれる体表面積がすくなくなりますから，放射熱の損失を減らすことができます．ですから，眠るときは頸を曲げて頭を羽毛のなかに差しこみます．地上で眠る鳥たちのように，2 本の足も折り畳んでしまいたいところですね（図 3.18）．

しかし，干潟では座るわけにはいきません．やむをえず立ったまま眠るにしても，両足を冷たい外気にさらすよりも，一本足で立つほうが熱の損失はすくなくてすみます．しかも，細く長い足が放熱器にならないように，胴体から送られてきた温かい動脈血の熱を足元から戻ってきた冷たい静脈血に受け渡します．こうして，暖められた静脈血が胴体へ送り返され，足へは冷えた動脈血が

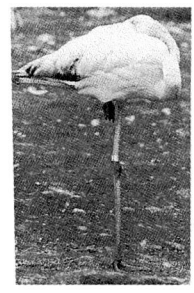

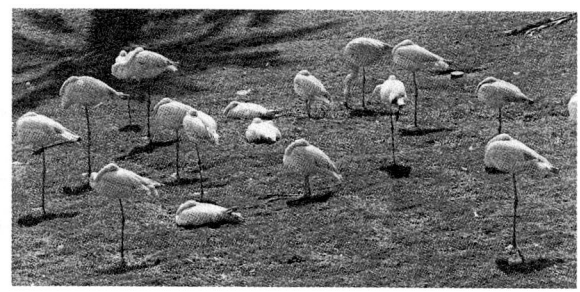

図 3.18 一本足で立ったり地面に座ったりして休息するフラミンゴの寝相．エルサレム・聖書動物園にて，1994 年 3 月 16 日．

供給されて，身体を冷やすことなく，外敵のすくない水辺に一本足で眠るのです．

　一本足で立ったり小枝に止まったりして眠る鳥類では，筋肉のゆるむレム睡眠はどうなっているのでしょうか．鳥類は哺乳類と同じように，内温性で発達した大脳をもっていて，基本的には哺乳類と同じような 2 種類の睡眠つまりレム睡眠とノンレム睡眠とがあります．とはいえ，鳥類のレム睡眠には急速眼球運動がかならずしもともなっていませんし，筋肉の緊張も完全に解けるとはかぎりません．ノンレム睡眠時に目を閉じるとはかぎりません．うとうと状態が多く判定をややこしくしています．左右の大脳半球を交互に眠らせる半球睡眠（次項参照）も多くの種で観察されています．

　アメリカのチャールズ・アムランダーとナイジェル・ボール[42]によれば，野生の鳥類 9 種の平均睡眠量は 1 日のうちノンレム睡眠が 36.6 パーセント，レム睡眠が 2.3 パーセントでした．レム睡眠がすくないことは鳥類の睡眠の大きな特徴です．空中や樹上や水上の生活に適応した行動パターンを確立した鳥たちにとって，筋肉をゆるませてしまうレム睡眠はリスクの大きいものですから極力制限されてしまったのですね．

　鳥類の睡眠は短くてすぐとぎれることも大きな特徴です．1 回の持続時間（エピソード）の長さは，9 種の平均でノンレム睡眠が 144 秒，11 種の平均でレム睡眠が 8.9 秒でした．哺乳類ではラットのような小型の動物でさえノンレム睡眠のエピソードが約 10 分，レム睡眠のエピソードが約 2 分つづくのとは大きなちがいです．

　すくないとはいえ，雛鳥のころは相対的にかなり大量のレム睡眠が出現します．これは哺乳類の乳幼児の場合と同じです．脳波にもとづく研究によれば，

孵化翌日のマガモの雛は，1日のうち12.7時間を睡眠に費やし，そのうちの1.7時間がレム睡眠でした[43]．また，孵化後24〜25日のカササギの幼鳥は，1日のうち11.2時間を睡眠に費やしましたが，そのうち8.7分がレム睡眠でした[44]．カササギの幼鳥の場合，これほどわずかなレム睡眠ではあっても成鳥の5倍量なのです．樹上に休むカササギにとって，筋肉のゆるむレム睡眠が極端にすくないことは驚くにはあたりませんね．

● 泳ぎながら眠る

　動物たちのなかには，みかけではまったく休息しないものがいます．海洋を泳ぎつづけるマグロ・カツオ・サメのような回遊魚がその例です．眠ることが活動停止状態を意味するのなら，これらの魚は眠らないことになるでしょう．ところが，水族館で飼育されているカツオが夜になると水表近くに仰向けになって浮かんでいるとか，シマアジが集団で逆立ちして口を岩につけたまましばらくじっとしているとか，ブリ・シマアジの夜間の遊泳速度は昼間のそれの半分以下に減るとかいうことです．自然界でもこのような状態がみられるのかもしれません．

　海にすむクジラ類は哺乳動物ですから，出生後には肺で空気呼吸をします．それゆえ，水中で生活していてもかならず水面に浮上してきて息継ぎをしなければなりません．クジラやイルカは水中生活にすっかり適応していますから，陸にはもう戻れなくなっていて，ねぐらは水中以外にはありません．巨大なクジラの睡眠についてはくわしいデータがありません．捕鯨がさかんだったころ，捕鯨船の乗組員の体験談として，マッコウクジラが最も深海で眠るクジラであるとか，海面で眠るマッコウクジラに船が衝突した事故が多数あったとかいう話が伝えられていますし[45]，イルカが片目を閉じて泳ぐという事実がすでに1964年に記録されています[45,46]．

　いっぽうでは，水族館で飼育されているイルカはいつ見ても泳いでいるので，眠らないと考えられていました．せいぜい数秒間のマイクロスリープをくりかえしていると考えられたこともありました．1970年代になって，ロシアのレフ・ムカメトフら[47]がバンドウイルカの脳波を観測したところ，左右の大脳半球を交互に眠らせていることがわかりました．これを「半球睡眠」といいます．したがって，みかけはまったく休息しないかのような泳ぎがつづいていても，

じつは睡眠が実行されているのです．閉じられた目の反対側の大脳半球が眠っているのですね．しかもこの際，筋肉の緊張が解けてしまうレム睡眠を抑制してしまったのです．

半球睡眠の存在が証明されているクジラ類の動物にはバンドウイルカのほかに，ネズミイルカ・アマゾンカワイルカ[48]・シロイルカ（シロクジラ・ベルーガ）[20]が知られています．海牛(かいぎゅう)類のアマゾンマナティー[49]にも半球睡眠が出現します．ただし，マナティーは泳ぎを止めて水底でも眠りますし，その際にはレム睡眠も出現させます．

アシカ・アザラシ・オットセイ・トドなど鰭脚(ひれあし)類の動物たちは，陸と海の両方が生活の場です．もともと陸生だったのが海に進出し，水中生活にも適応しているわけです．ですから，眠る場所は水中でもあり，陸上でもありますが，出産の場所は陸地あるいは氷の上にかぎられます．鰭脚類の動物たちも，水中で眠るときは特技を発揮します．まず，水中あるいは水表を泳ぎながら眠ることができます．水表から空中に頭と4本の脚全部を突きだして浮かんだまま眠ることもできますし，頭と3本の脚を突きだしたまま1本の脚を使って泳ぎながら眠ることもできます．このときはノンレム睡眠ですが，筋肉の弛緩するレム睡眠に入ると，鰭脚の動きは停まり，頭は水中に沈みます．このような眠りの際，ゾウアザラシ・カスピカイアザラシ・オットセイ[50]には半球睡眠が出現することが確かめられています．

鰭脚類の動物たちはまた，水底で不動のまま眠ることもできますし，水のなかを垂直に棒立ちになり漂(ただよ)いながら眠ることもできます．この際，かなり長いあいだ呼吸を止めることができるのが特徴です．ノンレム睡眠の最中には，ほんの短い覚醒によって水表に浮かび上がり，息継ぎをして，すぐまた水中でノンレム睡眠に戻ることができます．レム睡眠については，水中でも実行するグループと実行しないグループとに分かれます．カスピカイアザラシは前者で，水中で呼吸を停止させておいて，ノンレム睡眠ばかりかレム睡眠まで実行しています．ただし，その時間はきわめて短いので，おぼれてしまうおそれはありません．ハイイロアザラシ・タテゴトアザラシは後者で，水中ではレム睡眠をとることはなく，水表に浮かんでいるときにのみレム睡眠をとります．

冒頭に紹介したハッセンベルク[1]のドイツ語の本は，鰭脚類（アザラシ目）の脳波睡眠の研究データのなかった時代に出版されましたが，ここにはゴマフア

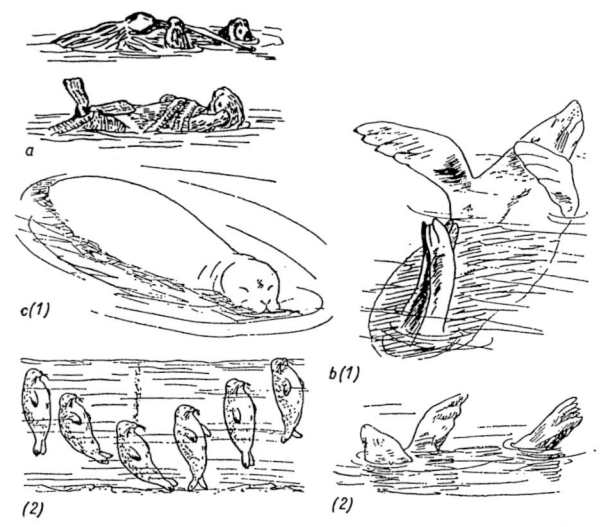

図 3.19 海獣たちの寝相[1]. a：海藻を身体に巻きつけて眠るラッコ. b(1)：背泳ぎ型のオットセイ. b(2)：横泳ぎ型のクロアシカ. c(1)：腹ばい型のゴマフアザラシ. c(2)：水中立ち泳ぎ型のゴマフアザラシ.

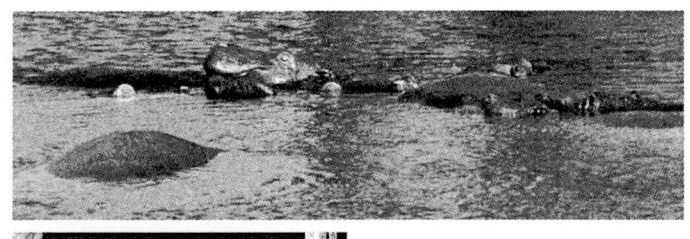

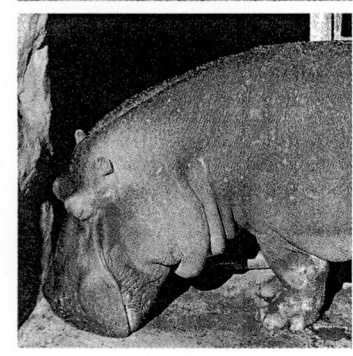

図 3.20 上：野生のカバの寝相. ナイジェリア北部・ニジェール河にて, 1976年3月22日. 下：飼育されているコビトカバの寝相. シドニー・タロンガ動物園にて, 1991年7月18日.

ザラシの水中立ち泳ぎ型，オットセイの背泳ぎ型，クロアシカの横泳ぎ型の寝相が正確に描かれています（図3.19）．泳ぎながら眠るというほど活動的ではありませんが，水面に浮かんで眠る動物もたくさんいます．ラッコが海藻を身体に巻きつけて眠るようすはよく知られています（図3.19a）．ハクチョウ・オシドリ・カモなどの水鳥も水面に浮かんで眠ります．

　カバは水陸両方で行動しますが，水辺の生活に適応した動物です．安全な場所は水のあるほうですから，眠るのもそちらです．野生のカバたちは日中ほとんど水に浮かび三々五々小さな群をつくって眠ります（図3.20上）．いっぽう，安全な動物園で飼育されているカバにとって寝場所はかならずしも水を必要としません（図3.20下）．

● 飛びながら眠る

　海上を飛びつづけるアホウドリ・カモメなどの海鳥類も，みかけではまったく休息しない動物の例です．陸地のない海洋ではアホウドリにねぐらはありません．

　前項で登場した「半球睡眠」がこれらの海鳥類にも共有されているのです[42]．この場合は空中で眠るために開発された特殊技術です．そしてイルカと同様に，筋肉の緊張が解けてしまうので空中ではできないレム睡眠をやめてしまったのです．同様に，カモメなどが陸上で眠るときは半球睡眠でなく，左右の大脳半球を同時に眠らせることが多く，またレム睡眠もとっていることがわかりました[51]．さらに，陸上で静止して休むときでさえ，カモメなどは半球睡眠によって視力を確保しながら外敵を見張り安全性を高めていると考えられます．このような考えを支持するのは，ポーランドのヤドウィガ・シムサックら[52]の研究です．つまり，クロウタドリは夜間に止まり木で休んでいるときに，エピソードの長さが2〜4秒の半球睡眠が一夜の総計で140〜200秒にも達します．これは半球睡眠によって視力を確保していた進化途上のなごりではないか，と彼女らは推論しています．

　成長したツバメたちは温かい南の地方に渡って冬を過ごし，春にはまた同じコースを逆向きに渡りをして戻ってきます．この長距離飛行のあいだ，ツバメたちはどこで眠るのでしょうか．海上や樹上で休む可能性はじゅうぶんにありましょう．レーダーを使った追跡で，夜間にも飛行をつづけている事実がヨー

ロッパのアマツバメで知られています[46]．そして，ツバメたちはこうした渡りの飛行の最中にさえ眠っていることがあると考えられています．鳥は眠ったまま，単純な水泳や飛行のように反射的な運動を持続できると考えられています．こんな日常的な動作は脳を覚醒させておかなくても反射的にできるからです．こんなときの眠りは半球睡眠でなくてもよさそうです．

　こうして，みかけはまったく休息しないかのような行動状態が保たれていながら，じつは睡眠が実行されているわけです．半球睡眠といい，うとうと状態（77ページ参照）といい，こうまでしてでも眠りを確保するのは，睡眠に生存上のきわめて重要な役割があるからと考えなければならないことになります．ですから，眠りを完全に排除できたヒトも動物も存在しません．あの手この手で，生存に必須である眠りをなんとか確保し，過酷な環境に適応して生活しているわけです．「大脳が睡眠を創る」のですね．

● 体温を下げて眠る

　成鳥であってもハチドリのように超小型の鳥は，体表面積が相対的に大きいためにエネルギーの損失がたいへん大きくなります．このような動物にとって，食物の補給が中断する休息期に高い体温を保っておくことは，エネルギー収支にとって不経済であるばかりでなく，危険でもあります．ですから，睡眠に入るとしばらくして変温動物のように体温を下げるのです．環境の温度に近づけることによって，放熱を減らし，代謝を下げることができるのです．

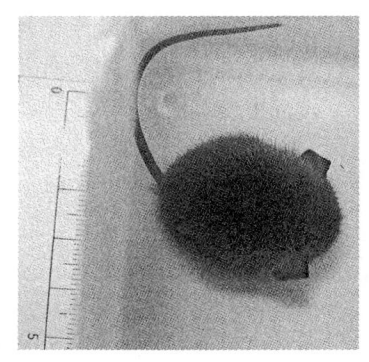

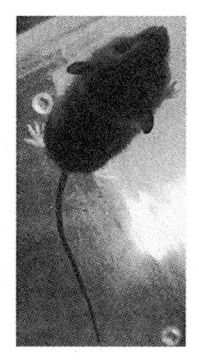

図 3.21　ヒメネズミの日内休眠．左：休眠中．右：休眠後．東伊豆町・山中にて，2005年11月22日．

これを「休眠（トーパー）」といいます．トーパーは冬眠を指す用語でもあってまぎらわしいので，「日内休眠（デーリートーパー）」とよんで区別することもあります[53]．冬眠が季節単位であるのに対し，休眠は1日単位であるからです．哺乳類のコウモリ・ジャンガリアンハムスター・ヒメネズミ（図3.21）でも日内休眠が出現することがあります．

ハチドリでは，休眠の際に代謝率が正常体温のときの2パーセントまで下がるといわれます．ハトのようなもっと身体の大きい鳥でさえ，絶食状態にあるときはエネルギー消費をできるだけ抑えるため，夜間の睡眠時には体温を7〜8℃下げることがあります[54]．ちなみに，ハトの覚醒時の平温は41〜42℃で，ヒトにくらべてかなり高温です．

絶食時の眠りといえば，南極にいるコウテイペンギンの場合は，ハトとはすこしちがいます．絶食状態のコウテイペンギンでは，目覚めている時間が半減して1日の約4分の1にまで下がり，替わってノンレム睡眠が1日の大半を占めるようになります．レム睡眠はもともとすくなくて通常でも1日のうち6パーセント弱なのですが，それが半分以下に減ってしまいます．コウテイペンギンのように厳寒の極地に適応した大型の鳥は，体温までは変更することなく，エネルギー消費のすくないノンレム睡眠を増やすことによって空腹をしのぐのです[55]．

ちなみに，本格的な冬眠は睡眠ではなく「不眠」だと考えられています（次項参照）．となると，冬眠の縮尺版のような日内休眠も「不眠」なのでしょうか．どうもそのようです．入口はたしかに睡眠ですが，出口は寝不足になっているとみなせるのです．その理由は次項で冬眠といっしょに説明しましょう．

● **冬眠して睡眠不足になる**

冬眠する哺乳類には，ヤマネのほかジリス・ハムスター・マーモット・コウモリ・ハリネズミなどいくつかの小型の動物たちがいます．ヤマネがいったん冬眠に入ると，身体を球状に丸めた上に尾を巻きつけて，毛まりのようになってしまいます．体温は環境温度のレベルまで冷えてしまいます．こうして，代謝を極度に減らしてエネルギー消費を切りつめ，寒い冬を越すわけです．クマの冬ごもりに対しても冬眠という表現がなされますが，クマでは体温はあまり下がらずうとうとしている状態ですから，厳密な意味ではヤマネなどの冬眠と

は区別されます．しかも，雌のクマは冬ごもりのあいだに出産して育児までしますから，この点もおおいにちがいます．

　哺乳類の冬眠は，エネルギー保存・代謝低下・体温低下という面からみると，深いノンレム睡眠によく似ています．冬眠に入るとき，深いノンレム睡眠が連続して出現し，レム睡眠は抑制されてしまいます．冬眠は熟睡が延長したもので，寒さの厳しい冬季を眠ってやりすごすための特殊な睡眠状態と考えられていました．ところが，最近この常識が逆転して，冬眠はむしろ特殊な覚醒状態ではないかとみなされるようになったのです[56,57]．

　ジリスが冬眠に入るときの脳波を観察すると，体温が活動期の約37℃から27℃に下がるまでは，ノンレム睡眠が優勢でレム睡眠はしだいに減っていきます．体温が25℃に下がるまではノンレム睡眠が連続するようすが観察でき，レム睡眠はもはやみられません．それより体温が下がると脳波が検出できなくなり，脳波によって状態を区別することができなくなりますが，みかけは深い眠りの寝相そのものです．

　ジリスの冬眠状態は長つづきせず，厳寒のさなかにも，ある間隔をおいて短い目覚めの期間が断続的にくりかえされます．このような目覚めが出現しない動物は春の到来前にそのまま死んでしまいます．冬眠状態からの目覚めの期間は数時間から数日にわたり，体温が活動期なみに回復します．体温が上がりだすと，ジリスは何はともあれただちに深いノンレム睡眠に入ります．まるで熟睡するために目覚めるかのような行動です．冬眠期間が長いほど深いノンレム睡眠が多く長くなります．ジリスたちは冬眠中の全エネルギー消費の70パーセント以上を使ってまで体温を上げ，深く眠るのです．栄養や水を補給するわけでなく，ただただ"眠るために起きだす"のです．

　冬眠中に深いノンレム睡眠を継続させていたならば，必要以上に出現しないはずの深いノンレム睡眠が冬眠直後に最大限に出現するとはおかしなことです．冬眠がノンレム睡眠と共通のメカニズムでコントロールされていたとすれば，目覚めたばかりの時点では最小限となるはずですね．こうして従来の常識に改訂がせまられ，冬眠をつづけていると睡眠不足になってしまうので，睡眠を補給するために目覚めるのではないか，と推論されたのです．そんなことから，冬眠は低体温のもとでの特殊な覚醒状態であって，冬眠をつづけることは断眠に相当するから，ときどき睡眠不足を解消しないと，冬眠ひいては生命が

維持できないと解釈されることになったのです[58]．わざわざ目覚めるのは，体温が低すぎると眠れないからです．極寒の真冬に，こんなむりをしてまでも眠らなければならないという事実は，睡眠の役割の重大さをあらためて考えさせてくれるものといえましょう．

類似の解釈は，日内休眠にも適用されます．直後の体温上昇期にわざわざ熟睡して「はねかえり睡眠」をとることから，日内休眠も覚醒状態の一種とみなされるのです[59]．

このような解釈への異論もあります．冬眠から起き出して眠ってから次の冬眠に入るまでの"覚醒"期間は先行する冬眠期間と反比例の関係にあるから，というものです[60]．もちろん，クマやタヌキみたいに，冬のあいだ巣ごもりしたまま，体温をあまり下げることなく，うとうとしているだけの動物に対しては，これまでどおりの「常識」が通用することでしょう．そしてまだ誰も気づいたり解析したりしていませんが，冬眠・日内休眠が覚醒であろうとなかろうと，この状態から真の覚醒へ至る過程にはレム睡眠ないし動睡眠が介在しているのではないでしょうか．

おもしろいことに，概日リズムを司る生物時計は冬眠中に体温が下がるにもかかわらず遅れたり進んだりしない，ということがわかっています．目覚めるタイミングもまた，冷えきった脳のなかでコントロールされているのですね．冬眠すると寿命が延びることを示唆する報告[61,62]がありますが，反論もあって確実なことはまだよくわかりません．

これに関連して古くは，冬眠中のハムスター・ハリネズミの脳から抽出した物質がネコの睡眠を誘発させるという報告[63]があります．さらに最近には，冬眠をコントロールするらしい蛋白質が冬眠前のジリスの体内から発見されています[64]．こうした研究からも，謎に満ちた冬眠のメカニズムが解明されてくることになるでしょう．

● ぶら下がって眠る

コウモリ類は世界に1000種ほどいてたいへん繁栄していますが，それはさまざまな高度技術のおかげです．飛翔・超音波・日内休眠・冬眠・遅延着床（秋に交尾しておきながら冬のあいだ受精卵の発生を抑えて着床を引き延ばし春まで妊娠を遅らせる生殖法）などがそれです．コウモリは身体の大きさのわりに

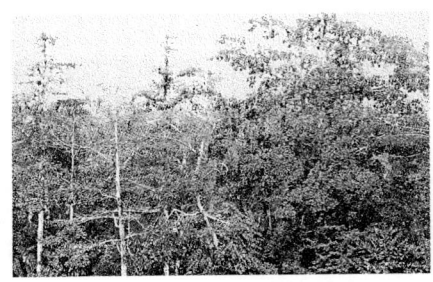

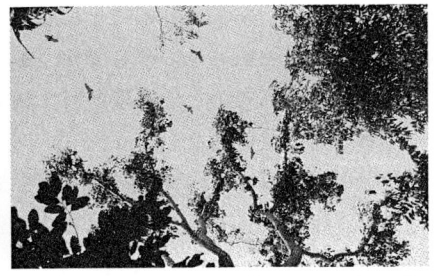

図 3.22 オオコウモリの「ねぐら木」．ナイジェリア・イフェ大学構内の熱帯雨林にて，1976 年 11 月．

は長生きする動物で，野生条件で 20 年以上も生存したという記録があります[65]．よい条件で飼育されていても，同じくらいの体重のネズミが数年しか生きられないこと，もっと大きなネコ・イヌでさえ 20 年も生きるのは稀であることを考えれば，ちがいがよくわかります．

コウモリ類でもうひとつ目立つのは懸垂型の寝相です．かれらは岩洞や木の洞穴などをねぐらとして，群をつくって休息します．眠るときは頭を下側に尾を上側にして懸垂するのです．そして，体に毛布を巻きつけるように翼を畳んで腹を覆います．多くのコウモリは同じような姿勢で日内休眠・冬眠もします．果物を食べる大型のコウモリは，休息する際「ねぐら木」とよばれる大木の枝に多数の個体が群をつくって吊り下がります（図 3.22）．まるで「コウモリのなる木」みたいです．

ぶら下がって眠るというこの得意わざは，脊椎動物の睡眠姿勢としてはたいへん珍しいものです．類似の寝相を示す哺乳動物は，ほかにはヒヨケザルとミツユビナマケモノくらいのものでしょう．ヒヨケザルはサルではなく世界にわずか 2 種しかいない皮翼目（ヒヨケザル目）の珍獣で，東南アジアとフィリピンの森林に 1 種ずつ住んでいます．この動物は四肢をみなくっつけて木の枝の 1 か所を握ってぶら下がり，頭を両腕のなかに差しこみ，丸まった格好で眠ります．

南米の樹林にすむミツユビナマケモノはあまり動かないことで有名です．たいてい，後足を広げてよく発達した鉤爪を水平な枝に引っかけてぶら下がり，前足と頭とを広げた後足のあいだをくぐらせて股ぐらの上に乗せ，じっとしています．そのままの姿勢で 1 日の大半を過ごしながら眠ります．また，前足と後足のすべてを使って垂直な木の幹にしがみつき，身体を吊るすようにして眠

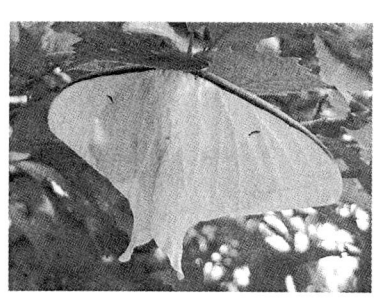

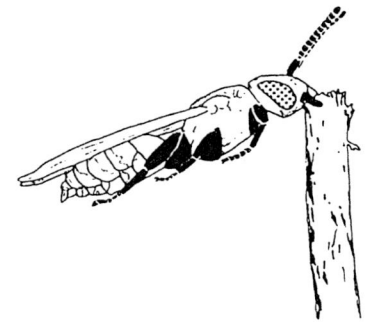

図 3.23 左：オオミズアオの寝相，東伊豆町・山中にて，2005 年 9 月 22 日．右：ハナバチの寝相[66]．

ることもあります．

　脊椎動物はともかく，昆虫にはぶら下がって眠るものがたくさんいます．チョウやガは左右 3 対の脚で草の穂や葉の先端をしっかりと抱え，ぶら下がるように止まって休息します．ふつうチョウは 2 対の翅をぴったり閉じるのに対し，ガは開いたままにしています（図 3.23 左）．身体の向きは上向き下向きのどちらも認められます．

　ドイツのヴァルター・カイザー[66]によると，単独で生活するハナバチは，巣穴に入って休息するグループと巣穴なしに野外で休息するグループとに分かれます．前者のグループは，地面に掘った自家製の巣穴に潜んで外敵や寒さから身を守ります．巣穴のなかでハチは硬直しているわけではなく，ときどき身体をもぞもぞ動かして夜を過ごします．

　ところが，野外で休息するグループの一種キマダラハナバチやそのなかまは，休むとき奇妙な行動を示します．まず，寝場所となる小枝に飛んできて，その先端までよじ登ります．そして，発達した強い大顎（口器）で枝の先端をしっかりとくわえて静止します．脚と翅はしっかりと折り畳まれていて止まり木に触れることなく，身体は空中に突出しています．こんな硬直した寝相で，ほとんど身じろぎせずに夜を明かします（図 3.23 右）．ちなみに，アメリカのフィル・ローとネリー・ロー[67]がハチを中心に，昆虫の「眠り」を行動面から記述した先駆的な研究を残していることにここでふれておきましょう．

　このほか，トンボの寝相も懸垂型です．トンボには大小さまざまな形をした多数の種類があって，全世界に約 5000 種いるといわれています．多くのトン

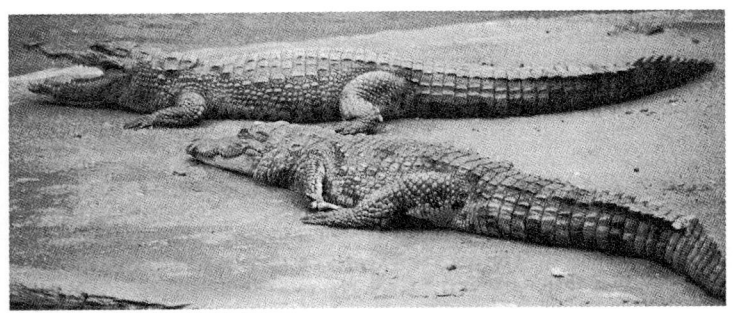

図 3.24 ワニの姿勢[5]．覚醒しているらしい個体（上）と眠っているらしい個体（下）．ガーナ・アクラの自然公園にて，1976年7月19日．

ボは日没を前にして草木などの先端にぶら下がるようにして止まりじっとしています．日中は素早い動作と高度の視覚能力ゆえに捕らえにくいトンボも，夜間に「眠っている」ときならすぐ捕まえることができるのです．

● 眠っているふりをする

いったいにワニ類は賢い動物で，水を飲みにやってくる動物を眠ったふりをして待ちかまえ，油断している獲物を捕らえるとただちに水中に引きずりこんで食べる習性をもっています．一見眠っているかのような姿勢をとっていても，ほんとうはしっかり覚醒しているわけですね．ですから，ワニ類の行動から眠っているのかどうかを正確に判別できませんが（図3.24），脳波から睡眠を解析した報告がいくつか発表されています．カイマンやミシシッピーワニを使った研究によると，ワニ類の姿勢ないし寝相には4種類を区別することができ，それらに対応する脳波の変化が検出できます[68]．

これらのワニの脳波には，高い電圧の棘波という成分がみられます．行動睡眠の際，棘波の電圧が下がり出現回数も減るという報告と逆になるという報告とがあって，たがいに矛盾していますが，その理由は明らかではありません．外気温の変化が外温性動物であるワニの体温ひいては脳波に大きく反映されているはずだ，という見解もあります．

ワニではありませんが，私の研究室では，同じ爬虫類のなかまであるイシガメとクサガメの脳波と行動様式を長期にわたって記録し，活動と休息のリズムや睡眠行動を解析したことがあります[69]．その結果，これらのカメの行動を，

みかけ・脳波・筋電図・心電図・体動を組み合わせて総合的に判別すると，6種類の段階に分けられることがわかりました．すなわち，休息状態を2種類，覚醒状態を3種類，休息と覚醒の中間状態を1種類に分けられるというわけです（図3.5参照）．

カメたちの脳波には，ワニ類と同じように，棘波が認められました．その際，活動レベルが低いほど，棘波の出現回数は増えることがわかりました．しかし，行動の段階変化に依存して棘波の電圧が変化するというような現象は，まったく認められませんでした．おそらく，これは外気温や明暗サイクルを実験室内で一定にしておいたためでしょう．棘波の出現回数とはちょうど逆の関係で，活動レベルが低いほど，心拍数が減ることもわかりました．つまり，カメたちの「眠り」が深くなるほど，棘波が多く出現し，心臓の拍動はゆるやかになったのです．

哺乳類の睡眠では，ノンレム睡眠が深くなるほどデルタ波（徐波）という高い電圧の脳波が増えます．哺乳類のデルタ波は，爬虫類の棘波によく似た周波数の波です．哺乳類の睡眠ではまた，ノンレム睡眠が深くなるほど，心拍数も減ります．ですから，これらの点に関するかぎり，イシガメとクサガメの睡眠みたいな休息状態は，哺乳類の睡眠と共通するものでした．

トカゲの行動と脳波の記録から睡眠を研究している専門家たちは，どんな現象を発見しているでしょうか．アメリカのカルフォルニア産のサバクイグアナの脳波を解析したアンソニー・ハントリー[70]は，このトカゲには活動覚醒・休息覚醒・行動睡眠・逆説睡眠の4状態がある，と報告しています．行動睡眠と逆説睡眠は，みかけからいえばそれぞれ哺乳類のノンレム睡眠とレム睡眠とに似通った状態ですが，脳波のパターンはずいぶんちがいます．一般に爬虫類の脳波には棘波という大きく鋭い波がみられますが，サバクイグアナでは行動睡眠のとき棘波はやや小さくなって出現回数も減ります．ですから，脳波だけみれば哺乳類の覚醒時のそれとそっくりです．そんなことから，スペインのルーベン・リアルら[21,22]は，爬虫類の睡眠みたいな状態が哺乳類の覚醒に移行したのだと推論しています．

逆説睡眠のときには，サバクイグアナの頸筋はすっかり弛緩していますから，これは哺乳類のレム睡眠時のそれとそっくりです．逆説睡眠は20～50秒つづくのがふつうで，長くても80秒です．興味深いのは，逆説睡眠のときに心拍

がいちじるしく不規則になり，呼吸が停止することです．これも哺乳類のレム睡眠時の状態と共通点があります．サバクイグアナの睡眠量は外気温によっておおいに左右され，気温が高いほど減少します．気温 20℃ のときは，昼間の 12 パーセント，夜間の 95 パーセントが睡眠に費やされるのです．睡眠量はまた，季節によってもおおいに左右され，日照時間が短いほど増加します．外温性（変温性）動物らしい特徴といえましょう．

● 儀式をすませて眠る

　キツネはふつう土や砂に掘った巣穴に潜って眠るといわれていますが，林のなかの地面の上で休息することも多いようです．古くドイツのギュンター・テンブロック[71]は，キツネの「睡眠儀式」についておもしろい観察を残しております．それによると，眠りに入る前に，キツネはねぐらへ赴く，地面を引っかき，その場所で一方向にぐるりと回りはじめ，ついで逆方向に回転し，口ひげが尾の先にほとんど触れそうになるほどの輪を描くのです．こうして，寝場所をととのえ，そこにうずくまり，尾を弓のように前方に折り曲げ，寝そべります．前半身と頭は右向きあるいは左向きに丸められて，全身が輪状になり，口ひげが尾の付け根に届くほどになります．そして最後に，ほんのすこしのあいだ頭と口ひげを跳ね上げ，ついで下げて鼻先を尾の下に押しこんでしまうのです．こうして，キツネはまぶたを閉じ準備を終えます．類似の行動は，キツネばかりでなくイヌやほかのいろいろな動物でも観察されます．

　テンブロックはまた，キツネたちが仲間とじゃれ合ったり，闘争するかのような"遊び"をしてから，眠りにつくことを記しています．これも睡眠儀式のひとつでありましょう．ヒトも類似の行動をとります．ヒトの子どもが就寝前に興奮して騒ぐことはよく知られています．

　カラスやムクドリなどは，大群がいつも決まった場所をねぐらにして集合し，寝つくまでのひとときを騒々しく過ごします．かれらがそこで何をしているのかよくわかりませんが，情報交換の意味もあるのではないかと考える研究者もいます．つまり，方々に散らばって一日を送ってきた鳥たちは，夕方に仲間に再会して挨拶やら餌場のニュースなどの伝達をすませてから眠りに入るというものです．これも一種の睡眠儀式といえるかもしれませんね．

　多くの動物は繁殖期を迎えるとそれぞれに固有の求愛儀式をおこないます．

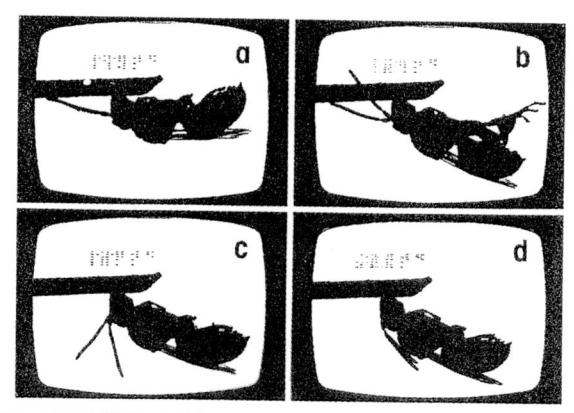

図 3.25 ビデオ記録によるキマダラハナバチの一種が示す入眠前の行動[66].
a, b, c, d はそれぞれ 18:15, 18:59, 19:52, 03:30 の時刻.

それほど派手ではないにせよ,睡眠儀式も動物たちが大脳を睡眠モードに切り換える準備として開発した本能行動であるのかもしれません.すでに 99 ページで紹介したキマダラハナバチのなかにも独特の入眠行動があり,これも一種の睡眠儀式ないし入眠儀式とみなしてよいかもしれません(図 3.25)[66].

● 色変わりして眠る

　熱帯アフリカにすむニジトカゲ(アガマトカゲ)の雄は 1 頭ずつ分散してテリトリーをつくり,複数の雌を従えたハーレムを守っています(図 3.26 左).ハーレムのなかで,雄はいつも赤い頭と尻尾,黒光りのする胴体を誇示しています.

　テリトリーに赤い頭の別の雄が近づくと,ハーレムの主とのあいだに激しい闘争が始まります.両者は顎の下の赤い皮膚を広げて顔面を大きくし,その大きな顔を上下に振って威嚇し合い,強い顎を使って相手に噛みついたり,長く太い尻尾を振り回して相手をひっぱたきます.このとき,全身はいくらか白っぽくなります.壮絶な闘争がつづくなかで一方の雄はさらに色褪せ胴体が灰白色に近くなります.そうなると他方の雄は攻撃をやめ,色褪せた敗者は逃走するのです.勝者はふたたび鮮やかな赤と黒の体色に戻ります.

　いっぽう,雌は頭が緑色,胴体が茶色です.子どもは雌雄ともに,おとなの雌と同じような体色です.緑色の頭をした雌たちや子どもたちはたがいに攻撃

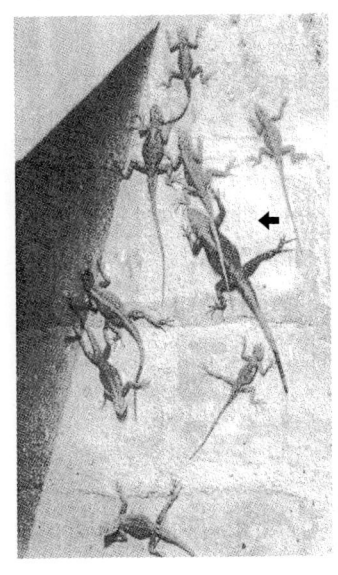

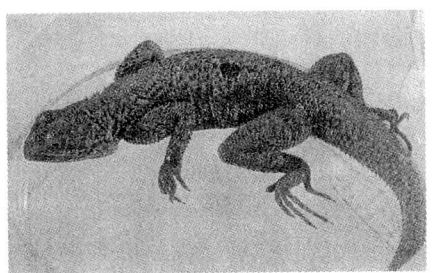

図3.26 ニジトカゲの行動と体色変化[2]．左：昼間．大きな雄（矢印）を複数の雌が囲むハーレム．頭が雄では赤色，雌では緑色．右：夜間の雄．全身が褐色．ナイジェリア・イフェにて，1976年8月．

し合うことはありませんし，雄から攻撃を受けることもありません．まだハーレムをつくっていない若い雄の頭は黄色ないし橙色をしています．こんな若い雄は単独で生活していて，ハーレムに近づくことはありません．ですから，ニジトカゲは人間社会の交通信号さながらに，赤・黄・緑の頭の色で社会行動のパターンをコントロールしているのですね[72]．

ところが，こんなに攻撃的で活発なトカゲたちが，夜になると樹の幹や建物などの隙間に密集して，ハーレムの区別なく，雄どうしでさえ重なり合って仲よく眠ります．なぜこんなことができるかというと，体色がすっかり変わるからです．雄も雌も子どもも，全身がチョコレート色になっているのです（図3.26右）．つまり，昼間の活動期を特色づけたいろいろな皮膚の信号はすっかり消えてしまい，かわってすべての個体に共通の休息の色が全身を覆うのです．この体色に切り換えたら，トカゲたちは平和に集団で休息できるのです[2]．

寝間着に着替えるように，体色を変える動物は，ほかにも知られています．日本近海の磯にすんでいるフタスジタマガシラ・クマササハナムロという魚は，昼間と夜間で体色をいちじるしく変えるところが際立った特徴です[2]．魚類・両生類・爬虫類のような下等な脊椎動物では松果体が光センサーの役割をしていて，松果体ホルモンのメラトニンが皮膚の色素細胞に作用して体色変化

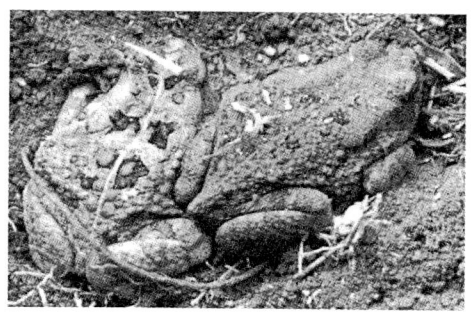

図 3.27　熱帯雨林のヒキガエル[5]．ナイジェリア・イフェにて，1976 年 9 月．

を引きおこしています．ですから，これらの動物では昼夜の明暗リズムがメラトニンの分泌リズムさらには体色リズムにも反映しているのですね．

身体をこわばらせて眠る

　鳥たちのなかには，樹木の枝や止まり木にしっかりつかまったり（図 3.16 参照），一本足で立ったり（図 3.18 参照）して眠るものがいます．こんな寝相を保つには，睡眠中に足指の筋肉を緊張させたままにしておかなければなりません．局所的ではありますが，これらの鳥には身体をこわばらせて眠るという特技があるのです．ぶら下がって眠るコウモリたちにもこれは当てはまります．「眠り猫」のような座り寝やウマのような立ち寝も一部の筋肉はゆるまない状態です．

　これに対し全身をこわばらせて眠る動物がいます．魚類と両生類の一部がこれに該当します．たとえば，熱帯雨林にすむヒキガエル（図 3.27）は，草の生えた地面に穴を掘り昼間はそのなかに潜って休息しています．地面から掘り出して，明るい強烈な直射日光にさらしても，びくともしないでじっとしています．さながら置物のように硬直しているのですね．ほかの動物が筋肉をゆるめて眠るのとは対照的な寝相です．魚類と両生類の原始睡眠には 3 種類の睡眠様状態があることを紹介しました（図 3.6 参照）．つまり，可塑性のある筋緊張をともなう無活動状態（Ⅰ型），強い筋緊張をともなう無活動状態（Ⅱ型），筋弛緩をともなう無活動状態（Ⅲ型）です．図のヒキガエルはまさにⅡ型の原始睡眠をとっていたのですね．

　このほか，すでにふれましたが，ハナバチやトンボなどの昆虫も全身をこわ

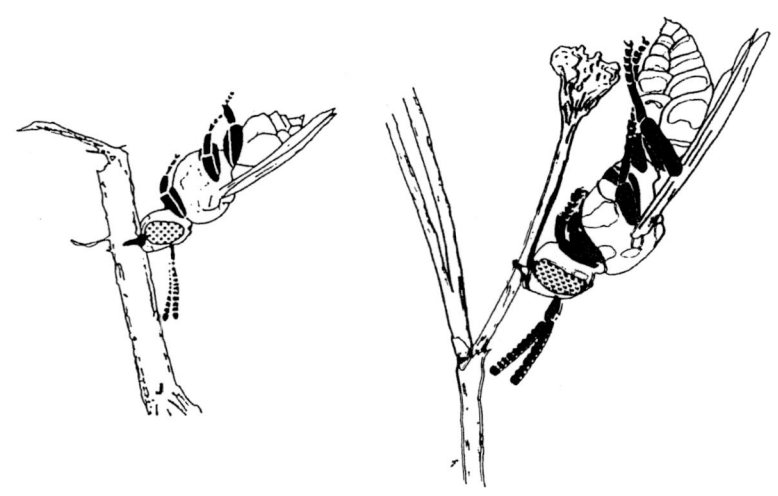

図 3.28 逆立ちして「眠る」ハナバチ 2 種[66].

ばらせて「眠る」動物に該当します（図 3.23, 3.25 参照）．おもしろいのは逆立ちして安眠するハチのいることです（図 3.28）[66].

■ 文 献

1) Hassenberg L (1965)：Ruhe und Schlaf bei Säugetieren. Ziemsen Verlag, Wittenberg Lutherstadt.
2) 井上昌次郎, 青木保［写真］(1996)：動物たちはなぜ眠るのか. 丸善, 東京.
3) Busch W (1973)：Humoristischer Hausschatz. Friedr. Bassermann'sche Verlagsbuchhandlung, München.
4) 井上昌次郎 (1998)：いろいろな眠り. LiSA 増刊：眠りのバイオロジー（井上昌次郎監修），メディカル・サイエンス・インターナショナル, 東京, 4-11.
5) 井上昌次郎 (1988)：睡眠の不思議. 講談社, 東京.
6) 井上昌次郎 (1989)：脳と睡眠. 共立出版, 東京.
7) Karmanova IG, Belich AI, Lazarev SG (1981)：An electrophysiological study of wakefulness and sleep-like states in fish and amphibians. Brain Mechanisms of Behaviour in Lower Vertebrates (Lamming PR, ed), Cambridge University Press, Cambridge, 181-202.
8) Aréchiga H (1995)：Do crustaceans sleep? *WFSRS Neswletter* **4**(1)：7-9.
9) Tobler I (1995)：Evidence for sleep in the scorpion and cockroach. *WFSRS Neswletter* **4**(1)：9-11.
10) Inoué S (1995)：Behavioral versus telencephalic sleep. *WFSRS Neswletter* **4**(1)：11-12.
11) 粂和彦 (2003)：時間の分子生物学. 講談社, 東京.
12) Inoué S, Honda K, Okano Y, Komoda Y (1985)：Behavior-modulating effect of sleep sub-

stances in fish and insects. *Sleep Res* **14**:84.
13) Tobler I (1993): Sleeplike states in insects. Encyclopedia of Sleep and Dreaming (Carskadon MA, ed), Macmillan, New York, 307-308.
14) Tobler I, Stalder J (1988): Rest in the scorpion—a sleep-like state? *J Comp Physiol* **A 163**:227-235.
15) 井上昌次郎(1994):ヒトはなぜ眠るのか. 筑摩書房, 東京.
16) Siegel JM (1997): Sleep in monotremes; implications for the evolution of REM sleep. Sleep and Sleep Disorders: From Molecule to Behavior (Hayaishi O, Inoué S, eds), Academic Press, Tokyo, 113-128.
17) Allison T, Van Twyver H, Goff WR (1970): Electrophysiological studies of the echidna, *Tachyglossus aculeatus*. Part I. Waking and sleep. *Arch Ital Biol* **110**:145-184.
18) Allison T, Van Twyver H, Goff WR (1972): The evolution of sleep. *Nat Hist NY* **79**:56-65.
19) Siegel JM, Manger PR, Nienhuis R, Fahringer HM, Pettigrew JD (1995): The echidona *Tachyglossus aculeatus* combines REM and non-REM aspects in a single sleep state: implications for the evolution of sleep. *J Neurosci* **16**:3500-3506.
20) Siegel JM (2005): Sleep phylogeny: clues to the evolution and function of sleep. Sleep: Circuits and Function, CRC Press, Boca Raton, 163-176.
21) Rial R, Nicolau MC, Lopez-Garcia JA, Almirall H (1993): On the evolution of waking and sleeping. *Comp Biochem Physiol* **104 A**:189-193.
22) Nicolau MC, Akaârir M, Gamundí A, González J, Rial RV (2000): Why we sleep: evolutionary pathway to the mammalian sleep. *Prog Neurophysiol* **62**:379-406.
23) Lukretius, Latham RE, transl (1959): On the Nature of the Universe. Penguin, Baltimore.
24) 中野定男, 中野里美, 中野美代訳(1986):プリニウスの博物誌I. 雄山閣, 東京.
25) Jouvet M, Delorme F (1965): Locus coeruleus et sommeil paradoxal. *C R Soc Biol Paris* **159**:895-899.
26) Morrison AR (1988): Paradoxical sleep without atonia. *Arch Ital Biol* **126**:275-289.
27) Morrison AR (1983): A window on the sleeping brain. *Sci Am* **248**:86-94.
28) 内山真(1999):レム睡眠行動障害(RBD). 臨床睡眠医学(太田龍朗, 大川匡子, 塩澤全司編), 朝倉書店, 東京, 225-231.
29) Campbell SS, Tobler I (1984): Animal sleep: a review of sleep duration across phylogeny. *Neurosci Biobehav Rev* **8**:269-300.
30) Zepelin H (1989): Mammalian sleep. Principles and Practice of Sleep Medicine (Kryger M, Roth T, Dement WC, eds), W. B. Saunders, Philadelphia, 30-49.
31) Luckebusch Y (1972): Comparative aspects of sleep and wakefulness in farm animals. The Sleeping Brain (Chase MH, ed), Brain Information Service/BRI-UCLA, Los Angeles, 23-28.
32) アリストテレス, 副島民雄訳(1968):自然学小論集. アリストテレス全集 6, 岩波書店, 東京, 250-251.
33) Danguir J, Nicolaidis S (1980): Intravenous infusions of nutrients and sleep in the rat: an ischymetric sleep regulation hypothesis. *Am J Physiol* **238**:E 307-E 312.
34) Danguir J (1988): Internal milieu and sleep homeostasis. Sleep Peptides: Basic and Clinical Approaches (Inoué S, Schneider-Helmert D, eds), Japan Scientific Societies Press, Tokyo/Springer-Verlag, Berlin, 53-72.

35) 山極寿一（2001）：霊長類の眠り—定点の眠りから移動の眠り．眠りの文化論（吉田集而編），平凡社，東京，43-65.
36) Bert J (1972)：Adaptation of sleep to recording conditions in a baboon. The Sleeping Brain (Chase MH, ed), Brain Information Service/BRI-UCLA, Los Angeles, 28-33.
37) Borbély AA (1984)：Das Geheimnis des Schlafs. Deutsche Verlags-Anstalt GmbH, Stuttgart.［アレクサンダー・ボルベイ，井上昌次郎訳（1985）：眠りの謎．どうぶつ社，東京.］
38) Kaufman K (1993)：Birds. Encyclopedia of Sleep and Dreaming (Carskadon MA, ed), Macmillan, New York, 76-78.
39) Hobson JA (1989)：Sleep. W. H. Freeman, New York.［J・アラン・ホブソン，井上昌次郎，河野栄子訳（1991）：眠りと夢．東京化学同人，東京.］
40) Lendrem DW (1983)：Sleeping and vigilance in birds. Sleep 1982 (6th Eur Congr Sleep Res, Zürich), Karger, Basel, 134-138.
41) Tobler I (1992)：Bahavioral sleep in the Asian elephant in captivity. *Sleep* **15**：1-12.
42) Amlander C, Ball N (1989)：Avian sleep. Principles and Practice of Sleep Medicine (Kryger M, Roth T, Dement WC, eds), W. B. Saunders, Philadelphia, 50-63.
43) Shaffery JP, Buchanan G, Schmidt D, Ball NJ (1989)：Sleep in the 1-day old mallard. *Sleep Res* **19**：106.
44) Szymzcak JT (1987)：Distribution of sleep and wakefulness in 24-h light-dark cycles in the juvenile and adult magpie, *Pica pica*. *Chronobiologia* **14**：277-287.
45) Hediger H (1983)：Natural sleep behaviour in vertebrates. Functions of the Nervous System, vol 4 Psycho-Neurobiology (Monnier M, Meulders M, eds), Elsevier, Amsterdam, 105-130.
46) Hediger H (1969)：Comparative observations on sleep. *Proc Roy Soc Med* **62**：153-156.
47) Mukhametov M, Supin AY, Polyakova IG (1977)：Interhemispheric asymmetry of the electroencephalic sleep patterns in dolphins. *Brain Res* **134**：581-584.
48) Mukhametov LM (1987)：Unihemispheric slow-wave sleep in the Amazonian dolphin. *Inia geoffrensis*. *Neurosci Lett* **79**：128-132.
49) Mukhametov LM, Lyamin OI, Chetyrbok IS, Vassilyev AA, Diaz RP (1992)：Sleep in an Amazonian manatee, *Trichechus inunguis*. *Experientia* **48**：417-419.
50) Mukhametov LM, Lyamin OI, Polyakova IG (1985)：Interhemispheric asynchrony of the sleep EEG in northern fur seals. *Experientia* **41**：1034-1035.
51) Amlander CJ, Ball N, Opp MR, Shaffery JP (1985)：Electrophyaiological correlates of sleep behavior in birds. *Sleep Res* **14**：3.
52) Szymczak JT, Kaiser W, Helb HW, Beszczynska B (1996)：A study of sleep in the European blackbird. *Physiol Behav* **60**：1115-1120.
53) 井深信男（1998）：Daily torpor：もう一つの眠り．LiSA 増刊：眠りのバイオロジー（井上昌次郎監修），メディカル・サイエンス・インターナショナル，東京，93-95.
54) Walker LE, Walker JM, Palca JW, Berger RJ (1983)：A continuum of sleep and shallow torpor in fasting doves. *Science* **221**：194-195.
55) Dewasmes G, Buchet C, Geloen A, Le Maho Y (1989)：Sleep changes in emperor penguins during fasting. *Am J Physiol* **256**：R 476-R 480.
56) Daan S, Barnes BM, Strijkstra AM (1991)：Warming up for sleep？—ground squirrels sleep during arousals from hibernation. *Neurosci Lett* **128**：265-268.

57) Trachsel L, Edgar DM, Heller HC (1991)：Are ground squirrels sleep deprived during hibernation? *Am J Physiol* **260**：R 1123-R 1129.
58) Kilduff TS, Krilowicz B, Milson WK, Trachsel L, Wang LCH (1991)：Sleep and mammalian hibernation：homologous adaptations and homologous processes? *Sleep* **16**：372-386.
59) Deboer T, Tobler I (1994)：Sleep EEG after daily torpor in the Djungarian hamster：similarity to the effect of sleep deprivation. *Neurosci Lett* **166**：35-38.
60) 近藤宣昭 (2000)：冬眠制御．冬眠する哺乳類 (川道武雄, 近藤宣昭, 森田哲夫編), 東京大学出版会, 261-294.
61) Lyman CP, O'Brien RC, Greene GC, Papafrangos ED (1981)：Hibernation and longevity in the Turkish hamster *Mesocricetus brandti*. *Science* **212**：668-670.
62) Zivadinovic D, Andjus RK (1996)：Life span of the European ground squirrel *Spermophilus citellus* under free-running conditions and entrainment. Adaptations to the Cold：Tenth International Hibernation Symposium (Geiser F, Hulbert AJ, Nicol SC, eds), University of New England Press, Armidale, 103-108.
63) Kroll FH (1933)：Über das Vorkommen von übertragbaren schlaferzeugenden Stoffen in Hirn schlafender Tiere. *Z Ges Neurol Psychiat* **146**：208-218.
64) Kondo N, Kondo J (1992)：Identification of novel blood proteins specific for mammalian hibernation. *J Biol Chem* **267**：473-478.
65) Ransome R (1990)：The Natural History of Hibernating Bats. Christopher Helm, London.
66) Kaiser W (1995)：Rest at night in some solitary bees—a comparison with the sleep-like state of honey bees. *Apidologie* **26**：213-230.
67) Rau P, Rau N (1916)：The sleep of insects；an ecological study. *Ann Entomol Soc Am* **9**：227-274.
68) Flanigan W (1972)：Behavioral and electroencephalograms of reptiles. The Sleeping Brain (Chase MH, ed), Brain Information Service/BRI-UCLA, Los Angeles, 14-18.
69) Sato M, Okano Y, Inoué S (1989)：Polygraphic correlates of rest-activity behaviours in turtles. Sleep '88 (Horne J, ed), Gustav Fischer Verlag, Stuttgart, 225-226.
70) Huntley AC (1987)：Electrophysiological and behavioral correlates of sleep in the desert iguana, *Disosaurus dorsalis* Hallowell. *Comp Biochem Physiol* **86 A**：325-330.
71) Tembrock G (1961)：Verhaltensforschung. Gustav Fischer Verlag, Jena.
72) Inoué S, Inoué Z (1977)：Colour changes induced by pairing and painting in the male rainbow lizard, *Agama agama agama*. *Experientia* **33**：1443-1444.

4. 睡眠は大脳を守る
―眠りのメカニズムと役割―

a. 睡眠が乱れるとどうなるのか

● 眠らないでいるとどうなるのか

19世紀末の近代生理学の勃興期にあって,ロシアの女性科学者マリア・ミカエローヴァ・マナセーナ[1](図1.6左参照)は,1892年から2年間,10頭の2～3か月齢の幼犬を運動させて起こしつづけました.眠りを奪われた動物はみな96～120時間後に死亡しました.死亡前の体温低下と脳内の異変だけが,観察できたいちじるしい変化でした.脳内とりわけ大脳では,ニューロンが傷ついたり,死んでしまったりしていたのです.この実験はたいへん有名になり,研究をまとめた著書(図1.6右参照)は,フランス・イギリス・ドイツ・イタリアの各国語に翻訳されました.こうして,生きていくために睡眠は必須のもの,という「科学的根拠」が確立したのです.

第1章に体液学説の代表としてくわしく紹介したピエロンら[2]の断眠犬にも,大脳ニューロンの損傷が図示されています(図4.1).1896年にはアメリカで90時間にわたるヒト(成人3例)の断眠実験がおこなわれ,その影響は精神心理的な面でいちじるしいことが報告されています[3].類似の研究は1898年イタリアにもあって,3夜連続不眠で登山した成人2例の体験を解析し,神経学説の観点から,不眠はニューロン間の間隙を広げ神経波の伝達を弱めると説明したということです[4].

ところが,その後の実験で,奪眠あるいは断眠は死につながる,という現象はかならずしも証明できませんでした.また,長いあいだ眠らずにいると,どの程度体力や知力がそこなわれるか,精神が不安定になるか,といった検査で

a. 睡眠が乱れるとどうなるのか

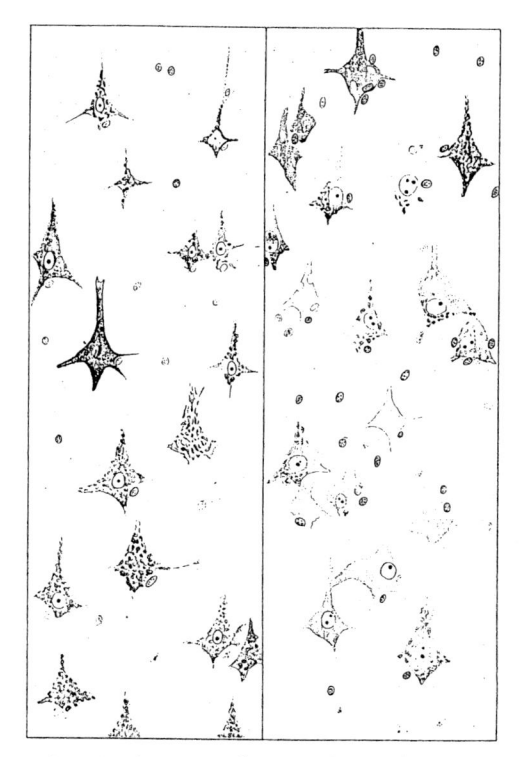

図 4.1 ルネ・ルジャンドルとアンリ・ピエロンの実験に登場するイヌの大脳ニューロンのスケッチ[2]. 左：ふつうに寝起きしていた個体の正常な細胞体. 右：269 時間眠らずにいた個体の損傷がいちじるしい細胞体.

も，結果はまちまちでした[5]. つまり，睡眠が欠如することが，はたして生きていくうえで決定的な障害を招くのだろうか，という疑問が出てきたのです．

1980年代になって，こうした疑問にひとつの答えが出ました．アメリカのアラン・レヒトシャッフェンの研究チーム[6]が，脳波をモニターしながら，睡眠を感知するとただちに覚醒させることのできる，コンピューターでコントロールした精密な装置を使って，ネズミ（ラット）の睡眠を徹底的に妨げる実験をおこなったのです．すると，断眠ネズミはさかんに餌を食べながら頑張りつづけたのですが，3 週間以内にほとんどが死んでしまいました．平均して，16日生きつづけたことになります．いっぽう，わずかな眠りを許された対照実験のネズミは，生存期間が倍ほどになりました．この結果をみると，マナセーナ

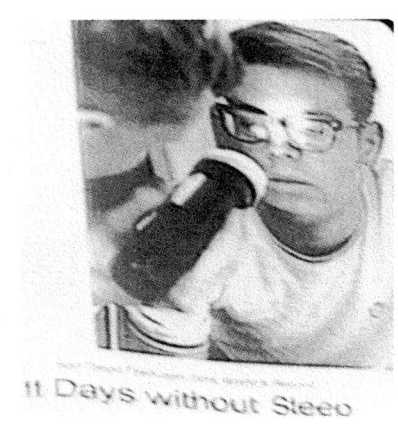

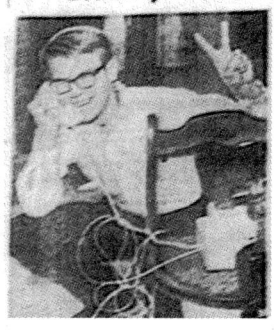

図 4.2 ギネスブックの世界記録に挑戦した高校生．当時の新聞記事を紹介したテレビ東京 1993 年 2 月 3 日放送の番組「睡眠の謎に挑む！」から．

の結論は正しかったことになります．つまり，睡眠なしには生きていくことはできないわけです．とはいえ，ほとんど眠らせてもらえなくても，ネズミは 2 週間以上ものあいだ生きていくことができる，ということも証明されました．

ヒトでは 1960 年代に断眠実験がさかんでした．当時専門家が立ち会ってギネスブックの世界記録に挑戦した高校生がいます．この 17 歳のアメリカ人男性（図 4.2）の記録は，264 時間 12 分（約 11 日）でした[7]．この際，断眠時間が延長するにつれて，「フラッシュ睡眠」あるいは「マイクロ睡眠」とよばれる瞬間的な眠りの頻度が増してきます．これは秒単位の眠りであり，ノンレム睡眠とレム睡眠とが組み合わさった定型的な睡眠とは，まったく異なる特殊な眠りです．あまりに短い眠りですから，本人が眠ったという自覚がないこともあります．起きているつもりなのに気づかずに居眠り運転していた，というようなときにもこの眠りが出現します．このような急場しのぎの睡眠が頻発することは，断眠に対抗して睡眠をなんとしても実行しようとする巧妙な適応機能が作動しているからでありましょう．

ほかにも，断眠中におこる特殊な現象が知られています．行動的には明らかに覚醒していて目的にかなった身体活動がみられるにもかかわらず，脳波には熟睡の指標であるデルタ波が出現するというものです．つまり，末梢の運動系と脳とがバラバラになっているのです．立ったまま眠っていた，食べながら眠っていた，というのもそれですね．

これらの事実は睡眠がどれほど重要かを示す証拠とみなせるでしょう．長期間の断眠という極限状況にさえ，生体はいつもとは異なる睡眠を創出して「大脳を守る」のです．このような特殊な眠りでさえ，生体防御の役割を果たしているわけです．

現在では健康や人権への配慮からヒトでの徹底的な長期におよぶ断眠実験はおこなわれません．おもしろいのは，短期の断眠実験では，当人の意欲ないし動機づけが高いほど断眠による悪影響がすくないことです．たとえば，興味深いアルバイトと思ってみずから被験者に応募した，標準よりずっと多い時給がもらえるというような条件のときには，無料奉仕・安い報酬のときよりもずっと気分よく元気に起きつづけ各種検査の成績がよいのです．そんなわけで，数日間不本意な寝不足がつづいたからといって生命にすぐ危険がせまるわけではないこと，睡眠は大脳にとってなくてはならないものだ，ということがおわかりになったことでしょう．

● **不規則な生活習慣をつづけるとどうなるのか**

大むかしから，ヒトもほかの生き物も昼夜という自然のリズムのなかで生きてきました．このリズムに体内のリズムをうまく同調させることによって，脳を創り，脳を守るための眠りを管理してきたのです．現代の私たちの生活では，明かりをつけっぱなしにして，部屋をずっと昼のようにしておくこともできます．自由に寝起きして，好きなときに食べたり寝たりすることができます．時差の大きい国へ，その日のうちにジェット機で飛んでいくこともできます．こんなふうに，昼と夜という自然のリズムにしばられない生活は，とても便利に思えます．

その反面，現代の私たちは生活がとても不規則になり，生物時計の時間合わせがやりにくくなってしまいました．そのため，生物時計と実際の時間がずれたままになってしまい，夜ぐっすり眠れない人や，昼間でもぼうっとしてしまう人が増えてきました．自然のリズムから自由になったかわりに，自分自身の生物時計が発信するリズムが独走するようになってしまったのです．そのため，生物時計の時刻と社会の時刻とがずれたままになって，生物時計のリズムがうまくリセットできにくくなっています．

おかげで，しだいに朝起きられなくなり，昼ごろにやっと起き出し，その代

わり夜は眠くならないというパターンになり，もっぱら生物時計の時間割で生活するようになっていきます．こうして，夜ぐっすり眠れない人や，昼間でもぼうっとしてしまう人が増えたのですね．昼と夜という自然のリズムから自由になり，生活が便利になったかわりに，大脳がうまくはたらかなくなったのです．そんな生活スタイルをつづけていると，社会とうまくなじめなくなり，怠け者扱いされることにもなりかねません．このような事実は睡眠が「大脳を守っている」ことの傍証だとわかります．その実態は次節をごらんください．

● 睡眠障害とはなにか

忙しくストレスに満ちた現代社会で，睡眠障害という難病が増えつづけています．さまざまな睡眠障害は日常生活を不快にさせ，健康をむしばみます[8]．不眠症は睡眠障害のなかで最も一般的なものです．疫学の専門家が1997年におこなった調査[9,10]では，日本の成人のうち5人に1人が不眠症に悩んでいるという現実が確認されました．

睡眠障害は，勤労年齢層にとどまりません．高齢化社会の出現により，高齢にともなう睡眠障害が増えています．アメリカでは，65歳以上の高齢者のうち44パーセントが睡眠時無呼吸症候群という睡眠障害をかかえています[11]．若年齢層の睡眠障害も深刻です．夜型社会のあおりで，生活リズムが昼夜リズムと同調しにくくなり，赤ちゃんから大学生まで，社会の時間割になじめなくなっているのです．そのために睡眠不足が生じ，脳がじゅうぶん休息できず，元気になれない状態をつくりだします．いらいらする，辛抱できない，キレなど，家庭内暴力や学級崩壊の素因がこうして醸し出されるのです．未来社会の担い手が，潜在的な睡眠障害にあることが何を意味するか，自明でありましょう．

睡眠障害とは，ヒトの睡眠と覚醒に関連する多様な疾患のすべてを指す用語です．睡眠障害のなかには，高次の精神活動にかかわる異常から，身体のなかの些細な疾患にもとづく二次的な異常まで，さまざまな障害が多数含まれています．睡眠障害を分類して診断の基準とするために，1979年にアメリカで提唱された分類をもとに，世界各地域を代表する専門家も加わって国際的な統一をはかる「睡眠障害の国際分類」[12]が1990年に成立し，これが1997年にすこし改訂されたのち，2004年に全面的に改訂されて第2版[13]として刊行されまし

た．

　最新の分類法によれば，睡眠障害は8つの大項目に分けられ，合計すると病名の総数は85種類になります．第1の大項目は「不眠症」です．第2は「睡眠に関連する呼吸障害」です．第3は「呼吸障害によらない過眠症」です．第4は「概日リズム睡眠障害」です．第5は「睡眠時随伴症」です．第6は「睡眠に関連する運動障害」です．第7は「明らかに正常でなく未決であっても，分別できる症状」です．第8は「その他の睡眠障害」です．これらに加えて，「ほかの状態と関連させて分類できる睡眠障害」と「睡眠障害から分別できる診断法でしばしば発見されるようなほかの精神／行動障害」の2項目が別枠の付録として認定されています．

● 不眠と過眠とは表裏一体である

　最も多くの人が悩まされているのが，眠れなくなる病気つまり「不眠症」です．不眠といってもまったく眠らないわけではありません．寝つきが悪かったり，とぎれとぎれの浅い眠りをくりかえしたり，朝早くから目が覚めてしまったり，じゅうぶん時間をかけたのに満足できなかったりする質の悪い眠りです．不眠は，すぐに生命にかかわるほどの問題ではありませんが，眠っているべき時間帯に眠れなくて，起きているべき時間帯に眠いので，生活の質をおおいにそこないます．

　しかも，不眠と過眠とは多くの場合表裏一体のものです（図4.3）．不眠がいったん生じると，それがつぎつぎに悪影響を生みだします．夜間の睡眠が好

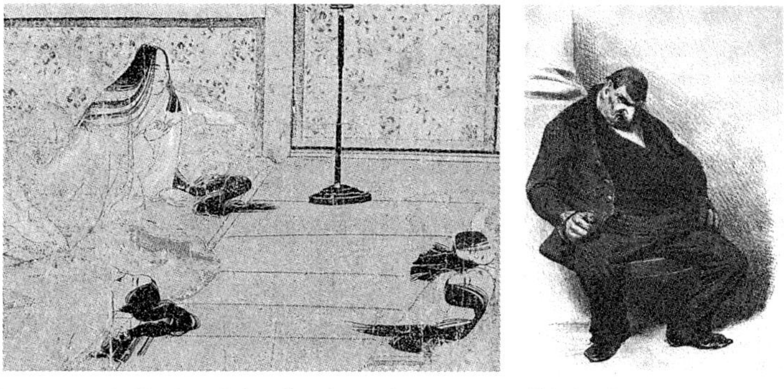

図4.3　不眠と過眠とは表裏一体のもの．左：不眠の女（『病草紙』より）．右：過眠の男（オノレ・ドーミエの戯画集[14]より）．

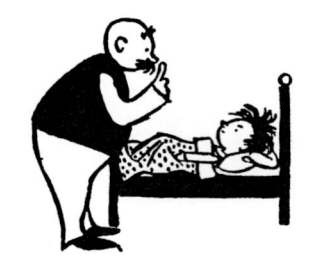

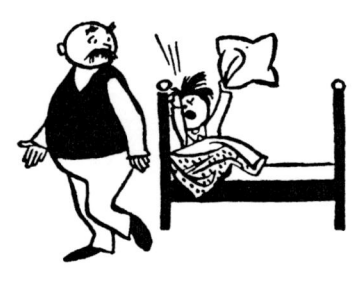

図 4.4 しつけ不足睡眠障害．20世紀前半のドイツの漫画家 e. o. plauen ことエリヒ・オーザーの漫画集『父と息子』[15] より．本書では，原作者の意図とかかわりなく借用してあります．

ましくないと昼間にたまらなく眠くなって，しばしば居眠りをすることになります．昼間に眠ると夜に寝つきにくくなり，いっそう不眠を助長することになります．このような悪循環が不眠・過眠の根底にあるのです．

　不眠症には一過性の軽いものから重篤なものまであって，その原因はさまざまです．睡眠障害の原因が身体内にあって，さらにそこから進展するもの，つまり，精神的なストレスに起因する不眠症や内科的な障害によるものがあります．睡眠障害の原因が身体外の原因にあって，さらにそこから進展するものもあります．外因が取り除かれると，ふつう睡眠障害の解決につながります．睡眠環境が適切でなかったり，高山で酸素圧が低かったりするためにおこる不眠や，睡眠薬やアルコールなどの薬物や食物を原因として派生する睡眠障害などがあります．子どものしつけが悪いため睡眠不足・学力低下をおこすのもその例です（図 4.4）．

　不眠・過眠が呼吸障害に依存するという「睡眠に関連する呼吸障害」の代表例は，国民病とまでいわれる睡眠時無呼吸症候群です．また，「呼吸障害によらない過眠症」の代表例は，居眠り病ともいわれる遺伝病のナルコレプシーです．

　「概日リズム睡眠障害」は，生活のリズムが乱れていることが原因の不眠と過眠です．いわゆる時差ぼけがその典型例ですが，原因がはっきりしているにもかかわらず，社会活動ゆえに回避できないところが現代を象徴しています．そのほか，交代勤務制のように睡眠時間のずれの影響によるものや，不規則な生活パターンによるものなどがあります．これは，高度技術化社会がもたらした睡眠障害の新顔であり，概日リズムの発信源である脳内の生物時計の変調が

もたらす病気です．

　最近になってこの種の睡眠障害の症例が増加しつつあります．その背景には，現代社会のかかえるさまざまな影響が，生物時計をも脅（おびや）かしているという現実があります．自然の束縛を超越ないしは克服したかのような現代の人工環境のなかでは，24時間周期の外界の明暗リズムに拘束されないで気ままな生活ができます．ジェット機を使えば，東西の大陸間飛行を同日のうちにすませることができます．工業化社会では交代勤務制が実施されて，効率や生産性を高めています．情報化社会では24時間にわたって活動がつづけられていて，全世界の動きが把握できます．

　しかし，外界のリズムが自然界のような規則性を保つとはかぎらない人工環境では，1日の長さがある範囲をはずれて不規則になると，生物時計はもはやそれに追随できなくなります．そうなると，当然ながら1日24時間の外界リズムや社会リズムとの不調和がおこり，睡眠障害が誘発されることになるのです．自然の規則性からの解放を企てた現代人が，自分自身の固有の生物時計の存在ゆえに，かえって被害を受ける結果になり，これまで体験しなかったような新しい睡眠障害の原因をつくってしまったのは皮肉なことです．睡眠覚醒リズムの障害は，人体内部環境の自然破壊がもたらした症状と理解すべきものでしょうね．

● 不快な身体現象が睡眠中におこる

　意識の状態は覚醒・ノンレム睡眠・レム睡眠に大別されていますが，ある状態からほかの状態へ移行する際に独特の疾患を生じることがあります．「睡眠時随伴症」とは，睡眠中におこる望ましくない身体現象の総称です．

　睡眠から覚醒への移行が不完全なため，寝ぼけといわれるような錯乱状態や混迷状態がおこる疾患として，よく知られた例は，俗にいう夢遊病つまり睡眠時遊行症（図4.5）や夜驚症で，これらは深いノンレム睡眠から急に覚醒に移るとき出現します．覚醒から睡眠あるいは睡眠から覚醒への移行期におこる障害もあり，寝言はその一例です．レム睡眠と密接に関係する障害には，悪夢や金しばりなどがあります．金しばりは，意識がはっきりしているのに，身体を動かすことができず，不安や恐怖や幻覚を感じます．最近では，高齢者のレム睡眠行動障害が注目されています（47ページ参照）．

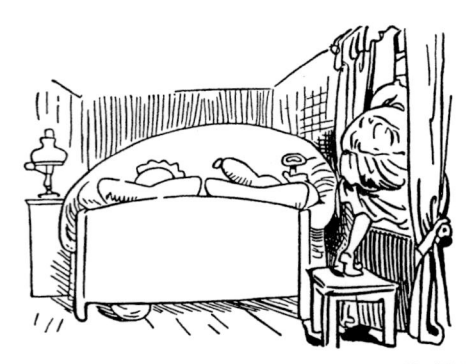

図4.5　睡眠時遊行症（ヴィルヘルム・ブッシュの戯画[16]より）．

　金しばりは神秘的な現象とみなされがちですが，れっきとした睡眠障害で，医学用語では睡眠麻痺とよばれます．睡眠が始まるときにおこる入眠時型と，夜間もしくは朝の目覚めのときにおこる出眠時型とがあります．意識がしっかりしているのに，全身がまったく動かせず，息が止まりそうになります．そのために危機感が生じ，にわかに不安になります．恐ろしい幻覚が生じて，恐怖感をあおり，不快感がいっそう強まります．うとうとしたり浅い睡眠に入ったりすると，夢をみているかのような精神活動が体験されることがあります．

　不規則な睡眠習慣をつづけたり，徹夜したり，寝起きのリズムに障害がある場合には，これらが引き金となって金しばりにおそわれやすくなります．交代勤務や時差ぼけの時期にもおこりやすくなります．心理的なストレス・過労・仰向けの寝相も引き金となるようです．ふつうの生活をしているときは稀で，多くの人は一生に1回か2回体験する程度です．思春期あるいは青年期に比較的多く出現しますが，子どもや中高年齢者でもおこります．男女差はありません．

　金しばりはふつう1分から数分つづき，自然に消失するか，人にさわられたり動かされたりするなど外部からの刺激によって消失します．体を動かそうとくりかえし努力したり，目を動かそうと努めると，麻痺状態を終わらせる助けとなります．

　ほかには，睡眠時遺尿（夜尿）を漏らす，夜間に目が覚めて無意識のうちに飲み食いしてしまう（図4.6）なども睡眠時随伴症に含まれています．

　夜中に手足が勝手に動いたり異常感覚が生じたりするために眠りが妨げら

a. 睡眠が乱れるとどうなるのか

れ，寝不足の原因となることがあります．多くは一過性の無害な生理的現象ですが，症状しだいでは深刻な「睡眠に関連する運動障害」とみなされることがあります．

たとえば，むずむず脚症候群は入床から数時間にわたり足がむずむずしたりほてったりして，その不快感のためなかなか寝つけないという疾患です．足を動かすと軽減します．睡眠時周期性四肢運動障害は，入床から数時間にわたり数十秒の間隔で周期的に足が勝手にぴくんと反りかえるせいで目が覚める疾患です．歯軋りもここに分類されます．

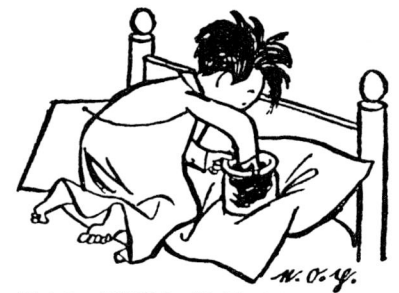

図 4.6　夜間摂食（飲水）症候群（e. o. plauen ことエリヒ・オーザーの漫画集『父と息子』[17]より）．

睡眠障害の分類には論議が多く定着していませんが，それは睡眠現象そのものがまだじゅうぶんにわかっていないせいでしょう．正常と異常とのあいだに明快な一線が引きにくいのですね．たとえば，長眠者・短眠者は健康人か病人かという論議です．いびきや寝言についても同様です．「明らかに正常でなく未決であっても，分別できる症状」に分類される睡眠障害はこのような場合です．「その他の睡眠障害」はいわば一括して積み残し扱いの疾患です．

さらには，さまざまな内科的・精神科的障害が，睡眠と覚醒の双方をそこないます．原因が特定されているだけに，睡眠障害そのものよりも主因である疾患に対応して分類すべきものとされます．その一例は睡眠関連頭痛で，睡眠時に優勢に出現する頭痛とくに片頭痛・群発性頭痛です（図 4.7）．

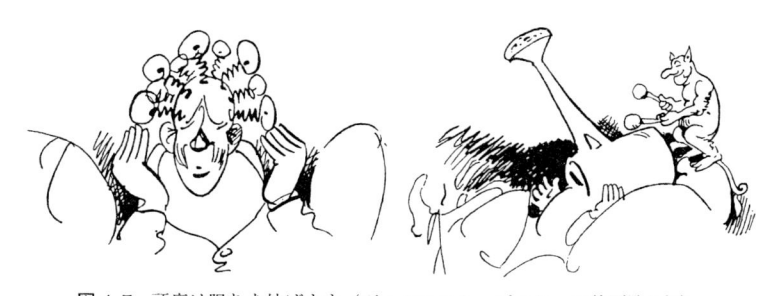

図 4.7　頭痛は眠りを妨げます（ヴィルヘルム・ブッシュの戯画[16]より）．

b. 睡眠はどのように脳内で調節されるのか
―概日リズムとホメオスタシス―

● **2種類のしくみが助け合う**

　睡眠がうまくとれないと，大脳の高次の情報処理能力に悪影響が出ます．それを予防したり後始末したりするため睡眠を実行し，また，その状態からうまく目覚めるために，高等動物は進化の過程でたくみな自動制御方式を開発してきました（第3章参照）．睡眠調節には2つの基本法則があり，それぞれが協調してたがいに相手を補完するような関係にあることについては，すでに第2章で説明しました（図2.16参照）．ここではあらためてこれらを取り上げ，その脳内メカニズムを補足しましょう．

　第1の法則は，概日リズムを発信する生物時計が脳のなかにあって，この体内時計のプログラムに従って活動期と休息期をほぼ1日の範囲内にくりかえし割り振っているというものです．このプログラムに応じて，眠気ないし睡眠のリズムは時刻によって変化します．眠気が高まったり低くなったり周期的に変化するリズムが，生物時計のコントロールのもとに脳内から発信されているのです．つまり，脳がほぼ1日周期の眠気の信号を出しているゆえに，睡眠が規則的にくりかえされるのです．これをうまく活用すればよい眠りがとられ，これを乱すと眠りがうまくとれないのですね．このしくみを「概日リズム機構」とよびます．

　第2の法則は，時刻にほとんどかかわりのないホメオスタシス（恒常性維持）のしくみ，つまり「ホメオスタシス機構」です．ホメオスタシスのあらわれとして，寝入りばなに深いノンレム睡眠がまとめて優先的に出てくる，そのとき成長ホルモンがまとめて分泌される，免疫活動が回復するなどの現象がみられます．この場合の熟睡量は，寝る直前までに眠りがどのくらい足りないか，足りているかという状況を眠らせる脳（脳幹の睡眠中枢）がみずからの基準で算定して加減されます．連続して覚醒していた時間が長いほど，深い眠りを多量に出現させ，睡眠不足の埋め合わせをするのですね．逆に，居眠りや昼寝をしたならば，そのぶんだけ熟睡しにくくなります．一定の範囲内で，多すぎれば抑え，足りなければ増やし，いつもその範囲内に保つメカニズムがホメオスタ

b. 睡眠はどのように脳内で調節されるのか

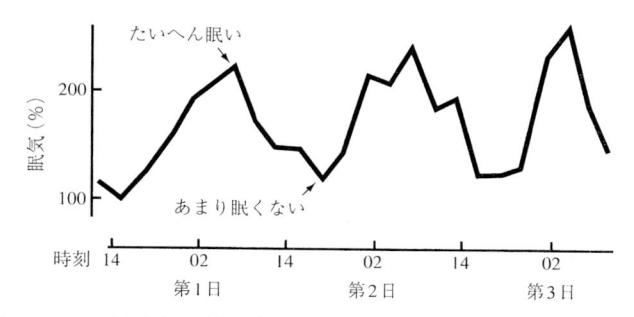

図 4.8 連続3夜眠らずにいると、たいへん眠い時間帯と、あまり眠くない時間帯とが1日周期で出現します[18].

シス機構です．

　つまり，睡眠は時刻依存性の概日リズム機構による調節と，時刻非依存性のホメオスタシス機構による調節との二本立てでコントロールされているのです．それぞれは進化の過程で別々に獲得したものとみなされ，それぞれ独立に作用を発現することができますが，後者のほうがより新しい高度技術であり，より適応性に富んでいると考えられます（第3章参照）．概日リズム機構には体外環境の安定した未来をあてこんで，前向きにプログラムが設定されています．いっぽう，ホメオスタシス機構には体内環境の変動した過去を振り返り，後向きに補償できるようになっています．

　特殊な場合では，数日にわたって長いあいだ不眠がつづいた直後には，いつもより深く長く眠って失われた眠りを取り戻す機構が整備されています．これは「はねかえり睡眠（リバウンド）」とよばれる現象です．負のフィードバックをきかせた睡眠不足の補償機構であり，脳を管理するうえでの重要なホメオスタシス機能です．その背景には睡眠を修飾するさまざまの修飾物質（睡眠物質）が睡眠欲求を上昇させるからです（131ページ参照）．しかも，はねかえり睡眠の過程ですら，眠気はほぼ1日単位で周期的に変化します．つまり，徹夜をしたあと眠気はたえず増大するのではなく，耐えがたい眠気におそわれる時間帯と，ややしのぎやすい時間帯とがくりかえし出現するのです（図 4.8）[18].

● **概日リズム機構は未来を予測する**

　生物時計はほぼ1日（ヒトでは約25時間）周期の活動・休息リズム（概日

リズム）信号を出しています．この信号にもとづいて眠らせる脳は眠気を発生させますから，活動期（ヒトではふつう昼間）よりも休息期（ヒトではふつう夜間）のほうが，眠るのに都合がよいのですね．また，ヒトでは約半日周期のリズム（サーカセミディアンリズム）もありますから，正午過ぎの一時期に眠気がすこし高まります（図2.17参照）．この時間帯を「昼寝ゾーン」[19]，つづいて眠気が下がり夜ふたたび高まるまでの眠りにくい時間帯を「禁止ゾーン」とよぶことがあります[20]．睡眠はさらに短い周期（ヒトでは約90分）のリズム現象でもあり，小刻みな睡眠エピソードのくりかえしで構成されます．これは「基本的休息活動サイクル」とよばれます[5]．このような超日リズムを発信する発振機構が中枢神経系に内在していて，睡眠単位はその影響下にあるからとみなされています[21]．

　地球の表層では恒常的に昼夜の明暗リズムがくりかえされています．このリズムは安定性・信頼性のきわめて高い情報ですから，地表に生活するあらゆる生命体は生命誕生からこのかたずっと，この情報を基準に生活プログラムを定着させてきました．環境に適応するため未来を予測してあらかじめそなえることのできる，最も頼りになる情報であるからですね．こうしてステレオタイプな生物時計があらゆる生命体に必須のソフトウェアとして標準装備されました．生物時計の1日が正確な24時間でなく，すこし長めだったり短めだったりするのは，いわゆる「遊び」があったほうが微調整に好都合だったからでしょう．

　睡眠だけではなく，概日リズムの影響下に体温や各種のホルモン分泌活動もほぼ1日周期の変動を示します．これらのリズムが外界の24時間周期の昼夜リズムと同調できなくなると，心身の変調を引きおこすことになります．たとえば，ジェット機で東西飛行をすると，これらのリズムはすぐには到着地の時間帯に同調できません．そのため，時差ぼけを生じることになるのですね．その結果，消化管系のストレス・頭痛・不眠・眠気などに悩まされることになるわけです．東向き飛行では1日が24時間よりも短縮するので，位相前進を引きおこします．西向き飛行では1日が24時間よりも延長するので，位相後退を引きおこします．西向き飛行のほうが早く調整できるのは，生物時計の1日が24時間より長いからです．

　こんなふうに，生物時計が直接支配しているホルモンの代表はコルチゾールです．概日リズム依存性のホルモンですから，眠る・眠らないにかかわらず，

生物時計の時刻に従って活動期に副腎皮質から分泌されるのです．これはストレスホルモンの一種で，緊張を強め活動性を高めます．免疫を抑えるホルモンでもあります．休息期に入ると減ってきます．減ってくると免疫の活動が高まってストレス解消になるのです．ほかにも，副腎皮質刺激ホルモンやメラトニン（後述）がこの例です．

いっぽう，生物時計が直接支配しているのでなく，眠りと直結したホルモンの代表は成長ホルモン・甲状腺刺激ホルモン・プロラクチンです[22]．これらは，脳下垂体から睡眠時にのみ分泌され，夜間でも起きていると分泌されません．つまり睡眠依存性です．睡眠の時間帯をずらすとホルモン分泌も同じようにずれるのです．すでにふれたように，成長ホルモンは熟睡期に集中的に分泌されます．これに対して，甲状腺刺激ホルモン・プロラクチンは特定の睡眠段階に限定されずに分泌されますが，プロラクチンはレム睡眠の前後にレベルが低くなります．

メラトニンも生物時計の影響のもとにあるホルモンですが，外界の明暗にもおおいに左右されます[23]．この性質が概日リズムのリセットに大きな役割を演じています．この松果体ホルモンはコルチゾールとはちょうど逆相に，明るい時間帯には分泌されず暗くなると分泌されます．昼夜という外部環境の明るさの変化を全身に伝えるのです．ですから，ヒトの場合，暗くなって分泌されてくるともう寝てもいい時間帯だということで眠気が増してくるのです．外界の明暗にメリハリがあると活動・休息リズムをメラトニンがいっそう際立たせますし，外界がいいかげんにいつも明るかったり薄暗かったりすると，このホルモン分泌のメリハリもなくなって昼夜リズムに同調しにくくなってきます．

外からくる明暗の信号は目から入って視神経を介して生物時計に伝えられます．生物時計は視床下部のなかの視交叉上核とよばれるニューロン集団です．左右の視神経が交叉する場所の真上に左右１対のニューロン群が集合して塊状になっているのでこの名があります．視床下部とは脳幹の最先端にある間脳の一部を占める構造で，さまざまな身体機能を統括する自律神経の司令塔でありホルモン分泌の管理センターでもある重要な部位です．生物時計の概日リズム信号はただちに近隣の諸中枢に伝えられて，身体各臓器の活動やさまざまなホルモン分泌に反映できるようなつくりになっているのです．

さて，明暗の信号は視交叉上核からさらに神経回路を遠回りして松果体へ入

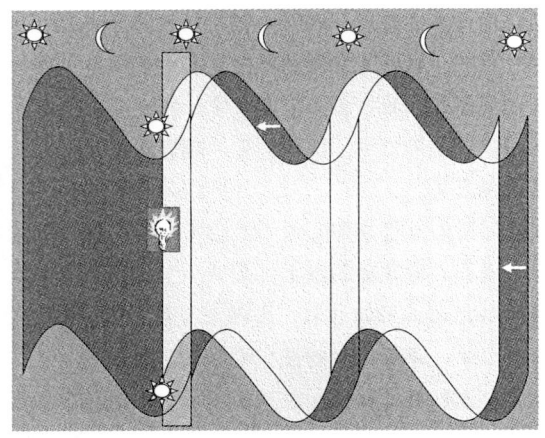

図 4.9 朝の起床後に明るい光を浴びると概日リズムの位相は前に進みます．

って，メラトニン分泌のオン・オフ信号となります．外が明るいとオフ，暗くなるとオンというふうに体は外界とつながっているのです．こうしてメラトニンもまた血液を介して外界の明暗周期に身体機能を同調させるのです．

　生まれつきすこし遅れ気味の概日リズムは，外界の明暗周期にまず視交叉上核が応答し，そこからの神経情報とそれを受けた松果体からの液性情報の二本立てで，24時間周期にリセットされるのです．朝になっても生物時計はまだ1時間ほど夜がつづいているとみなしています．そこへ，もう新しい1日が始まっているという情報をインプットするのがこの経路です．そのために，朝の明るい光を浴びることが，遅れている時計のずれを前へ進めてリセットし，新しい1日が始まったという状態に脳を切り換えます．このように，明るい光が外界の周期に同調させる非常に大きな情報になります（図4.9）．逆に，明るい光を浴びながら夜更かししていると，生物時計はまだ活動期がつづいているとみなして，位相を後ろへずらしてしまうのです（図4.10）．

　こんなふうに，私たちは毎日夜がくると眠くなり，朝がくると自然に目が覚めるのです．夜中に眠気をこらえて起きつづけるのは不可能ではありませんが，たいへんつらいことですね．寝だめをしようとして，早めに寝床に入っても，また朝遅くまで寝床に留まっていても，思いどおりにはならないのです．

　地球表層に生活する生き物たちはみな，身近な天体である太陽の強い影響を受けながら進化してきました．太陽は昼夜のリズムを地表に発現させ，生物圏

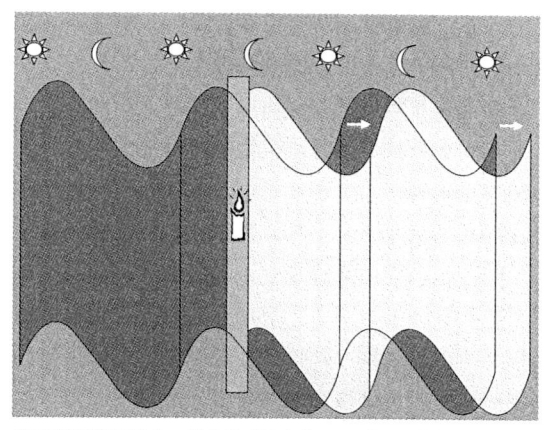

b. 睡眠はどのように脳内で調節されるのか

図 4.10 夜の就寝前に明るい光を浴びると概日リズムの位相は後ろに遅れます.

の環境条件を周期的に変えています．このような環境のリズムに同調することは，生き物たちにとって何はさておき，地表で生き延びる最も基本的な方策でした．そこで生き物はいろいろな方法で時間の経過を知り，近い将来の環境変化を予測する技術を開発したのです．これが生物時計です．つまり，ほぼ1日を基準としたリズムを体内で発生させるのです．

概日時計のあいまいな1日を，外界の昼夜リズムをもとに正確な1日に補正させるにも，いろいろな技術が考案されました．脊椎動物では松果体が決定的な役割を演じています．哲学者ルネ・デカルトが「魂の座」とよんだ，あの松果体です．デカルトが松果体を魂の座とみなしたのは，球状の人脳の中心にこの器官が，小さく鎮座しているからでした．ところが，魚類・両生類・爬虫類では，松果体は間脳から柄を延ばして突出し，頭蓋骨をはみ出して頭皮にもぐりこんでいます．こんな構造をしているのは，松果体が頭のてっぺんで環境の明暗を測りながら時間の経過を脳に知らせているからです．外界の明暗の情報は，柄のなかを下行する神経線維を経て脳に伝えられるのです．この情報に合わせて活動と休息のリズムのプログラムが進行するしかけです．まさに太陽時計の神経性メッセンジャーなのですね．松果体はさらに，外界が暗くなるとメラトニンというホルモンを生産し分泌します．メラトニンは体液を介して，昼夜の交替を全身の細胞に知らせる液性メッセンジャーの役割もしています．

ところが，鳥類や哺乳類では大脳が発達して，松果体を下方へ押しやってし

まいました．そのうえ，頭蓋骨が脳を完全に覆い，頭皮の上をさらに羽毛や毛髪が覆いましたから，松果体が直接明暗を測定することはできなくなったのですね．そこで，目から入る明暗情報が利用されるようになり，視覚路と直結する視交叉上核というニューロン集団が生物時計になったのです．そこで松果体は引退して脳の奥深くに引きこもることになりました．とはいえ，視覚路からくる明暗情報は迂回して届きますから，依然として松果体は外界が暗いとメラトニンを分泌し，明るいと分泌を停止するのです．

おもしろいことに，メラトニンをヒトや鳥に投与すると睡眠を誘発するのですが，ラットに投与すると睡眠を抑制するのです．同じ物質なのに作用は正反対なのです．ヒトや多くの鳥は昼行性だから，暗くなってメラトニン分泌が増えることは休息期を告げる信号として利用されるのです．メラトニンは眠気を引きおこす作業を担うのですね．また，明るくなって分泌が減ることは活動期を告げる信号として利用されるのです．逆に，夜行性のラットやハムスターでは，暗くなってメラトニン分泌が増えることが活動期を告げる信号として利用され，明るくなって分泌が減ることが休息期を告げる信号として利用されているのです．

● 概日リズムと睡眠覚醒リズムとは別物である

生物時計はほぼ1日周期のリズムを体内に発信しています．この信号にもとづいて，生体内のさまざまな機能は1日周期の活動と休息のリズムを発現させ，外界の日周変化すなわち昼夜のリズムに同調した生命活動をくりかえしています．個体レベルでみると，ヒトの睡眠と覚醒とはそれぞれ活動相と休息相を代表するかのような日周変化です．ヒトとりわけ文明社会の成人の大半は，1日に1回ずつ睡眠と覚醒の時間帯を設定しているからです．

それゆえに，生物時計による生物リズム（概日リズム）とヒトの睡眠覚醒リズムとは同一視されがちです．しかし，みかけが一致していても，生物リズムと睡眠覚醒リズムとはまったく別物であって，これらを混同してはなりません．その理由は，系統発生と個体発生の両面から説明できます．

系統発生からみると，生物リズムのほうが睡眠覚醒リズムよりもはるかに古いのです．生物時計の起源は，地球上に生命が誕生した時点まで遡ることができるでしょう．したがって，すべての生物は体内に生物時計を構築して，環

境サイクルに同調し，さらにこれを予測しながら，休息と活動のリズムを1日単位でくりかえす行動を示しています．

　ところが，睡眠の起源はせいぜい脳をもつ比較的高等な動物が出現した時点までしか遡ることができません．第3章でおわかりのように，まともな眠りは大脳が発達した内温（定温・恒温）性の鳥類や哺乳類にだけ認められます．それ以外の生物つまり単細胞の生物や植物には，厳密な意味での睡眠が認められませんし，無脊椎動物や外温（変温）性の下等脊椎動物の睡眠様状態は，休息と区別するにはあまりにも未分化です．

　生物リズムが全生物に共通する普遍的なものであるのに対し，睡眠覚醒リズムは種あるいは年齢に固有のリズムです．しかも，睡眠覚醒リズムは生物リズムよりずっと短い周期（超日リズム）を生得的にもっています．たとえば，ヒト（成人）の睡眠は約90分の単位で覚醒と交替する性質があります．しかし，このような睡眠と覚醒に固有のリズムは，生物時計の指令が優位であるために概日リズムに編入されてしまうのです．そのため，複数の睡眠単位が連結して一夜1回の睡眠時間帯を現出し，一見，生物リズムと同調した単相性のリズムを示すことが多くなります．その結果，睡眠は主として生物リズムの休息相に，覚醒は活動相にそれぞれ優先的に配分されます．いくつかの単位が連結して経過するので，ヒトの睡眠覚醒リズムは生物リズムと同一視されることになりやすいわけですね．

　個体発生からみると，ヒトの生物リズムと睡眠覚醒リズムの発現がそれぞれどの時点から始まるのか，かならずしも明らかではありません．しかし，これも第3章でおわかりのように，現象的に両者が相互関係をもつようになるのは出生数週後からです．それまでは，睡眠覚醒リズムは多相性の生得的な超日リズムとして，昼夜にかかわりなく独自に進行します．したがって，睡眠覚醒リズムと生物リズム（概日リズム）が同一でないことは明らかですね．

　やがて，睡眠覚醒リズムは生物時計の支配下におかれて，自由継続する生物リズムのなかに編入されるようになります．生物リズムのなかの活動相では睡眠は抑制されて覚醒時間が多くなり，逆に休息相では睡眠は促進されて覚醒時間がすくなくなってしまうのです．そのため，覚醒時間が多い時間帯とすくない時間帯とが，自由継続する生物リズムと同調して進行します．このような時期が生後3〜4か月までつづくのです（図2.8参照）．

生物時計が外界の昼夜リズムに同調できるようになると，長い夜間睡眠と短い昼間睡眠とが24時間周期でくりかえすようになります．学齢期までに昼間睡眠が人為的に抑制されて単相性の睡眠覚醒リズムが確立すると，ようやく睡眠覚醒リズムと生物リズムとはみかけのうえでは同一となるのです．

● ホメオスタシスは睡眠負債を清算する

ホメオスタシスは寝不足であればあるほど深い眠りがたくさん出るという単純な法則です（図2.18参照）．ですから，徹夜後に眠ると深いノンレム睡眠がまとめて一度に出てきますから，失った眠りの時間だけ横になる必要はなく，いつもよりちょっと多めに眠ればすむのです．いわゆる「はねかえり睡眠」で睡眠不足を解消するメカニズムです．そのときに成長ホルモンが分泌されて，身体を回復させる，脳を修復させるという作業も連動するわけです．寝入りばなの数時間のうちに深い眠りが最も優先的に配分されるのも，日ごとの睡眠不足の埋め合わせの役割を果たしているからですね．

つまり，過去に遡る眠りの損失分（睡眠負債）の現時点までの累積額が，一定の方式で算定され清算してもらえることになるのですね．したがって，覚醒期間が長いほど，深い眠りが多量にまとめて出現するのです．この事実は，生体に一定内容の睡眠が必須のものとしてプログラムされていることを示しています．そして，睡眠の不足量が負のフィードバックによって補償される機構が，生体に組みこまれていることがわかるのです（図2.16参照）．この際，後に述べる睡眠物質が重要な役割を演じていると考えられます．こうして，睡眠不足が当夜の眠りに反映されて深い眠りがいつもより多く出現し，不足分を質で補うのです．それゆえ，わざわざ意識的に長く寝なくても，うまく帳尻合わせができてしまいます．眠らせる脳は，私たちの意識下のレベルで睡眠の質と量を自動的にコントロールしているわけですね．しかし，この法則はあくまでも寝る直前までの過去の情報にもとづいて発動されるものですから，未来の事情をあらかじめ考えてよぶんな眠りを先取りしておこうとしても無効なのです．

さらに，この法則から寝過ぎの害という現象が出てきます．熟睡は事前の必要量から割り出され，その量は寝入りばなの3時間ほどのあいだに優先的に実現します．必要量が満たされると，もうそれ以上の熟睡は出現せず，あとは浅い眠りばかりになります．たくさん眠れば，そのぶんだけ質の悪い浅い眠りば

かりになりますから，起きたときの気分は悪く身体はぐったりして，かえって疲れてしまうのです．多すぎる眠りはむしろ害があるわけですね．

ですから，寝だめはできないことは自明です．ヒトの身体機能は非常に柔軟にできているため，眠ろうと思えば寝床でいつもよりよぶんにうとうとすることはできます．しかし，それは眠らせる脳からみれば生理的に必要な睡眠ではないので「おまけの睡眠」扱いです．熟睡にはなりません．覚醒レベルに近くなるのです．これは，起きているでなし，眠っているでなしというようなうとうと状態です．それが快感である，楽しいというならそれはそれでよいのですが，質のよい眠りをよぶんに取りたいという意味では，まったく役に立ちません．とはいえ，心理的には「これだけ寝床にいたから明日も明後日もあまり眠らなくても大丈夫だ」という安心感は得られるかもしれませんね．しかし，脳そのものは，質の悪いよぶんな眠りを追加しただけで，生理的な機能はほとんど発揮されていません．つまり生理的にいえば，寝だめになりません．過去の情報にもとづいて睡眠負債を清算するメカニズムしかないからです．

これに関連して昼寝の是非について考えてみましょう．昼寝にはよい面も悪い面もあります．睡眠不足を解消できる一方では，夜の睡眠欲求を低くしてしまうことにもなりかねません．それぞれの生活習慣のなかで，どのように眠りのパターンをデザインするかは，各人各様です．昼寝のよい面（眠気の解消・作業能率の向上・血圧の低下など）だけを取り出す方式をうまく工夫すればよいのです．

1日にどれだけ眠ればよいかという問題も同じです．起きているときの生活がみんなちがうのに，眠りだけみんな同じというわけにはいきません．起きている時間帯の活動内容にちょうど釣り合うような眠りのパターンがあるはずです．それぞれの人生・境遇にふさわしい，覚醒と睡眠との適切な組み合わせが実現すればよいのです．覚醒と睡眠がアンバランスだと，前節で扱ったような問題が出てくるのですね．

● 眠らせる脳とはなにか ──神経機構と液性機構──

脳は「眠る脳」と「眠らせる脳」とに分けられます（30ページ参照）．眠る脳とは，系統発生のうえでも個体発生のうえでも，最も新しい大脳です．眠らせる脳とは，大脳以外の前脳基底部から脳幹にかけて散在するいわゆる「睡眠

覚醒中枢」です．この中枢は複雑な階層性の神経回路を構成していて，系統発生的にも個体発生的にも古い脳のなかにあります．

レム睡眠とノンレム睡眠のそれぞれに対して，眠らせる脳は複雑な階層性の神経回路を構成しています．その分化の程度はあまり特殊化したものでなく，広範囲な構造のなかに散らばっています．しかし，レム睡眠の中枢は，主として古い脳のなかでも，より古い中脳・橋・延髄に存在し，間脳（主として視床）を介して大脳と交信しています．ここはまた，覚醒に直結する中枢であるとみなすことができます（第2章参照）．ノンレム睡眠の中枢は，古い脳のなかでもより新しい間脳を中心とする構造で，とくに視床下部を含む前脳基底部が重要なはたらきをしています．そして，それぞれに隣接して覚醒中枢が局在するのです．

眠らせる脳の調節機構そのものも2種類に分化しています．ニューロン活動にもとづく「神経機構」と睡眠物質にもとづく「液性機構」です．両者の相補的な相互作用のもとに睡眠覚醒状態が動的に統御されています[24]．両者のつくりやはたらきを対象とする学問は睡眠科学の最も先端的，最も興味深い研究分野のひとつですが，その現況を紹介するとあまりにも専門的になりますから，ここではごく概略だけにふれるにとどめましょう．

神経機構はいわば，睡眠および覚醒のスイッチを入れたり切ったりする装置・それぞれの状態を維持したり修飾したりする装置・睡眠の標的器官つまり「眠る脳」や末梢の諸器官へ指令を出力したり，それらから入力される信号を感受し統合したりする装置です．ややこしいことに，高等動物の眠りにはノンレム睡眠とレム睡眠という2種類の睡眠が分化し，それぞれが異なる役割を分担しています．したがって，これら2種類の眠りに対応する神経機構がそれぞれ「眠らせる脳」のなかに分化しています．

神経機構では多数のニューロンがそれぞれの神経線維をつないで神経回路を形成し，電気的なパルスによって相互に密接に交信し合っています．このようなニューロン活動を支える化学信号として，各種の神経伝達物質が知られています．神経伝達物質はニューロン間の接点すなわちシナプスで放出される化学物質です．ニューロンが電気的なパルスを発信すると，これに対応してシナプスでは特定の神経伝達物質が放出され，相手のニューロンの活動を促進させたり抑制させたりするのです．このような動的な変化によって，結果として睡眠

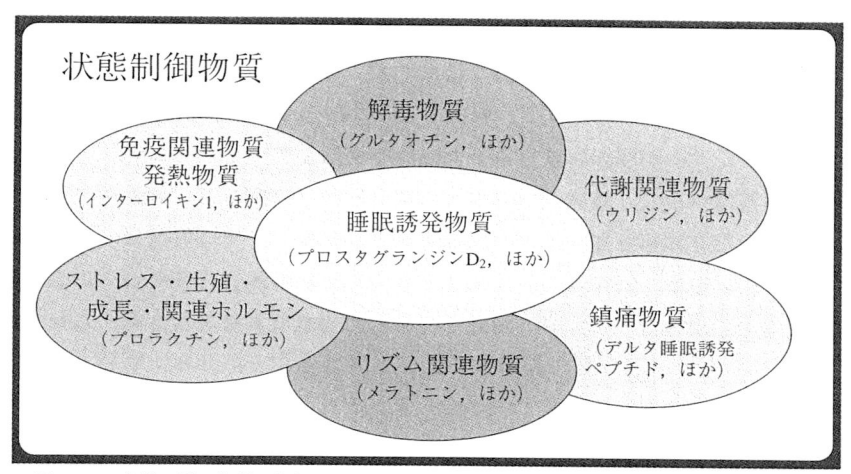

b. 睡眠はどのように脳内で調節されるのか

```
状態制御物質

    免疫関連物質        解毒物質
    発熱物質          (グルタオチン,ほか)      代謝関連物質
  (インターロイキン1,ほか)                    (ウリジン,ほか)
              睡眠誘発物質
           (プロスタグランジンD₂,ほか)
   ストレス・生殖・                         鎮痛物質
   成長・関連ホルモン                     (デルタ睡眠誘発
    (プロラクチン,ほか)    リズム関連物質      ペプチド,ほか)
                  (メラトニン,ほか)
```

図 4.11 多数の睡眠物質のうちから，代表的な睡眠物質とその主な役割 (Inoué[27]を改変)．

という全身にかかわる大きな状態変化が統合的に調節されることになるのです．

それぞれの部位のニューロンが放出あるいは受容する神経伝達物質の種類や役割は，現在さまざまな神経科学あるいは分子生物学的な方法を用いて解析されつつあり，睡眠調節にかかわる動態がかなりよくわかってきました[25]．しかし，全貌はまだじゅうぶんには解明されておりません．さまざまな問題をこれから探検できる余地がいまも残されているのですね．

ニューロン活動を支えるのは，神経伝達物質ばかりではありません．脳内あるいは体液内に出現する「睡眠物質」が，液性機構の立役者として重要な役割を演じています．睡眠物質は脳脊髄液を介して脳全域に伝えられ，神経機構のニューロン活動や神経伝達物質のレセプターの感受性を広域的に修飾することによって睡眠調節にかかわっています．睡眠物質は現在では数十にものぼり，多種多様です[26]．代表的な睡眠物質とその役割は図 4.11 をごらんください．

睡眠物質は，睡眠欲求の高い状態で脳内あるいは体液内に出現して睡眠を引きおこしたり，維持させたりする物質の総称です[28]．生体内のさまざまな条件が多数の睡眠物質の動態に微妙な影響を及ぼし，その結果として睡眠が修飾されています．

睡眠物質の役割は次のように要約できます．睡眠は個体全体の適応行動であるゆえに，生体内外の環境変化に関するさまざまな情報を分析・評価・統合し

て発現させる必要があります．こうした睡眠中枢への情報を伝達するメッセンジャーの役割が睡眠物質の一次的な役割です．それゆえ，睡眠物質を特色づける第1点は，種類の多さです[29]．多彩な生理機能のそれぞれに対応する化学的なメッセンジャーが多かれすくなかれ睡眠を修飾しているからです．

睡眠物質はさらに，神経機構のニューロン活動を修飾して，睡眠・覚醒状態を保持させたり移行させたりする役割を演じています．その作用は一面では特異的ですが，他面では非特異的です．それゆえ，睡眠物質を特色づける第2点は，関連する機能の多さです．睡眠そのものの機能は多数あると考えられています[30,31]．生きていること自体がさまざまな機能をもっており，眠ることは生きていることのひとつの状態ですから，それぞれの機能に対応する特異的・非特異的な役割が睡眠物質によって担われているのは当然でしょうね．

厳しい基準を当てはめないかぎり，睡眠物質の数は限定できません．なぜこれほど多くの体内物質が，眠る脳のなかで睡眠調節にかかわっているのでしょうか．それらはどのような作用によって睡眠を発現させ，維持させ，変化させ，終結させるのでしょうか．それぞれの特異的な役割は何でしょうか．物質間の相互関係はどうなっているのでしょうか．このような問題は，今後のたいへん興味深いトピックスですね．

こうした疑問に対してじゅうぶんに満足すべき答えはまだ用意されていません．とはいえ，最近の睡眠物質の研究から，生体内のさまざまな条件が体内物質の動態に微妙な影響を及ぼし，その結果として睡眠が修飾されることがわかってきました．睡眠は個体全体の適応行動であるゆえに，生体内外の環境変化（体温・ストレス・免疫・概日リズム・成長・生殖など）に関するさまざまな情報を統合して発現させる必要があります[32]（図4.12）[29]．こうした睡眠中枢への情報を伝達するメッセンジャーの役割が，睡眠物質の一次的な役割なのです．

生体は各種のホルモン・免疫関連物質・異物・毒物・代謝産物までも活用して，たくみに眠りを調節しています．睡眠機能のもつ多目的性ないし多様性のあらわれです．複雑な睡眠の調節機構が高等動物に発現したのは，地表の外部環境に適応した休息（身体の不動化）だけでは不備となるほど，高等動物では体内環境が整備されて大脳が発達したからであり，大脳を合目的性の高い様式で管理することが必須になったからです（第3章参照）．そのためには，体内に循環する多数の化学物質をモニターしておいて，その動態にもとづいて大脳

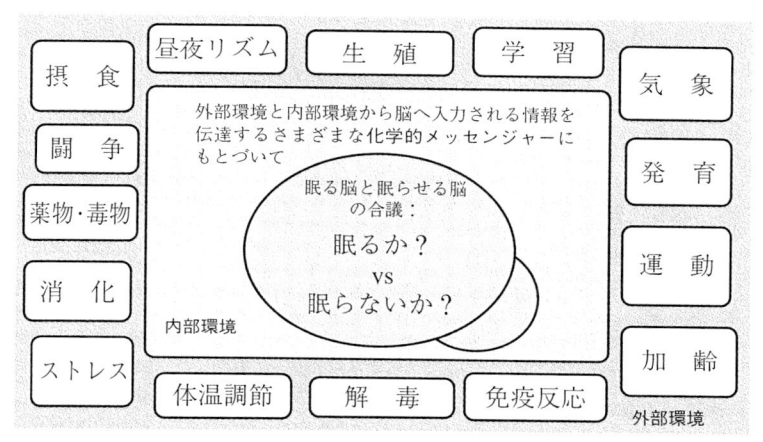

b. 睡眠はどのように脳内で調節されるのか

図4.12 眠ることは生きている状態の一面ですから，それぞれの活動に対応する多様な機能が化学的メッセンジャー（睡眠物質）によって担われています（井上[29]を改変）．

の活動水準を調節することが簡便かつ効果的だからですね．

ちなみに，神経伝達物質・睡眠物質の作用を規定するおおもとの情報物質として，遺伝子が背後に存在しています．「睡眠・覚醒」遺伝子とのかかわりを扱う研究領域は21世紀に入ってから急速に発展しています[33]．このような遺伝子を起点として，睡眠行動という終点までの全経路がようやく解明できる方法が拓けつつあるのですね．

● **付録：睡眠物質の発見略史**

20世紀初頭の「睡眠毒素」の研究は画期的なものではありましたが，物質を特定することはできませんでした（第1章参照）．物質を投与された被験動物が，ほんとうに熟睡したのか，ショックで昏睡状態に陥っただけなのか，客観的に判定する決め手にも欠けていたのです（図4.13）[34]．いっぽうでは，脳内に「睡眠中枢」あるいは「覚醒中枢」が存在することがしだいにわかってきましたから，睡眠毒素を想定しなくても睡眠調節のメカニズムを神経活動から説明できるようになったのです．

そんなわけで，さまざまな「睡眠ホルモン」や「睡眠物質」は，いずれも短命な泡沫候補に終わってしまいました．そして以後半世紀のあいだ睡眠の体液学説は低迷し，権威筋からは否定され，まさに風前の燈火といった状況になってしまったのです[5]．

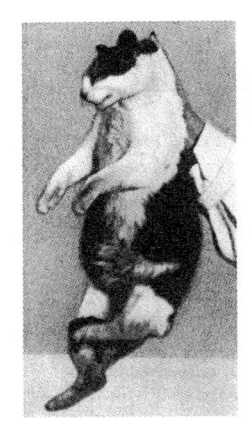

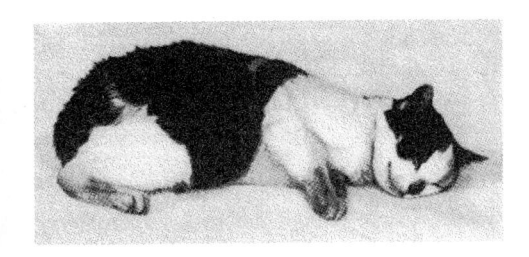

図 4.13 物質を投与された被験動物は，ほんとうに熟睡したのでしょうか，それともショックで昏睡状態に陥ったのでしょうか．冬眠中のヨーロッパハムスターの脳から抽出した「睡眠誘発物質」を注射されたネコ（1933年発表の論文[34]より）．

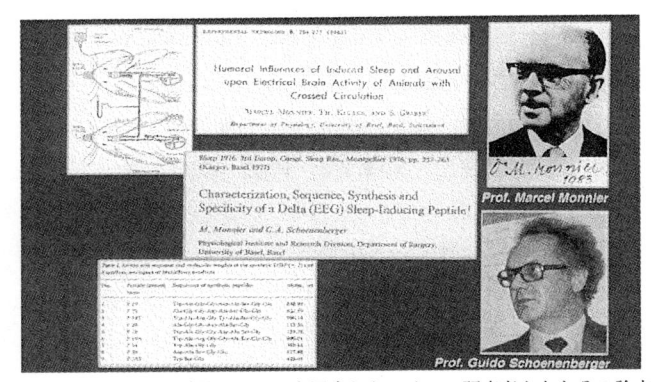

図 4.14 デルタ睡眠誘発ペプチドを同定したスイスの研究者たちとその論文．

ところが，1960年代なかば以降，脳組織・体液から睡眠物質を抽出する研究がスイス・アメリカ・日本で独立に推進され，いずれの研究チームもそれぞれの抽出物から有効成分を検出しました．スイスのマルセル・モニエら[35]は眠っているウサギの血液からデルタ睡眠（深いノンレム睡眠）を誘発する成分を分離し，彼の後継者ギド・シェーネンベルガーら[36]は1977年にこれを「デルタ睡眠誘発ペプチド」という新奇な睡眠物質として同定し，その合成にも成功しました（図4.14）．ついで，アメリカのジョン・パッペンハイマーら[37]は眠っているヤギの脳脊髄液から「睡眠因子S」を1967年に分離しましたが決着できず，最終的には彼の後継者ジェームズ・クリューガーら[38]が朝一番の人尿からムラミルペプチドを1984年に同定しました（図4.15）．わが国では，内

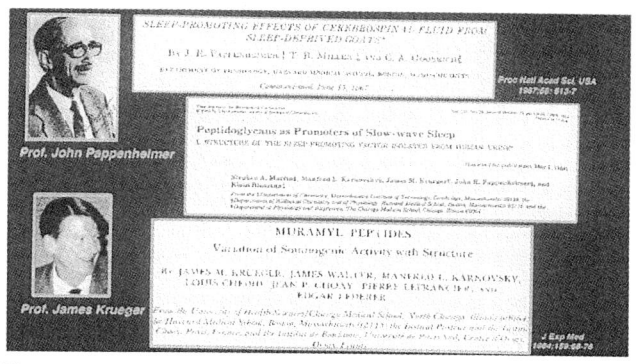

b. 睡眠はどのように脳内で調節されるのか

図 4.15 ムラミルペプチドを同定したアメリカの研究者たちとその論文.

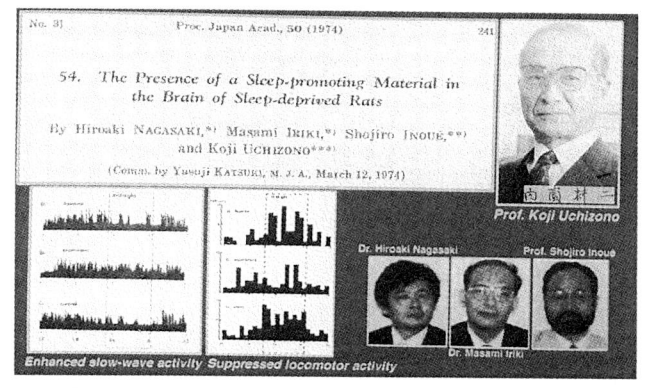

図 4.16 「睡眠促進物質 SPS」を抽出した日本の研究者たちとその最初の論文.

菌耕二をリーダーとする私ども日本の研究グループ[39)]が，断眠させたラットの脳から「睡眠促進物質 SPS」を抽出し（図 4.16），その複数の有効成分のひとつをウリジンと同定しました[40,41)]．これらの成果から，睡眠の体液学説の歴史は大きく変わり新しい時代に入ったのです[42)]．

内因性の睡眠物質を実証する研究が成功したのをきっかけに，この分野の研究は急激に活気づき，1980 年代には有力な研究者たちがこの分野につぎつぎと参入し（図 4.17），多数の睡眠物質候補が知られるようになりました[43-46)]．これまで睡眠とは無縁とみられていた物質のなかからも，プロスタグランジン[47)]やペプチドホルモン[44,48)]などが，有力な睡眠物質として登場してきました[49)]．わけても，早石修をリーダーとするわが国の研究グループ[50)]は，プロスタグラ

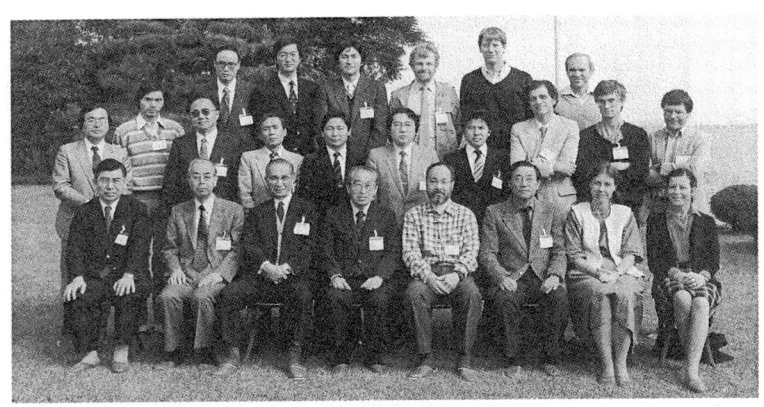

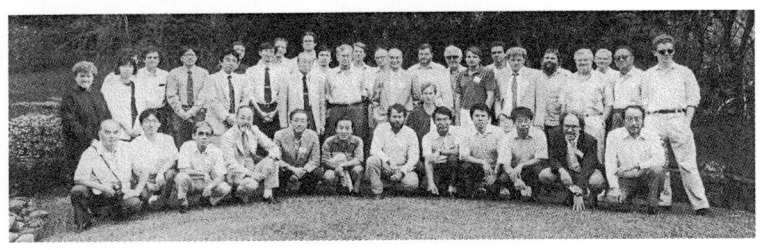

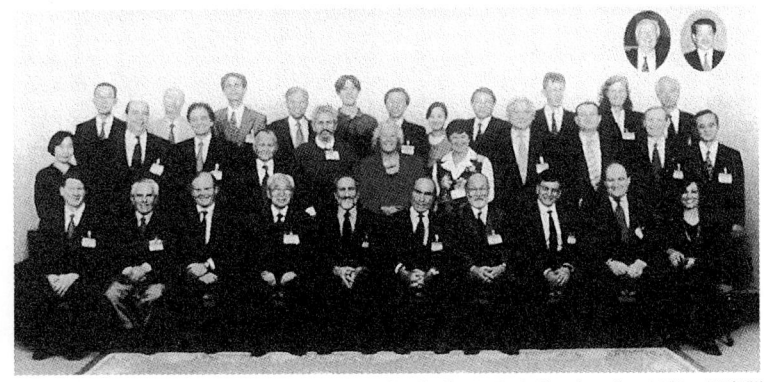

図 4.17 私がオーガナイザーとなって開催した睡眠物質の国際会議．上：第 8 回谷口国際脳科学シンポジウム「内因性睡眠物質と睡眠調節」，大津にて，1984 年 10 月 23 日．中：日米セミナー「内因性睡眠物質」，ホノルルにて，1988 年 11 月 11 日．下：第 9 回武田バイオサイエンスシンポジウム「睡眠と睡眠障害—分子から行動まで」，京都にて，1996 年 12 月 5 日．

ンジンを中軸とする睡眠・覚醒メカニズムの解明に大きな成果を上げました．
　やがて，これらの化合物はさまざまな作用によってなにがしかの役割を演じながら睡眠を修飾していることが明らかとなってきました[51]．1990 年代に入る

と，睡眠物質それぞれの生合成部位や動態・他物質との相互関係・神経機構への修飾様式・分子レベルでの作用機構などが，多角的に探究されるようになったのです[24]．

c. 睡眠はどのように大脳を守っているのか
―脳細胞の解毒と生体の防御―

● 科学は睡眠をどこまで解明したか

　微視的ないし分析的な成果からみれば，たしかに睡眠科学はめざましく発達しました．研究者の数も研究成果の発表も，10年前と比較にならぬほど増大しています．脳科学・神経科学のほとんどすべての最新技術が，睡眠科学に導入されて役立っています．高度の専門知識・多額の研究費を必要とする特殊な装置・設備がそれです．遺伝子工学でいま流行りの手法，つまり，特定の遺伝子を過剰に発現させた実験動物（トランスジェニック・マウス）や，特定の遺伝子を排除してしまった実験動物（ノックアウト・マウス）なども，さかんに利用されています．

　ですから，いま睡眠科学はかつてなかったほど，膨大なデータに恵まれています．精密で信頼性が高く，説得力のある客観的な情報が集積され，検索の労さえ厭わなければ，それらは世界中から瞬時に入手できます．

　それならば，睡眠がそのぶんだけ解明されたでしょうか．私の答えはノーです[52]．睡眠の微細な過程のごく一面については，かなりよくわかってきました．しかし，睡眠の本質や役割については，依然としてよくわからないからです．系統発生（進化）についても同様です．睡眠とはなにか，明快に断定的に説明するには，むしろアリストテレスや貝原益軒のほうが有利な時代にいたのかもしれませんね（第1章参照）．

　現代の睡眠科学が集積した膨大なデータのもたらしたものは，「知恵が深まれば悩みも深まり，知識が増せば痛みも増す」[53]です．言い換えれば，研究者の現状は「木を見て森を見ず」なのですね．豊富で有用な情報を組み立て，洞察力を駆使して，突破口を見つけないかぎり，現状は打開できないでしょう．いまは，その直前の過渡期だといえましょう．

　いっぽう，経験や観察から得られる情報も爆発的に増えて，こちらは睡眠の

役割を直感的に示唆しています．うまく眠れないと私たちの精神活動や身体能力はどうなるか，それが長期にわたってつづくとどんな不快な日常に悩まされることになるか，ほとんど誰もが実体験できる時代になってしまったからです．

ですから，現代は睡眠の重要性が人類史上かつてなかったほど，世界規模で認識されています．ストレス社会にあって，私たちは睡眠の基本を正しく理解することが急務である，だから睡眠科学ならびに睡眠医学の成果をもっと活用しなければならない，それにはこれらの学問をもっと振興しなければならない，という現実的な要請が社会一般に湧きおこってきたのです．このような社会の要請は，当然ながら睡眠研究者に大きな圧力をかけることになります．圧力というよりはむしろ，追風といったほうがよいかもしれません．この追風を受けていま，世界の睡眠研究者たちはおおいに鼓舞され活気づきはじめました．そのぶんだけ近い将来に，睡眠のメカニズム・役割も睡眠障害への対処法も，もっとよく解明されることになるでしょう．

● 睡眠は脳細胞を解毒する

起きつづけていると眠くなるのはなぜだろうか，眠ると頭がすっきりするのはなぜだろうか，自然に目が覚めるのはなぜだろうか．こんな疑問に対して古くからいろいろな説明が加えられてきました．古代の人たちは，体内をめぐる生気や血液の成分に変化があると，眠くなったり眠くなくなったりすると考えました．この由緒ある考えが第1章でふれた睡眠の体液学説です．

睡眠の役割とは，経験則としてひとことでいえば，大脳を創り，育て，守り，修復し，よりよく活動させることです（第2章参照）．このような経験的事実の奥底に作動するしくみについて，現代の睡眠科学は分析的で再現性のある手法でどこまで解明できたでしょうか．一例として睡眠の解毒説を紹介しましょう．私自身がかかわった研究を引き合いに出して恐縮ですが，睡眠の役割に直結する数すくない研究のひとつですから，お許しいただけるものと思います．

135ページでふれたように，私どもは断眠したラットの脳組織から「睡眠促進物質」を抽出する研究を1970年代に開始しました[54]．多数のラットにストレスを与えることなく同時に自動的に断眠できる装置[55]や，抽出物の生理効果を解析するため無拘束のラットを用いた「長時間脳室内連続注入法」という検定システム[56]を独自に開発して，1983年にウリジン[40]，1990年に酸化型グルタ

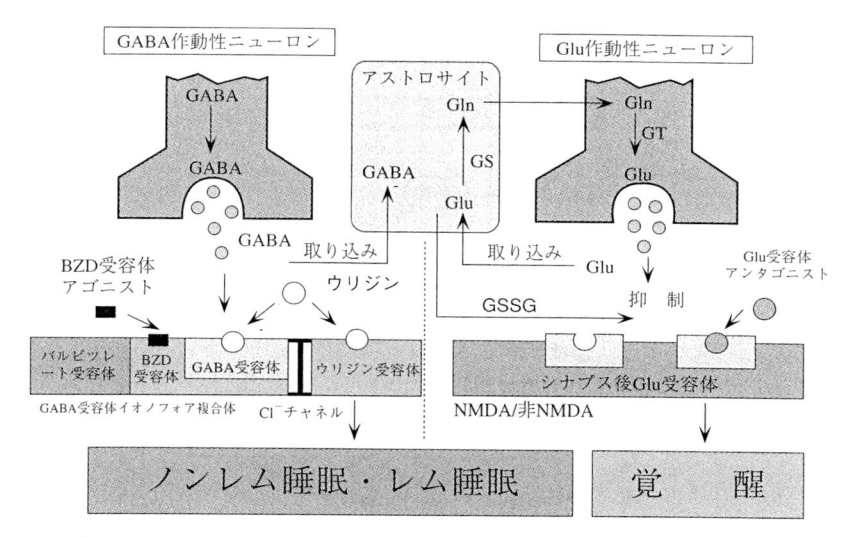

c. 睡眠はどのように大脳を守っているのか

図4.18 断眠ラットの脳幹から抽出・同定したウリジンと酸化型グルタチオンという2つの睡眠物質が脳内で睡眠促進にかかわる役割は、分別的ならびに相補的です（Inoué[59]を改変）。BZD：ベンゾジアゼピン、GABA：ガンマアミノ酪酸、Gln：グルタミン、Glu：グルタミン酸、GS：グルタミン合成酵素、GSSG：酸化型グルタチオン、GT：グルタミン分解酵素.

チオン[57,58]を同定したのです。

　ウリジンと酸化型グルタチオンが睡眠促進にかかわる役割は、分別的かつ相補的です[59,60]。ウリジンは、グリア細胞の一種アストロサイトから供給され、眠る脳のなかで最大の抑制性ニューロン群に作用して、ガンマアミノ酪酸の受け渡しをシナプスレベルで促進するようにはたらきます。つまり、ガンマアミノ酪酸が相手ニューロンの受容体に届きやすくさせるわけです。このはたらきが脳内の広い領域で神経活動を抑制し、結果として睡眠を促進することになります。対照的に、酸化型グルタチオンは脳内で最大の興奮性のニューロン群であるグルタメート作動性ニューロンの神経伝達活動をシナプスレベルで抑制します。そして、結果としてともに睡眠を促進するのです（図4.18）[59]。

　これらの睡眠物質はさらに、高次の脳機能の修飾にも参与していると考えられます。ウリジンはニューロン活動機能の回復ないし新生・新規情報の消去・細胞内成分の再構築促進に貢献しているようです。いっぽう、酸化型グルタチオンは還元型グルタチオンとの連関のもとに、ニューロンの過剰な活動によっ

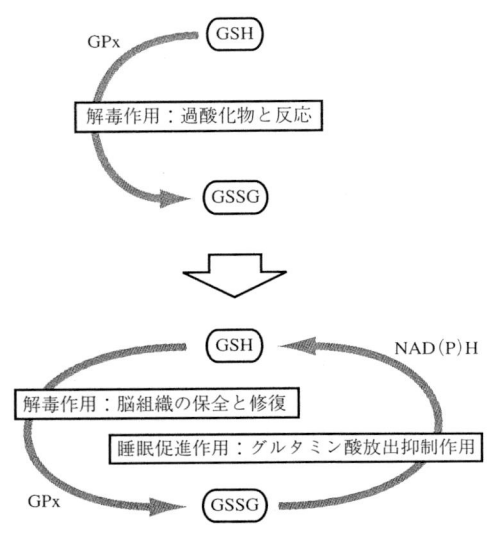

図 4.19 還元型グルタチオン（GSH）は解毒作用を発現して酸化型グルタチオン（GSSG）に変わり（上），GSSG は睡眠促進作用を示します（下）．GPx：グルタチオンペルオキシダーゼ．NAD(P)H：ニコチンアミドアミドアデニンジヌクレオチドリン酸．

て生じる細胞毒を解毒して，細胞膜の傷害や細胞死を防ぐとともに，過度の学習および記憶を抑制することにも貢献しているようです．

不安・不快・いらいらなどの気分は，脳細胞の過剰な興奮によるものかもしれません．多量のエネルギーを消費し，過熱状態にあるニューロンを休息させることは，脳機能の回復に貢献し，爽快感をもたらすことになるでしょう．睡眠という行動レベルの現象が，分子レベルでは神経細胞にたまった毒物を除去し，細胞死を防ぐ過程なのですから，これはまさに，20 世紀初頭の「睡眠毒素説」[2,61]の現代版とよべるものです．こうして，古典的な学説は新たな装いで復権したのです[62]．

この現代版の睡眠毒素説は「睡眠解毒説」とよぶべきでしょう[63,64]．なぜなら，睡眠を誘発するのは覚醒中に蓄積した毒物そのものではなく，これを無毒化する別の解毒物質であるからです．覚醒中に大脳が活動すると大量のエネルギーを使いますから，大量の有毒な廃棄物が発生し，神経細胞に危険が及びます．つまり，ニューロンが激しく興奮しつづけると，酸化ストレスのもとである活性酸素などの細胞毒が生じて，細胞膜の傷害や細胞死を引きおこしかねま

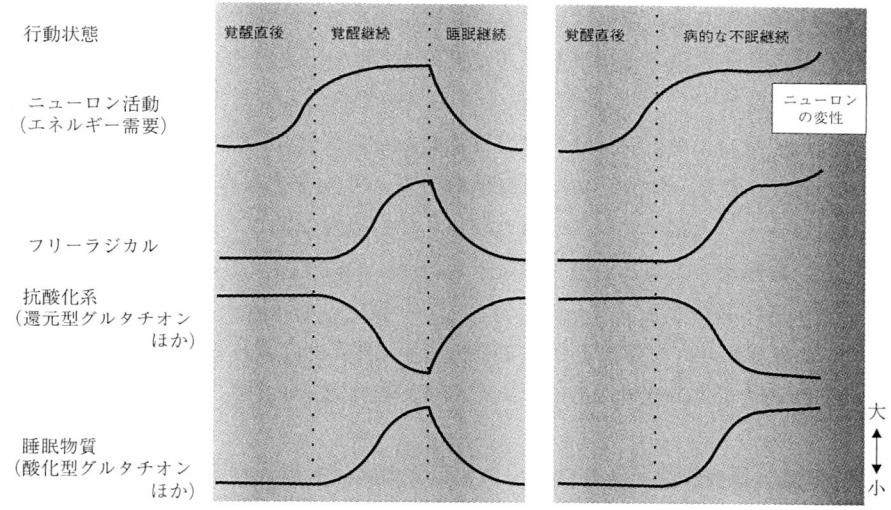

c. 睡眠はどのように大脳を守っているのか

図 4.20 行動状態にともなう各種パラメーター時系列の動的な相関関係（Ikeda ら[72]を改変）.

せん．遺伝子情報が正常に伝達されなくなるかもしれません．このような危険な状態を阻止するため，睡眠中枢は酸化型グルタチオンを動員して睡眠を誘発し大脳を守るのです．すこし専門的になりますが，脳内には還元型グルタチオンという強力な抗酸化作用をもつ物質が存在します[65,66]．組織内に活性酸素が生じると，酵素の作用によってこの抗酸化物質から酸化型グルタチオンが生合成されます．その過程で，微視的には強力な活性酸素除去作用，巨視的には睡眠促進作用が発現するのです[67]（図 4.19）．酸化型グルタチオンはふたたび酵素の作用によって還元型グルタチオンに戻ります．

このようなメカニズムは私の現役時代には一歩進めて実証できないままでした．ところが今世紀に入ってから，いくつかの研究チームがそれぞれの観点から「睡眠解毒説」に注目しはじめました[68-74]．最新の方法で脳内の遺伝子発現過程を解析すると，脳細胞を毒作用から守るには睡眠が必須であり，しかもその際グルタチオン代謝が与（あずか）っているという事実も明らかにされて，私どもの仮説を強く支持しています[70]．睡眠・覚醒時のニューロン活動つまり脳内のエネルギー需要にともなう活性酸素の増減と，それに呼応する抗酸化物質・睡眠物質のダイナミックな変動が，正常・不眠の状態ごとにモデル化されつつあります（図 4.20）[72]．こんなふうにすこしずつではありますが，睡眠の役割につい

ての実像は明らかになっていくものと期待できそうです.

ちなみに,間脳の視床下部にある視束前野というニューロン群は睡眠調節に重要な部位です[75,76].この部位はウリジンの脳内作用にとってノンレム睡眠の誘発に必須ですが,レム睡眠の誘発にはかならずしも必須でないことがわかりました[77].また,ウリジンは別の睡眠物質と複雑な相互作用を示す[78-80],休息期にじゅうぶん眠っているときに投与しても過剰な眠りを誘発したりしない[81]など,興味深いふるまいをすることもわかっています.このほか,ウリジンを水槽の水に溶かすとフナ・クチボソ(モツゴ)の遊泳活動が減ってしまう[82]とか,カブトムシに投与すると夜間の活動量が増えたり減ったりする[82,83]とか,睡眠と睡眠物質の進化を考えるうえで示唆的な研究結果があります[28].

● **睡眠は身体修復・免疫増強・ストレス解消を支援する**

寝る子は育つ,不眠は美容の大敵,睡眠は百薬の長,風邪は寝て治せ,一晩寝て頭を冷やせ,などなど,眠りにまつわる生活上の知恵が語られています.これらの俚諺つまり世間によく知られた経験的事実は,睡眠科学の側面からも裏づけられます.

前項でウリジンと酸化型グルタチオンという2つの睡眠物質のはたらきを紹介しました.くりかえしますと,ウリジンがニューロン活動機能の回復ないし新生・新規情報の消去・細胞内成分の再構築促進に,酸化型グルタチオンがニューロンの過剰な活動によって生じる細胞毒を解毒して細胞膜の傷害や細胞死を防いで過度の学習・記憶を抑制することに,それぞれ貢献しているというものです.これらのはたらきはみな,上の経験的事実のメカニズムに直接・間接にかかわっていることがわかります.

もっと直接かかわりのある睡眠物質があります.たとえば,熟睡するとき成長ホルモンが大量にまとめて分泌されます[84].成長ホルモンは代謝や細胞増殖にとって好都合な環境づくりを担当していて,身体組織の新生や修復に重要な役割を演じています.そして,成長ホルモンを脳下垂体から放出させる脳ホルモン,つまり成長ホルモン放出ホルモンは睡眠物質そのものでもあるのです.つまり,間脳の視床下部で生成されるこの脳ホルモンは,一方で脳下垂体にはたらきかけて成長ホルモンを分泌させると同時に,他方では同じ視床下部内の睡眠中枢へはたらきかけて熟睡を引きおこす役目も担っているのですね.しか

も，このホルモンはデルタ睡眠誘発ペプチドという別の睡眠物質（134 ページ参照）と連動して放出され，協調して睡眠促進効果を高めているのです．

　これらのホルモンは美容の回復にも貢献しています．肌が美しいとは，皮膚を構成する表皮細胞が新鮮なことを意味します．みずみずしい肌が保たれるには，表皮の細胞分裂を促進する成長ホルモンの支援があるからです．成長ホルモンは，ふつう夜の熟睡時に脳下垂体からまとめて分泌されます．「美肌は夜つくられる」のです．睡眠不足になると，肌が荒れるばかりでなく，目の下の皮膚が黒ずんできます．これを目の隈といいます．目のまわりばかりでなく，目のなかにも変化がおこり白目が充血して赤くなります．目の隈は，目のまわりの毛細血管の緊張が解けて拡張し鬱血したせいと考えられています．目のまわりの組織は，間隙が多くて弾力がないため緊張が解けやすいのです．目を閉じたままにしておくとか休息すれば，緊張を回復できるのですが，目を開けたままにしておくと，緊張がなくなってしまうのですね．

　ちなみに，類似の脳ホルモンであるプロラクチン放出ホルモンにはレム睡眠を誘発させる効果があります[85]．プロラクチンも水分の保持ひいては美容にかかわる重要な脳下垂体ホルモンです．神経成長因子のひとつである線維芽細胞成長因子も，睡眠を促進することが知られています[48]．この物質は成長ホルモンによく似た作用をもっていて，ニューロンのネットワーク構築を進めるのが主要な役割ですが，このしごとは睡眠という脳の休息状態と連動させるのに好都合ですから，睡眠調節のメッセンジャーも兼ねているのでしょう．そればかりでなく，この神経成長因子は満腹物質でもあり，その側面からも睡眠を支援しているのです．睡眠時におこなうと好都合な生理諸機能がたがいに協調しているのですね．

　睡眠はまた免疫も支援しています．免疫も睡眠を支援しています．睡眠と免疫との協調関係に新しい関心を呼びおこすきっかけをつくったのは，睡眠物質を探していたアメリカチームが紆余曲折のすえ，ヒト尿の抽出物から 1984 年にムラミルペプチドを同定したからです（134 ページ参照）．

　細菌に感染して発病したとき，発熱とともに深いノンレム睡眠が引きおこされ，レム睡眠が抑制されます．食欲が減退することもあります．これらの現象が生じるのは，細菌が宿主の食細胞（マクロファージ）によって分解され，その細胞壁の構成物質であるムラミルペプチドやエンドトキシン（内毒素）が体

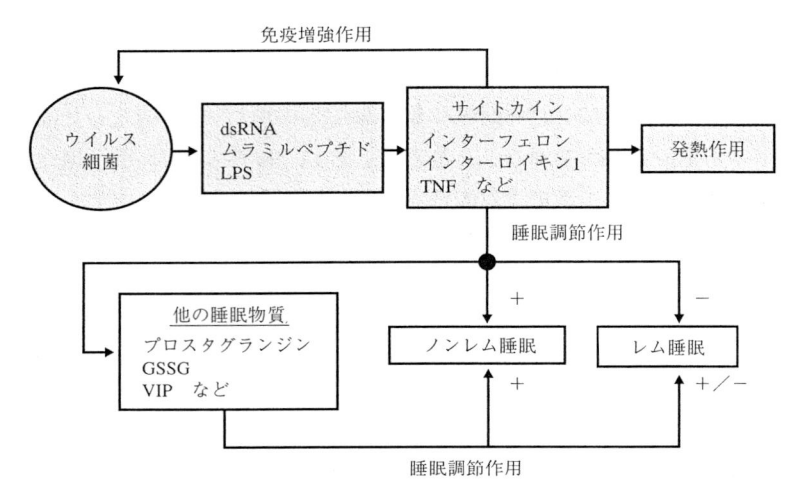

図 4.21 ウイルスと細菌による免疫・発熱・睡眠の増強過程[51]. dsRNA：二重鎖リボ核酸, GSSG：酸化型グルタチオン, LPS：リポ多糖, TNF：腫瘍壊死因子, VIP：血管作動性ポリペプチド.

液中に出現し，これらが引き金となってサイトカインの放出を促進するからです．ウイルスに感染したときも同じような一連の反応がおこります．たとえば，インフルエンザウイルスに感染して風邪をひくと，このウイルスの遺伝子である二重鎖リボ核酸が引き金となってサイトカインが体内に放出されます[86]．

サイトカインとは，各種のインターロイキン・インターフェロン・腫瘍壊死因子・顆粒細胞集団刺激因子など，白血球や神経細胞から放出されて免疫増強・発熱・抗癌などにかかわる物質の総称です．いくつかのサイトカインはさらに，深いノンレム睡眠を引きおこしたり，ほかの睡眠物質の生産・放出を促したりする作用もあります（図 4.21）[51]．ウイルスや細菌に感染したあとに出現する深い眠りは，サイトカインを巻きこんだ生体防御の重要な一翼を担っているのです．外敵の分解産物を逆手に取ったしたたかな眠りといえましょう[87]．ここでもまた，生体防御という目的に合わせて生理諸機能がたがいに協調しているメカニズムが明らかですね[88]．

ところで，風邪を退治するにはまず寝ることが有効な防御策であるならば，逆に眠らないでいるとどうなるでしょうか．動物実験の結果[89]をいくつか紹介しましょう．

インフルエンザウイルスを接種したマウスを眠らせないでおくと，免疫機能

が低下して，再接種されたウイルスを排除することができなくなります．マウスやラットを眠らせないでおくと，抗原に対する二次的な抗体反応がそこなわれてしまいます．また，ふつうなら発熱を誘発しない程度の抗原でも，断眠ラットではいちじるしい発熱を引きおこします．すでにご存知のとおり，断眠時にも細菌感染時にも過度の眠気・体温上昇が生じます．ですから，断眠と細菌感染の効果が同時に生体に及ぶと，それぞれの効果が増強されてしまいます．ウサギを断眠させて，その前後に大腸菌を接種すると，断眠のみあるいは大腸菌接種のみの場合に比して，深いノンレム睡眠量や睡眠中のデルタ波の振幅が有意に増え，いちじるしい発熱もみられ，血液成分やホルモンにもより大きな影響が及ぶのです．これらの結果をみると，眠らないでいることは生体防御の観点からも好ましくないことが明快に結論づけられますね．

　睡眠はさらに免疫・代謝に関連した内分泌系によっても修飾され，ストレスに対抗しています．ストレス状態では不眠がおこりやすくなります．精神的な緊張がつづき，大脳の疲れが蓄積された状態にあります．不安感や不快感やいらいら感などは，脳ニューロンが過度の興奮をしているためと考えられます．

　このとき，間脳の視床下部にあるニューロン群は，コルチコトロピン放出ホルモンという脳ホルモンを神経線維を介して血液中に放出し，脳下垂体へ送ります．これに応じて，ストレスホルモンのコルチコトロピン（副腎皮質刺激ホルモン）が脳下垂体から分泌されます．コルチコトロピン放出ホルモンとコルチコトロピンには，睡眠を抑制する作用があります．だから，ストレス状態では不眠がおこりやすいのです．さらに，ストレス状態では免疫機能が低下しますが，これはコルチコトロピンが免疫活動を妨げる作用をもっているからです．

　ところが，コルチコトロピンが分解されると，そのぶん代謝産物は一転して睡眠を促進する作用を示すようになります．つまり，分解産物のひとつはノンレム睡眠を，また，ほかのひとつはレム睡眠を促進するのです[90]．こんなふうに，生体はストレスに対抗して睡眠を誘発するため，ストレスホルモンの代謝産物までも活用して，たくみに眠りを調節しています．

　いっぽう，成長ホルモン放出ホルモン・デルタ睡眠誘発ペプチド・ソマトスタチン・血管作動性小腸ポリペプチドなど睡眠誘発作用のある物質は免疫機構を支援しています．とりわけ，デルタ睡眠誘発ペプチドには，コルチコトロピン放出ホルモンの作用に拮抗するはたらきがあります．つまり，ストレスを抑

止するようにも，免疫低下を阻止するようにもはたらくわけですね．

あらためて睡眠の役割を考えてみましょう．さまざまな睡眠物質が参与する深いノンレム睡眠には大脳を休息させる役割があり，ニューロンの興奮を抑え，修復を促進させます．多量のエネルギーを消費し，過熱状態にあるニューロンを休息させることは脳の機能回復に貢献します．大量に発生した活性酸素も除去されます（140ページ参照）．また，ノンレム睡眠時には脳内の情報処理機能が低下し，情報を固定して記憶にとどめる作業を停止しています．レム睡眠時には脳が活性化されてはいるものの，夢見のような超現実的な精神活動に置き換わります．夢見は情報の整理・消去に役立つという考えも提唱されています（第2章参照）．

こうして，覚醒時のはたらき過ぎで消耗していた脳細胞は，情報処理の作業から解放され，嫌な記憶も消し去られるのです．これが目覚めたとき，気分のうえで爽快感として反映されることになります．つまり，元気が戻ってくるのです．ストレスが解消するのです．嫌なことも一晩寝ればすっきりすることになるわけですね．

このようにして，生体は睡眠物質・ホルモン・免疫関連物質，さらには異物・毒物・代謝産物までも活用して，たくみに眠りを調節しています．睡眠機能は睡眠物質を介して「生きていること」全般の機能と密接に連携しているのです．睡眠機能のもつ多目的性・多様性は，この面からも理解できるでしょう．

とはいえ，読者諸賢はここまでの論議にけっして満足されなかったことでしょう．それを裏返せば，睡眠研究にはいまもなお未解決の問題がたくさん残されていることを意味します．睡眠はいまだ探検されつくされていない宝の山のようなものです．その意味で，独創的な研究を展開すれば報われる可能性が高い対象でもあるのです[91]．探検心と野心に富む若者に対して，本節の記事が睡眠という宝の山に挑戦するきっかけを提供できたとしたら幸いです．

■ 文　献

1) Manacéina M de (1897)：Sleep: Its Physiology, Pathology, Hygiene and Psychology, Walter Scott, London.
2) Legendre R, Piéron H (1913)：Recherches sur le besoin de sommeil consecutif à une veille prolongée. *Z Allgem Physiol* **14**：235-262.
3) Patrick GTW, Gilbert JA (1896)：On the effects of loss of sleep. *Psychol Rev* **3**：469-483.

4) Bentivoglio M, Grassi-Zucconi G (1997)：The pioneering experimental studies on sleep deprivation. *Sleep* **20**：520-526.
5) Kleitman N (1963)：Sleep and Wakefulness. 2nd ed. University of Chicago Press, Chicago.
6) Rechtschaffen A, Bergmann BM, Everson CA, Kushida CA, Gilliland MA (1989)：Sleep deprivation in the rat. X. Integration and discussion of the findings. *Sleep* **12**：68-87.
7) Gulevich G, Dement W, Johnson L (1966)：Psychiatric and EEG observations on a case of prolonged (264 hours) wakefulness. *Arch Gen Psychiat* **15**：29-35.
8) 井上昌次郎 (2000)：睡眠障害．講談社，東京．
9) Doi Y, Minowa M, Okawa M, Uchiyama M (2000)：Prevalence of sleep disturbance and hypnotic medication use in relation to sociodemographic factors in the general Japanese adult population. *J Epidemiol* **10**：79-86.
10) Doi Y, Minowa M, Uchiyama M, Okawa M (2001)：Subjective sleep quality and sleep problems in the general Japanese adult population. *Psychiat Clin Neurosci* **55**：213-215.
11) Ancoli-Israel S, Coy T (1994)：Are breathing disturbances in elderly equivalent to sleep apnea syndrome? *Sleep* **17**：77-83.
12) Diagnostic Classification Steering Committee (1990)：The International Classification of Sleep Disorders：Diagnostic and Coding Manual. American Sleep Disorders Association, Rochester.［日本睡眠学会診断分類委員会訳 (1994)：睡眠障害国際分類．笹氣出版，東京．］
13) American Academy of Sleep Medicine (2005)：International Classification of Sleep Disorders：Diagnostic and Coding Manual, 2nd ed. American Academy of Sleep Medicine, Westchester.
14) ドーミエ (1993)：版画集成．みすず書房，東京．
15) e. o. plauen (1951)：Vater und Sohn, Zweiter Bd. Südverlag, Konstanz.
16) Busch W (1973)：Humoristischer Hausschatz. Friedr. Bassermann'sche Verlagsbuchhandlung, München.
17) e. o. plauen (1949)：Vater und Sohn, Erster Bd. Südverlag, Konstanz.
18) Åkerstedt T, Fröberg JE (1977)：Psychophysiological circadian rhythms in women during 72 h of sleep deprivation. *Waking Sleeping* **1**：387-394.
19) Broughton RJ (1998)：SCN controlled circadian arousal and the afternoon "nap zone." *Sleep Res Online* **1**：166-178.
20) Lavie P (1986)：Ultrashort sleep-waking schedule. III. Gates and "forbidden zones" for sleep. *Electroencephalogr Clin Neurophysiol* **63**：414-425.
21) Kleitman N (1982)：Basic rest-activity cycle—22 years later. *Sleep* **5**：311-317.
22) Brandenberger G (1993)：Episodic hormone release in relation to REM sleep. *J Sleep Res* **2**：193-198.
23) Arendt J, Middleton B, Stone B, Skene D (1999)：Complex effects of melatonin：evidence for photoperiodic responses in humans? *Sleep* **22**：625-635.
24) 井上昌次郎，山本郁男編 (1997)：睡眠のメカニズム．朝倉書店，東京．
25) Jones BE (2005)：Basic mechanisms of sleep-wake states. Principles and Practice of Sleep Medicine, 4th ed (Kryger MH, Roth T, Dement WC, eds), Elsevier Saunders, Philadelphia, 136-153.
26) 井上昌次郎，本多和樹 (1994)：睡眠物質の生理学．睡眠学ハンドブック (日本睡眠学

会編), 朝倉書店, 東京, 116-121.
27) Inoué S (1986): Multifactorial humoral regulation of sleep. *Clin Neuropharmacol* **9** (**Suppl 4**): 470-472.
28) Inoué S (1989): Biology of Sleep Substances. CRC Press, Boca Raton.
29) 井上昌次郎 (1997): 睡眠物質の多様性. 睡眠のメカニズム (井上昌次郎, 山本郁男編), 朝倉書店, 東京, 22-51.
30) Rechtschaffen A (1998): Current perspectives on the function of sleep. *Perspect Biol Med* **41**: 359-390.
31) Siegel JM (2005): Clues to the functions of mammalian sleep. *Nature* **437**: 1264-1271.
32) 井上昌次郎 (1989): 脳と睡眠. 共立出版, 東京.
33) Dauvilliers Y, Franken P, Tafti M (2005): Genetic regulation of sleep. Sleep: Circuits and Functions (Luppi PH, ed), CRC Press, Boca Raton, 123-144.
34) Kroll FW (1933): Über das Vorkommen von übertragbaren schlaferzeugenden Stoffen im Hirn schlafender Tiere. *Z Ges Neurol Psychiat* **146**: 208-218.
35) Monnier M, Koller T, Graver S (1963): Humoral influences of induced sleep and arousal upon electrical brain activity of animals with crossed circulation. *Exp Neurol* **8**: 264-277.
36) Schoenenberger GA, Maier PF, Tobler HJ, Monnier M (1977): A naturally occurring delta-EEG enhancing nonapeptide in rabbits. X. Final isolation, characterization and activity test. *Pflügers Archiv* **369**: 99-109.
37) Pappenheimer JR, Miller TB, Goodrich CA (1967): Sleep-promoting effects of cerebrospinal fluid from sleep-deprived goats. *Proc Natl Acad Sci USA* **58**: 513-517.
38) Martin SA, Karnovsky ML, Krueger JM, Pappenheimer JR, Biemann K (1984): Peptidoglycans as promoters of slow-wave sleep. I. Structure of the sleep-promoting factor isolated from human urine. *J Biol Chem* **259**: 12652-12658.
39) Nagasaki H, Iriki M, Inoué S, Uchizono K (1974): The presence of a sleep-promoting material in the brain of sleep-deprived rats. *Proc Jpn Acad* **50**: 241-246.
40) Komoda Y, Ishikawa M, Nagasaki H, Iriki M, Honda K, Inoué S, Higashi A, Uchizono K (1983): Uridine, a sleep-promoting substance from brainstems of sleep-deprived rats. *Biomed Res* **4**: Suppl 223-227.
41) Honda K, Komoda Y, Nishida S, Nagasaki H, Higashi A, Uchizono K, Inoué S. (1984): Uridine as an active component of sleep-promoting substance: its effects on nocturnal sleep in rats. *Neurosci Res* **1**: 243-252, 1984.
42) 井上昌次郎 (1986): 眠りの精をもとめて―今日の睡眠研究―. どうぶつ社, 東京.
43) Inoué S, Borbély AA, eds (1985): Endogenous Sleep Substances and Sleep Regulation. Japan Scientific Societies Press, Tokyo/VNU Science Press, Utrecht.
44) Inoué S, Schneider-Helmert D, eds (1988): Sleep Peptides: Basic and Clinical Approaches. Japan Scientific Societies Press, Tokyo/Springer-Verlag, Berlin.
45) Inoué S, Krueger JM, eds (1990): Endogenous Sleep Factors. SPB Academic Publishing bv, Hague.
46) Hayaishi O, Inoué S, eds (1997): Sleep and Sleep Disorders: From Molecule to Behavior. Academic Press, Tokyo.
47) Ueno R, Honda K, Inoué S, Hayaishi O (1983): Prostaglandin D_2, a cerebral sleep-inducing substance in rats. *Proc Natl Acad Sci USA* **80**: 1735-1737.

48) Inoué S (1995): Pharmacology of the CNS peptides. Handbook of Experimental Pharmacology: Pharmacology of Sleep Vol 116 (Kales A, ed), Springer-Verlag, New York, 243-277.
49) Inoué S, Honda K, Komoda Y, Uchizono K, Ueno R, Hayaishi O (1984): Differential sleep-promoting effects of five sleep substances nocturnally infused in unrestrained rats. *Proc Natl Acad Sci USA* **81**: 6240-6244.
50) Hayaishi O (2005): Molecular mechanisms of sleep-wake regulation: a role of prostaglandin D_2 and adenosine. Sleep: Circuits and Functions (Luppi PH, ed), CRC Press, Boca Raton, 65-82.
51) 井上昌次郎 (1992): 睡眠調節と睡眠物質. 精神医学レビュー **4**: 17-23.
52) 井上昌次郎 (2003): 科学は睡眠をどこまで解明したか. プシコ **33**: 20-23.
53) 新共同訳 (1990): コヘレトの言葉. 聖書 旧約聖書続編つき, 3版. 日本聖書協会, 東京, 旧1035.
54) Inoué S, Honda K, Komoda Y (1985): Sleep-promoting substances. Sleep: Neurotransmitters and Neuromodulators (Wauquier A, Gaillard JM, Monti JM, Radulovacki M, eds), Raven Press, New York, 305-318.
55) 市川一, 本多和樹, 井上昌次郎 (1973): 小動物用断眠装置の試作. 医器材研報 **7**: 145-148.
56) 本多和樹, 井上昌次郎 (1978): 睡眠促進物質の生物検定法の確立. 医器材研報 **12**: 81-85.
57) Komoda Y, Honda K, Inoué S (1990): SPS-B, a physiological sleep regulator, from brainstems of sleep-deprived rats, identified as oxidized glutathione. *Chem Pharm Bull* **38**: 2057-2059.
58) Honda K, Komoda Y, Inoué S (1994): Oxidized glutathione regulates physiological sleep in unrestrained rats. *Brain Res* **636**: 253-258.
59) Inoué S (1993): Sleep-promoting substance (SPS) and physiological sleep regulation. *Zool Sci* **10**: 557-576.
60) Honda K, Komoda Y, Inoué S (1993): Differential sleep regulation by two SPS components: uridine and glutathione. Sleep-Wakefulness (Mohan Kumar V, Mallick HN, Nayar U, eds), Wiley Eastern, New Delhi, 3-7.
61) 石森國臣 (1909): 不眠動物ノ腦質中ニ證明シ得タル催眠性物質＝睡眠ノ眞因. 東京醫學會雜誌 **23**: 429-457./中央醫學會雜誌 **84**: 1-47.
62) 井上昌次郎 (2001): 睡眠研究の進歩—睡眠毒素説の展開—. 老年精神医学雑誌 **12**: 1329-1335.
63) Inoué S, Honda K, Komoda Y (1995): Sleep as neuronal detoxification and restitution. *Behav Brain Res* **69**: 91-96.
64) Inoué S, Honda K, Kimura M, Okano Y, Sun J, Ikeda M, Sagara M, Azuma S, Kodama T, Saha U, Musha T (1997): A function of sleep. Neuronal detoxification in the brain? Sleep and Sleep Disorders: From Molecule to Behavior (Hayaishi O, Inoué S, eds), Academic Press, Tokyo, 401-414.
65) Meister M, Anderson ME (1983): Glutathione. *Ann Rev Biochem* **52**: 711-760.
66) Cooper AJL, Kristal BS (1997): Multiple roles of glutathione in the central nervous system. *Biol Chem* **378**: 793-802.
67) Honda K, Sagara M, Ikeda M, Inoué S (2000): Reduced glutathione regulates sleep in

unrestrained rats by producing oxidized glutathione. *Sleep Hypnosis* **2**: 26-30.
68) Ikeda M, Sagara M, Sekino Y, Shirao T, Honda K, Yoshioka T, Allen CN, Inoué S (2001): The sulphydryl reagent, N-ethylmaleimide, disrupts sleep and blocks A1 adenosine receptor-mediated inhibition of intracellular calcium signaling in the *in vitro* ventromedial preoptic nucleus. *Neuroscience* **106**: 733-743.
69) Ramanathan L, Gulyani S, Nienhuis R, Siegel JM (2002): Sleep deprivation decreases superoxiside dismutase activity in rat hippocampus and brainstem. *NeuroReport* **13**: 1387-1390.
70) Tafti M, Franken P (2004): Genetics of delta and theta activities during sleep: deficiency in short-chain fatty acid β-oxidation affects theta oscillations during sleep. *Sleep Biol Rhythms* **2**: 534-535.
71) Gopalakrishnan A, Ji LL, Cirelli C (2004): Sleep deprivation and cellular responses to oxidative stress. *Sleep* **27**: 27-35.
72) Ikeda M, Ikeda-Sagara M, Okada T, Clement P, Urade Y, Nagai T, Sugiyama T, Yoshioka T, Honda K, Inoué S (2005): Brain oxidation is an initial process in sleep induction. *Neuroscience* **130**: 1029-1040.
73) McGinty D, Szymusiak R (2005): Sleep-promoting mechanisms in mammals. Principles and Practice of Sleep Medicine, 4th ed (Kryger MH, Roth T, Dement WC, eds), Elsevier Saunders, Philadelphia, 169-184.
74) Everson CA, Laatsch CD, Hogg N (2006): Antioxidant defense responses to sleep loss and sleep recovery. *Am J Physiol* **288**: R 374-R 383.
75) Asala SA, Okano Y, Honda K, Inoué S (1990): Effects of medial preoptic area lesions on sleep and wakefulness in unrestrained rats. *Neurosci Lett* **114**: 300-304.
76) Inoué S, Kimura-Takeuchi M, Asala SA, Okano Y, Honda K (1993): The preoptic area as an interface of circadian and humoral information of sleep and wakefulness. Sleep-Wakefulness (Mohan Kumar V, Mallick HN, Nayar U, eds), Wiley Eastern, New Delhi, 35-40.
77) Kimura-Takeuchi M, Inoué S (1993): Lateral preoptic lesions void slow-wave sleep enhanced by uridine but not by muramyl dipeptide in rats. *Neurosci Lett* **157**: 17-20, 1993.
78) Kimura M, Honda K, Okano Y, Komoda Y, Inoué S (1987): Interacting sleep-modulatory effects of simultaneously administered delta-sleep-inducing peptide, muramyl dipeptide and uridine in unrestrained rats. *Neurosci Res* **5**: 157-166.
79) Inoué S, Kimura-Takeuchi M, Honda K (1990): Co-circulating sleep substances interactingly modulate sleep and wakefulness in rats. *Endocrinol Exp* **24**: 69-76.
80) Kimura-Takeuchi M, Inoué S (1993): Differential sleep modulation by sequentially administered muramyl dipeptide and uridine. *Brain Res Bull* **31**: 33-37.
81) Inoué S, Honda K, Komoda Y, Uchizono K, Ueno R, Hayaishi O (1984): Little sleep-promoting effect of three sleep substances diurnally infused in unrestrained rats. *Neurosci Lett* **49**: 207-211.
82) Inoué S, Honda K, Okano Y, Komoda Y (1985): Behavior-modulating effect of sleep substances in fish and insects. *Sleep Res* **14**: 84.
83) Inoué S, Honda K, Okano Y, Komoda Y (1986): Behavior-modulating effects of uridine in the rhinoceros beetle. *Zool Sci* **3**: 727-729.
84) Takahashi Y (1974): Growth hormone secretion during sleep: a review. Biological

Rhythms in Neuroendocrine Activity (Kawakami M, ed), Igaku-Shoin, Tokyo, 314-325.
85) Zhang SQ, Inoué S, Kimura M (2001): Sleep-promoting activity of prolactin-releasing peptide (PrRP) in the rat. *NeuroReport* **12**: 3173-3176, 2001.
86) Krueger JM, Toth LA, Floyd R, Fang J, Kapás L, Bredow S, Obál F, Jr (1995): Sleep, microbes and cytokines. *Neuroimmunomodulation* **1**: 100-109.
87) 井上昌次郎 (1995): 眠りと生命(4) 免疫は睡眠とどのように関連するのか. 感染・炎症・免疫 **25**: 268-271.
88) Krueger JM, Majde JA (2005): Host defense. Principles and Practice of Sleep Medicine, 4th ed (Kryger M, Roth T, Dement WC, eds), Elsevier Saunders, Philadelphia, 256-265.
89) Toth LA (1995): Sleep, sleep deprivation and infectious disease: studies in animals. *Adv Immunol* **5**: 79-92.
90) Chastrette N, Clement HW, Prevautel H, Cespuglio R (1988): Proopiomelanocortin components: differential sleep-waking regulation? Sleep Peptides: Basic and Clinical Approaches (Inoué S, Schneider-Helmert D, eds), Japan Scientific Societies Press, Tokyo/Springer-Verlag, Berlin, 27-52.
91) 井上昌次郎 (1995): 睡眠科学の重要性. 神経研究の進歩 **39**: 5.

5. 睡眠は大脳を賢くする

a. 眠りは人生を豊かにする

● 睡眠はなぜたいせつなのか

　何の役にも立ちそうもない睡眠は，これまで，ともすれば軽視されてきました．ところがいま，世界中で，睡眠とはなにか，睡眠の役割はなにか，どうすればうまく眠れるのか，といった問題が注目されています．人類がこんなに睡眠に関心をもった時代は，これがはじめてです．これまで，無為無産の時間であるかのような睡眠は，ともすれば軽視されてきました．短絡的な生産性や経済効率を重視する価値観からも，宗教的な高い精神の緊張を求める価値観からも，これは当然だったかもしれません．

　それには，理由があります．ハイテク社会が急速に発展して，人類の生活パターンが大きく変わりました．情報や物質の面で豊かになったかわりに，環境や心の面では大きなひずみを生じました．ストレス社会が出現したのです．その結果，世界規模で睡眠障害が増え，はかりしれない損失を招いています．そして，遅まきながら，この原因は私たちが睡眠を軽視したことのツケだったのだ，とわかったのです．こうしていま，私たちは睡眠を正しく知る必要にせまられているのですね．

　もうひとつの理由は，もっと科学的なものです．脳の研究が進歩して，睡眠や生物時計の役割がしだいに明らかになるにつれて，実利的ないし道徳的な尺度で計ってさえ，睡眠が無意味でないことがわかりました．無意味でないどころか，きわめて重要であることがわかったのです．生物学の観点でみれば，睡眠は高度の生理機能に支えられた適応行動であり，生体防御技術です．高次の

生命体として，ヒトは睡眠なしには生きていけないように設計されているのです．睡眠を適切にとることが，実利を追求するにも精神を高揚させるにも必須の前提条件なのですね．しかし，眠りや夢は身近な現象なのに，まだじゅうぶんには解明されていないことがたくさんあります．そこで，誰もがもっと睡眠のことを知りたいと，興味をいだくようになったのですね．

睡眠の役割とは，くりかえしていえば，大脳（眠る脳・考える脳・夢みる脳）を創り，育て，守り，修復し，よりよく活動させることです（第2章参照）．私たちは大脳に頼って生きています．だから，大脳の性能を支える睡眠の適否が，人生の質を左右するのです．適切な睡眠は，より豊かに生きることにつながります．逆に，不適切な睡眠は，より貧しく生きることにつながります．しかも，体内にあるいろいろな臓器のうち睡眠不足に最も弱いのが，大脳なのです．最高位の中枢である大脳の機能が衰え，誤動作をしやすくなるとどうなるか，自明でありましょう．

こうして，大脳の発達にともなって睡眠は進化し，大脳を管理する作業に集中するようになりました．「眠る脳」である大脳を管理するために，「眠らせる脳」という別の脳があって，複雑な神経回路をつくっています．脳幹とよばれる場所に，眠らせる脳は位置しています．ちなみに，いわゆる植物状態でも生命活動を支えているのが，ほかならぬ脳幹なのです．

ですから，睡眠は大脳のための休息である，という認識だけではふじゅうぶんです．たしかに，睡眠は大脳を休息させますが，もっと能動的に，大脳を点検修理して保全するという作業も営んでいます．さらに，大脳の休息を解いて活性化するプロセスも，睡眠のたいせつな作業です．これら一連の作業によって，私たちは眠っているあいだに「大脳機能を修復し，また，もっと賢くなれる」のですね．

● 快眠はストレスを解消する

地球上の自然環境が人類の経済活動の結果として荒れてきたのに呼応して，私たちの心も荒(すさ)んできたようにみえます．個人のレベルでみると，人びとはなにかにつけていら立ち，怒りっぽくなり，不満や不安を口にし，ムカついたりキレたりするようになりました．広域的にみても，資力や武力に強引に訴える貿易摩擦だの地域紛争だのが頻発しています．みな現代人の心のひずみ，つま

りストレスに起因する問題でありましょう．このままだと，地球ともども人類は絶滅への道をひたすら急ぐことになりかねません．

　この危機に対処する方法はあるのでしょうか．もちろん可能性ならいくつもあるでしょう．それは政治・経済・社会・科学技術・教育・医学……の観点からさまざまに論じられているとおりです．そのような高次の立場とは離れて，もっと基本的な方法が存在します．しかも，もっと個人規模で，もっと簡単かつ容易に実行でき，最も安上がりな対処法です．それは「よく眠る」ことです．

　葛藤のあるとき，「よく眠って頭を冷やせ」とか「一晩よく寝て出直せ」とか，人びとは言い習わしてきました．よく眠ったら悩みが消えて元気になった，一晩よく寝たら妙案が浮かんだ，と日常的に自覚できるからです．これは経験が教える自然則です．逆に，ストレスが嵩じると夜間の不眠と昼間の眠気に悩まされ，心身の健康を害する結果を招きます．これもまた，現代人が深刻に経験している自然則です．これら双方向の自然則について，いまでは生理学的な裏づけができるようになりました．

　では，睡眠は心の健康にどのようにかかわっているのでしょうか．前章でふれた眠りのメカニズムを例にとりましょう．睡眠は大脳の鎮静と解毒に貢献している，というものです．脳内からウリジンと酸化型グルタチオンという睡眠促進物質が特定されています．ウリジンは神経細胞の機能回復や新規情報の消去に貢献しているようです．また，酸化型グルタチオンは神経細胞の過剰な活動で生じる細胞毒（活性酸素）を解毒して，神経細胞を保護するとともに，過度の活動を抑制することにも貢献しています．つまり，眠ることによって，神経細胞に蓄積した有害な情報や物質が取り除かれ，日中のストレスのために疲労したり傷ついたりした脳の神経細胞も修復されて，活力を回復するのです．神経細胞が元気になれば，眠気もストレスも解消してしまうでしょう．妙案も浮かび，希望も生まれるでしょう．

　もうひとつ，これも前章でふれたストレスホルモンをみてみましょう．毎日規則的な生活をしていると，間脳にある神経細胞は生物時計（体内時計）の信号にもとづいて，早朝からコルチコトロピン放出ホルモンを分泌しはじめます．このホルモンは脳下垂体にはたらきかけてコルチコトロピンを放出させます．コルチコトロピンは副腎皮質にはたらきかけてコルチゾールを分泌させます．これらはみなストレスホルモンとよばれます．こうして，起床前にコルチゾー

ルの血中濃度はしだいに高くなり，昼間はずっと高いレベルを保って，心身の活動を支えます．夕方以降は，生物時計の信号にもとづいて，コルチコトロピン放出ホルモンの放出は減りますから，コルチゾールの分泌も減って心身の活動レベルが下がってきます．眠りやすくなるのです．

　ところが，精神的な緊張がつづくと，大量のコルチコトロピン放出ホルモンが夕方以降も分泌されます．そのため，コルチコトロピンもコルチゾールもいつもより多く，夜間にもおよんで分泌されつづけます．ストレスホルモンには睡眠を抑制する作用がありますから，不眠になりやすくなるのです．また，ストレス状態では免疫が低下し風邪など病気にかかりやすくなりますが，これはコルチコトロピンが夜間の免疫回復機能を妨げるからです．規則的な生活をしてよく眠っているなら，ストレスホルモンは睡眠中にほとんど分泌されません．ですから，脳の神経細胞は休息でき，昼間のストレスを解消させたり軽減させたりできるのです．

　いまから200年以上も前の18世紀末に，ドイツの医学者フーフェラント[1]は『長寿学』という啓蒙書のなかでこう強調しています．睡眠とは私たちが身体的・道徳的に存在するための「いちばん賢い行為のひとつ」であり，睡眠の時間が削られたり精神的緊張で占められたりすると生存にとって最も不利となる，と．心身の健康と長寿のためには睡眠がきわめてたいせつである，というわけですね．

● 眠りをどのように管理すればよいのか

　睡眠はもともと適応性が高いのが特性です．眠ると意識レベルも筋緊張も低下します．ですから，身のまわりの状況変化を的確に理解して瞬時に行動をおこすことができません．そのため生命を危険にさらすことにもなりかねません．にもかかわらず，眠らないと大脳機能が誤動作しやすくなり，まともな知覚も判断もできなくなり，同様に生命を危険にさらすことになりかねません．眠ると危ないし，眠らなくても危ないのですね．

　そこで，大脳に依存せざるをえない高等動物は，覚醒と睡眠とを対極的に両立させながらなんとか生存を確保できるよう，進化の過程でさまざまな戦略をあみ出してきました（第3章参照）．どうすれば安全に眠れるか，どうすれば効率よく眠れるか，どうすれば目覚めよく活動できるか，あの手この手の睡眠

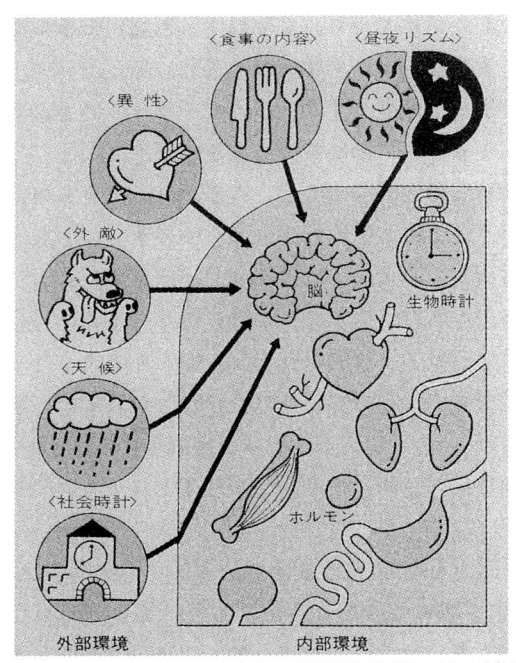

図 5.1 生体内外の環境から入力される睡眠修飾要因（井上[2]を改変）.

パターンを周囲の条件に対応して使い分ける技術を開発してきたのです．それゆえ，睡眠は適応性や柔軟性をみごとに実現した，いかにも生き物らしい高次の生存技術であり，多様性の極致とさえいえるハイテク機能となっています．

ですから，ヒトという単一種のなかでも，睡眠はさまざまな要因で大きく変化します．睡眠の長さ・深さ・1日に占める時間帯と回数は一定ではなく，個人差が大きいのです．男の眠りと女の眠りもちがいます．つまり睡眠には性差もあるのです．同一人においてさえ，年齢によって大差があって睡眠の質も量もしだいに変化します．量の不足を質で補うことも容易にできます．さらには，生活習慣や心身の変調や気候など状況に応じて柔軟に変化します．食物や薬物にもかなりの影響を受けます．あらゆる入出力が結果的に当人の睡眠に反映されるのです（図 5.1）[2]．こうみると，睡眠は先天的な要因と後天的な要因の両者にたくみに順応できることがわかります．前者は DNA に書きこまれたプログラムにもとづくのでしょうし，後者は中枢にフィードバックされる体験情報にもとづくのでしょう．

最近は日常生活がいちじるしく変化して，寝起きの習慣が多様化してきました．それにともなって，おとなばかりでなく，子どもの眠りについての悩みも，社会的な問題になりつつあります．

　本来，眠りはさまざまな生活習慣に柔軟に適応した機能をもち，多様性に富むとともに，個性的なものなのですが，近代以降，人類は眠りを型にはめて規格化してきました．なんであれ，効率よく集団を管理するには，規格化して一律にしておくと都合がよいからです．ですから，これまでは，会社も学校も決まった時間割をきちんと守ってきましたし，また，守らせることができたのです．ところが，ハイテク社会の到来とともに，この原則がくずれてきました．

　原因はいろいろあります．なかでも，決定的な原因は，人類が夜にも活動するようになったことです．1日は24時間ありますから，残業を増やしたり，交代勤務を実施したりするほうが生産性は高まります．都市の交通機関の発達や自家用車の普及により，深夜に移動したり遊んだりできます．電子レンジや冷蔵庫のおかげで，いつでも食べられます．インターネットやテレビゲームは時刻を選びません．

　そんなことから，眠りをどのように管理すればよいのか，各人が各様の問題をかかえたまま，適切に対処できないで悩んでいるようにみえます．睡眠に関する問題の対策を考えるには，前章までに扱った睡眠の基本的な役割とそのメカニズムについてじゅうぶん心得たうえに，これを参考にするのが近道です．「よりよく眠る」ことは「よりよく生きる」ことを意味します．無用なマニュアルを求めたりせず，睡眠の基本法則にもとづいて，個性的な生活をみずからデザインするのが有用です．睡眠の良し悪しは，自己管理の結果の良し悪しをそのまま反映しているのです．

b. 眠りはなぜこんなにも変わりやすいのか
　　―ヒトの睡眠の特殊性と多様性―

● ヒトの睡眠は枠にはめられている

　ヒトの睡眠とほかの哺乳動物の睡眠は，生物学的にみれば本質的に同じです．しかし，動物たちはヒトのように連続して長く覚醒しつづけたり，連続して長く眠りつづけたりすることはしません．動物たちは1日に何回も眠る「多相性

睡眠」のパターンを示します．これに対し，複数の睡眠単位をつないで1日1回の「単相性睡眠」のパターンに修飾して，概日リズムの休息期に貼りつけてしまったのが典型的な現代人の眠りです．

　この原因は，学校や職場の時間割に拘束されて，睡眠は人為的な制約のもとに，社会的ないし文化的に管理されるためです．つまり，ヒトの睡眠は自然のままではなく加工されたものです．とはいっても，高等動物の頂点に位置するとされるヒトの睡眠も，もともと多様性に富むものです．多様性ゆえにヒトの睡眠はたいへん個性に富んでいますから，自分なりに工夫して快眠法を開発できる可能性があるのです．

　世の中では1日に8時間寝ることが基準だとみなす傾向がありますが，ヒトもまたさまざまな生きざまとともに，さまざまな寝ざまを実行できる素質や能力をもっているのですね．そんなわけで，睡眠時間の短さを自慢する元気いっぱいの人もいれば，寝床に長く横たわっていないと元気の出ない人もいます．ひとことでいうなら，睡眠時間に長短があるのは，それこそ睡眠の本質だからです．

　そんなわけで，1日8時間夜間に連続して寝るのが絶対基準であるかのように受け取り，これにこだわる人はストレスをひとつよぶんにかかえることになるのです．ときには，それが皮肉にも不眠を助長することにさえなります．枠にはめなくてよいはずの睡眠に，画一的なマニュアルをなにがなんでも押しつけようとするからですね．

● 眠りは年齢によってちがう

　睡眠の質と量は年齢に大きく依存しています．すでに第2章でご存知のように，睡眠は大脳の発達とともに発達し，同時に，大脳は睡眠の発達とともに発達するからです．ですから，大脳が未発達のうちは，睡眠も未完成の状態にあるのです．そればかりではなく，睡眠が大脳を発達させるという面もあります．したがって，ヒトの睡眠は胎児・新生児・乳児・学齢期・思春期・青年期……と流動的に変化します（図2.6と図2.14左参照）．

　胎児期や新生児期の睡眠は未分化で，成人にみられる典型的なノンレム睡眠やレム睡眠が完成していません．この時期を特徴づけるのは，睡眠時間の総量が多く1日の半分から3分の2を占めることです．そして，レム睡眠の原型で

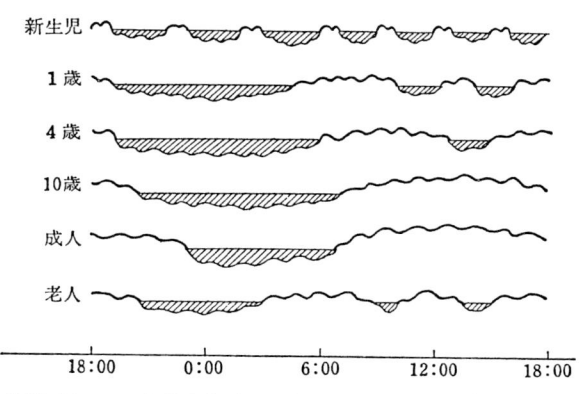

図5.2 睡眠パターンの加齢変化（クライトマン[3]の原図に大熊[4]が追加したもの）．斜線の時間帯が睡眠，その他は覚醒．横軸は1日の時刻．

ある動睡眠の割合がきわめて大きいのも特徴です．1回ごとの眠りは40〜60分と短く，小刻みに昼も夜もしょっちゅう眠っています．つまり，生まれつきの睡眠パターンは多相性です（図5.2）[3,4]．このように1日に何度も眠るのは，1日単位の生活リズムをつくる生物時計がまだ完成していないからです．

しばらくすると，乳児の睡眠パターンには，1日のうちで眠りがすくない時間帯と眠りが多い時間帯とが分かれてきます．生物時計の作用が発揮され，睡眠の小刻みなリズムがほぼ1日周期の概日リズムに組みこまれたからです．

生まれつきの概日リズムの周期はおよそ25時間ですから，乳児の1日は昼夜リズムとかかわりなく，約25時間周期で進行します．この現象は，生物時計が外界リズムに同調できるようになるまでつづきます．やがて，生物時計は環境の昼夜リズムや周囲の人びととの接触をもとに，外界リズムに同調できるようになり，24時間周期のリズムで生活するようになります．こうして，脳内の生物時計が環境の昼夜リズムや社会の活動リズムに同調できる機能が完成します．睡眠は昼夜リズムと同調し，昼寝がすくなくなって，夜に連続した長い眠りが出現するようになるのです．

幼児期には，はっきり脳波で区別できる成人のような2種類の睡眠ができあがります．そして，2歳以上になるとノンレム睡眠がまず出現したのちレム睡眠がつづく，という睡眠単位が確立します．レム睡眠の割合が減るのと入れかわりに，深いノンレム睡眠（熟睡）の割合が増えます．これは幼児期の際立っ

た特徴です．睡眠単位はしだいに長くなって，5歳から10歳にかけて約90分に落ち着きます．全睡眠に占めるレム睡眠の割合は，このころまでに劇的に減ってしまいます．この約90分の睡眠単位がいくつかつながって，成人型の単相性睡眠パターンができあがるのもこの時期です．そして，昼間にはあまり寝なくなります．

　思春期から青年期にかけては，学校や職場の時間割に拘束されて，睡眠は人為的な制約のもとに，社会的・文化的に管理されるようになります．そのため，睡眠総量は減りますが，個人差も大きくなります．連続して覚醒している時間が長いので，睡眠の量の不足を質で補うという埋め合わせ機能が作動して深いノンレム睡眠の多いパターンが継続します．個人差があるにせよ，若い人は寝つきがいいし，熟睡しやすいのですね．

　中高年齢期の睡眠は加齢とともに質が悪くなることが特徴です．睡眠はとぎれなく維持されにくくなり，分断されて中途覚醒が増え，こまぎれにされてしまいます．深いノンレム睡眠が極端に減ってしまうのです．そのせいで，起床したときに熟睡感が味わえませんし，昼間には眠気に悩まされます．昼寝や居眠りが増えます．もちろん，ここでも個人差が大きいはずですね．

　そのほか，中高年齢期には生物リズムの位相が前進して，早寝早起きになってきます．なぜかといえば，覚醒や睡眠を持続させる「脳力」が弱くなってくるからです．そのため日中にしっかり覚醒しつづけにくくなり，眠気が早めに訪れます．そこで早めに就寝すると，こんどは睡眠圧が弱くて眠りつづけにくいため朝早めに目覚めます．こうして悪循環にはまるのですね．歳をとると朝早く目覚めることは，高齢者の宿命といえましょう．さまざまな睡眠障害が芽生えてくるのもこの時期の特徴です．

● 眠りは男女でちがう

　眠りは女性と男性ではかなりちがいます．つまり，睡眠には性差があるのです（図5.3）．では，どこがどのようにちがうのでしょうか．その前に，ホルモン分泌の男女差についてふれましょう．

　女性には，思春期から更年期までを特色づける月経周期や妊娠・哺育の期間があります．これらの生殖活動にともなって，脳下垂体ホルモンと女性ホルモンがダイナミックに分泌されます．これに対して，男性の生殖活動には，この

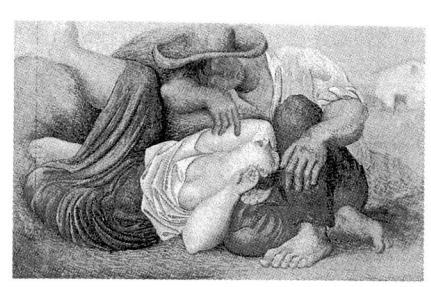

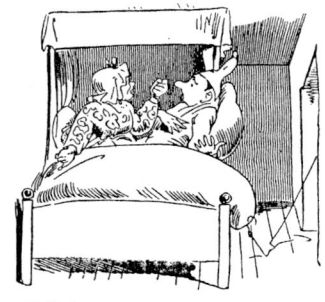

図 5.3 男女差．左：ピカソ画『昼寝』(1919年)．右：19世紀ドイツの詩人画家ヴィルヘルム・ブッシュ (1832-1908) の戯画[5]より．これらは原作者の意図とかかわりなく借用してあります．

ような週・月単位の劇的なリズムはありません．男性では生涯をとおして，男性ホルモンや関連する脳下垂体ホルモンがあまり変動なしに分泌されています．ホルモン分泌に性差があるのは，生殖機能をコントロールする脳(性中枢)が男女・雌雄でちがうからです．このちがいが睡眠に反映されるのです．睡眠を管理する脳（睡眠中枢・眠らせる脳）の一部は，性中枢と近接していますから，たがいに連携しているのですね．

さて，女性ホルモンには大別して2種類あります．このうち，卵胞ホルモンには眠気を抑制する効果があります．逆に，黄体ホルモンは眠気を促進する効果があります．ですから，卵胞期は比較的眠気がすくないのに対して，黄体期は比較的だるかったり，眠かったりすることになりやすいのです[6]．いっぽう，男性の眠りにはこのような変動はありません．男性ホルモンは睡眠にはほとんど影響を及ぼさないからです．

ほかの動物でも同じです．たとえば，ネズミの雄では毎日の睡眠量がほぼ一定ですが，雌では，ヒトの排卵期に相当する発情期にきわめて行動的になり，睡眠量がいちじるしく減ります．交尾する相手とデートするため，眠るどころではないのですね．また，ヒトの黄体期に相当する発情間期には，雌ネズミはまったく雄を受けつけずに，よく眠ります．さらに，交尾に成功して妊娠が成立すると，非常によく眠るようになります[7-9]．

なぜこのような性差が存在するのでしょうか．私は次のように考えています．種属の生命をリレーする女性・雌性の生物学的使命を睡眠の側からも支援するため，生殖活動に合わせてたっぷり眠れる・起きていられるようなプログ

ラムが性中枢に内蔵されているからだ，と[10]．

　個体の生命は有限ですから，再生産（生殖）という方法で次代に継承しなければ，種属は絶えてしまいます．ですから，子どもをつくることは，すべての生物にとって最優先すべき重要な課題です．この課題の大半は，女性が分担しています．これは女性の特権というべき崇高な役割で，男性にはまねのできないものです．この役割が睡眠によって手厚く保護されているゆえに，女性の眠りは男性の眠りとちがうのです．

　ヒトのように高等な生き物では，次世代の子どもをつくるのに複雑な手順が必要です．下等な動物のように，卵を産みっぱなしというわけにはいきません．つまり，子宮内に受精卵を着床させて，胎児をはぐくみ，出産し，哺育するという一連の作業です．これらの時間のかかる作業を側面から支援するため，睡眠を増やす指令が脳にプログラムされています．妊娠すると眠くなるという現象も，その一例です．妊娠初期には黄体ホルモンの分泌がいちじるしく増えて，眠気を高めるのです．

　当然のことながら，妊娠してお腹（なか）に胎児のいる母親が，活発に動きまわってエネルギーを消耗するのは好ましくありません．じっとしていてエネルギーをむだ使いせず，外敵に見つかる機会も減らし，よけいな心配ごとを避け，流産しないよう筋肉の緊張をゆるめるとなると，眠ることが最良の方策となります．

　ただし，妊娠初期に増加した睡眠量は，妊娠後期つまり出産まぎわでは減ってきます．これもホルモン分泌パターンの変化に依存することがわかっています．

　哺育期にはプロラクチンという脳下垂体ホルモンが，乳汁放出にたいせつなはたらきをしています．このホルモンは，睡眠中に分泌されます[11]．ですから，母親が眠ると乳がよく出ることになるのです．うたた寝しながら授乳している母親からは，たっぷりと乳汁が子どもに供給されているわけです．しかし，哺乳期間中には乳児の小刻みな寝起きや授乳の影響で，母親の眠りが分断されることになりがちです．乳飲み子をかかえた母親の寝不足は，しばしば社会の問題となります．母親が外で働いている場合はいっそう深刻です．

　そんなわけで，女性にはホルモン分泌に合わせて活動量を増やしたり，減らしたりする生理機能が内在しています．女性とりわけ母親は，男性のようにロボットみたいに働くのではなく，ホルモンのリズムに合わせて，休息時間を増

やしたり減らしたりするほうが，自然の理にかなっている，といえましょう．

　男女ともに高齢になると，睡眠の質はしだいに劣化してきます(前項参照)．夕刻過ぎに早やばやと眠くなる，熟睡しにくく，夜中にしょっちゅう目が覚めて睡眠がこまぎれになる，朝早くに目覚め，昼間に居眠りしてしまうなどです．加齢にともなって，睡眠の内容が悪くなったからです．こうして，さまざまな睡眠障害が増えてきますが，その傾向は男性よりも女性のほうにいちじるしく現れます．とはいえ，熟睡量は女性のほうに多く，また，若いころの睡眠パターンが同年配の男性よりもよく保存されていますから，眠りの老化の程度は女性のほうが軽いのです．

　しかし，主観的な自己基準で評価するかぎり，女性のほうが男性よりも睡眠内容に不満が多くなります．とくに，更年期以後の女性では，不眠の悩みを訴えたり，睡眠薬に頼ったりする比率が，男性よりもはるかに多くなります．

　このような男女差はどの国の統計も示していますが，原因はじゅうぶんに解明されていません．高齢女性の生物時計は位相前進をおこしやすく，起床時間が早くなってしまう傾向が男性よりいちじるしいという報告[12,13]があります．また，ライフサイクル上での大きな生理的・心理的・社会的変化が集約されて影響するのかもしれません[14]．最も大きな原因として，女性特有の生殖活動（周期的な排卵・妊娠・出産・哺育など）を裏づける内分泌機能が，更年期を境として消失することがあげられます．つまり生殖活動の終焉とともに睡眠による支援が打ち切られたのですね．

　更年期になって生殖活動に終止符が打たれると睡眠障害が多発する，という事実を裏返しにみると，女性の特権とでもいうべき次世代再生産の機能が，睡眠によっていかに手厚く保護されているかがよくわかります．ひきかえ，若いときから睡眠内容の劣る男性は，女性のような劇的な落差がないぶんだけ，落ちこみを実感しないですむのです．こんな落ちこみを軽減するために，なにか有効な手だてはないものでしょうか．これについては次節をごらんください．

　とはいえ年齢をとおして平均すれば，いっぱんに睡眠の質的内容は男性のほうがはるかに悪いのです．睡眠時の呼吸機能が男性で弱いからです．睡眠時無呼吸症候群とよばれる疾患は不眠や過眠の原因となりますが，これは圧倒的に中高年男性に多いのです．新生児突然死症候群も睡眠中の呼吸障害と考えられていますが，これも男児に多いのです[15]．

● 眠りの長さは人ごとにちがう

　人並み以上に長く寝床にいる人とあまり長く眠らない・眠れない人がいます．こうした個人差は，かなり遺伝的な素質にもとづくことが知られています．睡眠の多様性は，日々の生活パターンによるだけでなく，生まれながらのものでもあるのです．

　ですから，長眠あるいは短眠の傾向は，赤ちゃんのころからすでに現れます．赤ちゃんなら，みんな眠ってばかりいる，というわけではないのです．それゆえ，ある赤ちゃんはよく眠るのに，ほかの赤ちゃんはいつも目を覚ましているということがおこります．

　保育園や学校のように集団をまとめて管理する場では，子どもに睡眠の多様性があることを前提にしていないのがふつうです．そのため，年齢差・発育差・個人差・個々の家庭の事情のちがいなどによる，子どもの睡眠の多様性に振り回され，しばしばやっかいな問題が生じることになりがちです．

　世の中には「1日に8時間眠らなければならない」と，かたく信じている人がいます．たしかに，1日の3分の1を睡眠のために確保しておくことは好ましいことですが，睡眠が絶対に8時間必要だという根拠はありません．それより短くても長くても，よいのです．短くても長くても，日常生活で自分の眠りが気にならなければ，つまり，自分の眠りについて悩みがなければ，それでよいのです．

　眠りの長さは人さまざまです．睡眠の長さについてよく引き合いに出されるのが，フランス皇帝のナポレオン一世やアメリカの発明王トマス・エジソンの短眠と，物理学者アルベルト・アインシュタインの長眠です．イタリアの天才レオナルド・ダ・ビンチは，1日を6分割し4時間ごとに15分だけ寝ていたそうです[16]．つまり合計1時間半の睡眠で生活したわけです．偉人たちのこんな逸話は，現代の睡眠研究者たちによって厳密に再検討され，いまではほとんど否定されかかっています[17,18]．ともあれ，まったく眠らないという人はいません．ヒトは睡眠なしには生きていけないのです．超多忙な皇帝や実務家が激務のさなかにさえ短くとも睡眠を確保していた側面のほうを，私は高く評価するのです．

　寝つきがたいへんよく，目覚めはいつも爽快で，毎夜6時間未満しか寝床にいない人は，「短眠者」とよばれます．毎夜9時間以上は寝床のなかで過ごす

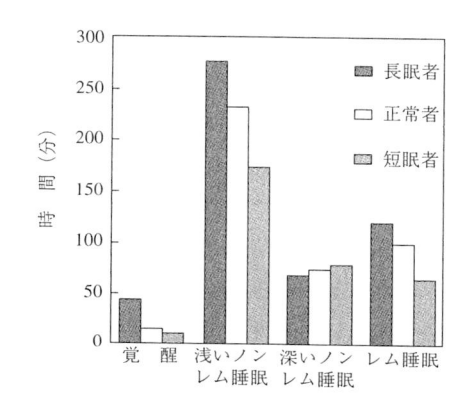

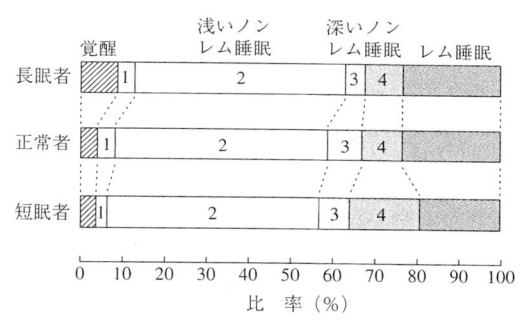

図 5.4 短眠者は睡眠効率がよく，しかも深いノンレム睡眠の割合が多いのが特徴です（ハルトマン[19]のデータから井上[20]が作図）．下図の数字は睡眠段階（43 ページ参照）．

なら「長眠者」とよばれます．いずれも自分なりの睡眠が維持されるなら，健康人そのものです．短眠者と長眠者はいずれも人口の5〜10パーセントを占めるとされますが，それよりはるかに低い数値だという主張もあります．短眠者はステレオタイプの楽天家であるのに対し，長眠者は自由な発想のできる神経質な人だという説が提唱されています[19]．短眠と長眠とは遺伝的な素因にもとづく傾向がありますが，かならずしも固定されたものではなく同一人で変動することもあります．

短眠と長眠との決定的な差は，睡眠の質のちがいです．短眠者は睡眠効率（実際に眠った時間と寝床にいた時間との割合）がよく，しかも深いノンレム睡眠（熟睡）の割合が多いのが特徴です（図5.4）[19,20]．相対的に熟睡量が多くて中途覚醒や浅い眠りがほとんどないので，時間が短くてすむのですね．これに対

し，長眠者は浅いノンレム睡眠・レム睡眠・中途覚醒の割合が多く，質の悪い眠りを継続させていることになります．おもしろいことに，短眠であっても長眠であっても，深いノンレム睡眠の総量はほとんど同じです．

　短眠者には軽い躁状態のような行動を示す傾向もみられますが，心理学的には正常とされています．また，円満で有能な人で，くよくよしない人とみなされています．むしろ，睡眠時間が短いことから，当人のまわりにいる家族やかかりつけの医者のほうが心理的・医学的な異常を引きおこしはしないかと心配したり，家族との人間関係を居心地悪くさせたりする程度なのです．どうしてこのような生活習慣が身についたのか，いちがいに特定できません．一念発起して，とか，仕事の都合で，とか，いろいろです．親が短眠だと子どもも短眠の傾向がある，という遺伝と環境の両要因も知られています[21]．短眠パターンはふつう青年期に始まり，一生涯つづきます．いずれにしても，メリハリのきいた生活リズムが，短いけれど効率のよい睡眠時間帯とすっきりした目覚めに始まる活動的な覚醒時間帯を支えているのです．

　長眠者は職場や学校の都合から，勤務日や登校日には一夜に9時間未満しか睡眠がとれず，日中に睡眠不足の症状，つまり眠気や高次精神能力の低下が出現します．そのため，週末や休日には12〜15時間眠ることになります．多忙な現代社会では辛い生活です．長眠者はふつう心理面では正常ですが，特徴的な人格をもっているようです．にぎやかで外向的な短眠者にくらべると，社会的に内向性で，軽い鬱状態または不安状態にあり，心配性な人とみなされています．あまりにも眠りが多いために家族や社会との関係がうまくいかなくなり，なにか病気があるのではないかと疑われるのですが，特別な疾患はなにもなく，ただただたくさん眠らないと元気が出ないだけです．この理由は，睡眠効率がきわめて悪く，浅い眠りと中途覚醒がやたらに多いからでしょう．長眠のパターンはふつう小児期に始まって思春期初めに確立し，一生涯つづきます．長眠傾向は女性に多く，家族性に発生する傾向があるとされてはいますが，はっきりした遺伝的根拠はありません[15]．

　イギリスのレイ・メディス[21,22]によれば，短眠者のなかに1日にたった1時間弱しか眠らず，しかも起きているとき何の障害も示さないという人が，わずかながら実在します．一夜平均49分しか眠らないで70年も元気に活躍している女性とか，記録をとった14夜のうち9夜しか眠っておらず，1回の眠りは1

時間程度という35歳の男性の話が紹介されています．16歳以降は一夜に15分以上は眠ったことがないという中年男性も実在するとのことです．これらごく少数の人たちを「無眠者」とよびます．

このような極端な短眠の背景にどのような脳のはたらきが存在するのか，よくわかっていません．おそらく，ふつうの人なら睡眠中にしかできない脳機能が，覚醒中にうまく実行できるのでしょう．無眠者といっても，まったく眠らないのではなく，ほんのわずかの睡眠でこと足りるという点に意味がありそうです．やはりどんな人であれ，まったく睡眠なしに生きてはいられないのですね．

● 眠りの時間帯は人ごとにちがう

入眠時刻あるいは起床時刻に関しては，「朝型（ヒバリ型）」と「夜型（フクロウ型）」という個人差があります[23]．朝型の人たちは，早寝早起きで，午前中のほうが体調はいいし，頭も冴えています．夜型は宵っぱりの朝寝坊で，調子が出るのはいつも午後からです．両者のあいだに「中間型」の人がいるわけです．朝型や夜型があるのはなぜでしょうか．脳内にあって活動期の始まりや終わりを告げる生物時計には，万人共通の標準時があるわけではありません．針が進んでいる人もいれば，遅れている人もいます．中間型に比して，前にずれたか後ろにずれたかのちがいです．1日のうち寝床で過ごす時間帯にかなりの個人差が出てくるのは，これが原因です．朝型と夜型の位相のずれは，体温リズムにも密接な関連があります．つまり，体温のピークが早めにくる人は朝型，遅めにくる人は夜型というわけです．

生物時計が24時間周期であって昼夜リズム・社会時計と同調している点では，朝型でも夜型でも同じです．社会生活のスケジュールと同調できるかぎり，つまり，学校や社会の時間割と睡眠のリズムがうまく組み合わせられるかぎり，生物時計は24時間周期で活動と休息のリズムを維持できるからです．ですから，すくなくとも生物時計に関するかぎりでは，「早起きは三文の徳」であるわけでもなければ，「宵っぱりの朝寝坊」が悪徳であるわけでもありません．

とはいえ，朝型と夜型を比較すると，後者のほうが現代の夜型の都市生活では有利だ，とする見方もあります．朝型は生活の規則性が確立しているので融通がききにくいという面がありますが，夜型は交代勤務や夜勤など不規則な生

168   5. 睡眠は大脳を賢くする

時刻 16   20   00   04   08   12   16

明期　　　　　暗期　　　　　明期

活動　　休息　　　　　24時間周期で昼夜リズムに同調

活動　　　　　　　　休息

約25時間周期でフリーラン

活動　　休息　　　　　24時間周期で昼夜リズムに同調

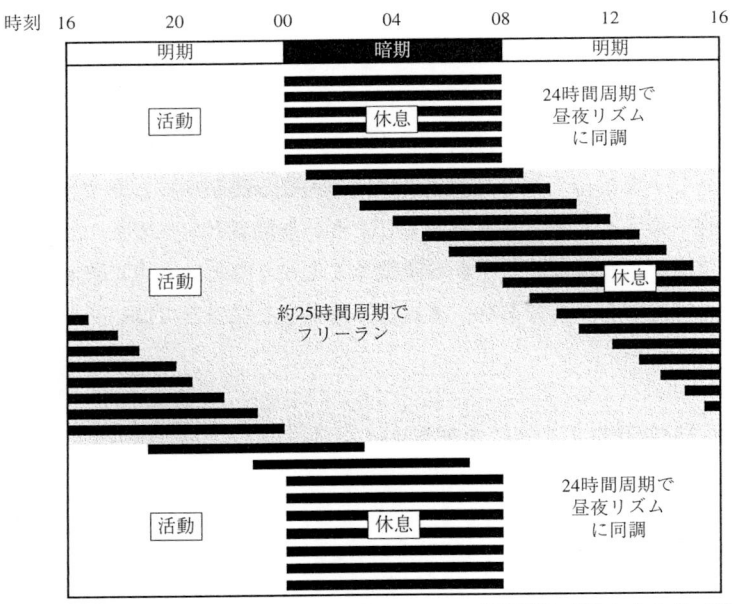

図 5.5 寝起きのリズムは外界の昼夜リズムの影響下では24時間周期に同調しますが，影響外では生まれつき固有の約25時間周期を示します．この状態を「フリーラン」といいます．

活への適応力が高いから，というものです．

ところが，これらとは別に寝起きのリズムが昼夜リズムと同調できなくなってしまう自由継続型（フリーラン型）があります．生物時計の生まれつき固有のリズム（ふつう約25時間周期）が，外部環境の24時間周期によってリセットされないためにおこる現象です．洞窟のなかで社会から隔離された生活をするといった特殊な条件では古くから知られていましたが，最近では人工的な都市環境で昼夜リズムとかかわりなく生活する人が増えて，自由継続型の人が増えつつあります（図5.5）．いわゆる概日リズム障害の症例です．

● **眠りは季節ごとにちがう**

多様な気象条件がヒトの睡眠パターンに影響を及ぼしています．わが国では春先に「春眠暁を覚えず」という現象が国民的話題となります．同じような現象は韓国では「春困病」，ヨーロッパでは「春の眠気」とよばれています[2]．わが国ではまた，「寝苦しい熱帯夜」（夏）とか「燈下親しむ候」（秋）といった

常套句があって，季節が睡眠ないし意識水準に大きくかかわっていることがよく言い表わされています．じじつ，日本人の睡眠は盛夏の7〜8月に有意に短く，晩秋から初冬の11〜12月に有意に長くなります[24]．

赤道直下では，昼夜の時間差が年間をとおしてほとんどなく，昼（明期）と夜（暗期）の長さがそれぞれ12時間の環境条件が年間をとおして維持されます．平地では気温が高く，熱帯地帯が広がります．概して湿度は高いか低いかのいずれかであり，それぞれ雨季と乾季となります．いっぽう，緯度の高い寒帯域では，夏季の明期と冬季の暗期はともにきわめて長くなります．そのため，日長や気温は四季および昼夜をとおしてダイナミックに変化します．熱帯と寒帯との中間には，わが国のような温帯域があり，多様な気象条件が存在します．こうした外界の環境条件がヒトの睡眠パターンに影響を及ぼすことは，容易に理解できることですね．

春は眠い季節だという実感が，多くの日本人に共通しています．春の朝はすっきり起きられなくてあたりまえだ，という認識です．春は生理的には生体機能の交替期であり，体内のさまざまな活動がさかんになるために，寝不足になりがちです．たとえば，恋の季節です．また，年度の交替期でもありますから，社会のさまざまな活動がさかんになるために，寝不足になりがちです．たとえば，受験・卒業・入学・就職・転勤・花見の季節です．

こんな劇的な変化が睡眠不足を招き，朝の寝起きの悪さや昼間の耐えがたい眠気に反映されます．しかも，幸か不幸か，暖かい季節になって居眠りしやすい環境条件がととのいますから，ついつい，うたた寝することにもなります．そのぶんだけ，夜の寝つきが悪くなり，朝寝しがちになり，昼間眠いという悪循環にはまるのですね．

ところが，春になって1日のなかの明るい時間帯が毎日長くなっていくと，メラトニンというホルモンの作用する時間がどんどん短縮されます[25]．メラトニンは，外界が暗くなると脳内の松果体から分泌され，外界が明るくなると分泌されなくなるからです．ヒトでは，メラトニンは眠気を促進します．暗い夜に眠りやすく，明るい昼に眠りにくいのはそのためです．朝早くから明るい春には，「春はあけぼの……」と『枕草子』の冒頭に夜明けの光景を讃美した清少納言のように，早朝から目覚めやすい生理状態にあるのです．つまり，寝坊しにくくなっているのですね．

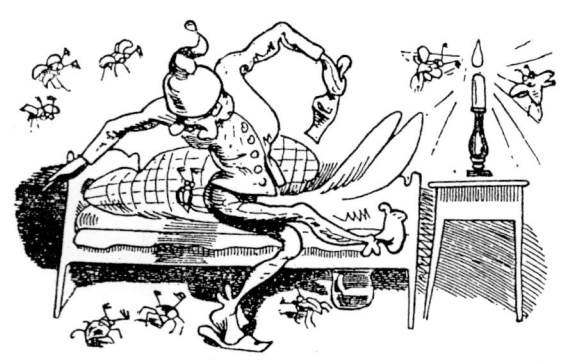

図 5.6 夏には夜行性の虫たちが睡眠不足の原因になります．ヴィルヘルム・ブッシュ（1832-1908）の戯画[5]より．

　また，夜の長い寒い冬から解放されて，春には生き物たちが活気づきます．冬眠していた生き物も目を覚まします．ちなみに，「春の目覚め」ということばがありますが，これは性に目覚めること，つまり思春期（春機発動期）を表します．いずれにせよ，春は本来さまざまな生体機能が活発に始動する季節であり，いろいろな意味で目覚めの時期なのです．なぜ1年のうちで春は眠いのかといえば，1日のうちで朝は眠いのと同じなのかもしれませんね．

　夏は最も睡眠不足になりやすい季節です．夜が短く，早起きと夜更かしを強いられます．寝所の気温も湿度も高すぎて睡眠を妨げます．汗を蒸発させて体表からの放熱を促進し，深部体温を下げなければならないのに，それがしにくいからです．虫が睡眠を妨害することだってあります（図5.6）．また，夏には長い休暇があるため，生活リズムが乱されることがあげられるでしょう．そのため，眠気の日周リズムを調整する脳内の生物時計が時差ぼけをおこすからです．その埋め合わせとして，夏は1年のうちで最も昼寝が実行される季節でもあります．

　晩秋から初冬にかけて，日照時間が急速に短くなっていき，寒さが身にしみるようになると，多くの人がものの哀れを実感します．まだ暗い朝には寝床から抜け出すのがおっくうで食欲もなく，昼間には眠くてついうとうとしてしまい，暮れやすい宵の口にはなんだかもの悲しくなってしまう人もいます．この時期に，日本人は最も長く寝床にいます．すこし前までの「天高く馬肥ゆる秋」には，旺盛な食欲があり，早寝も夜更かしも苦にならず，「読書の秋」として

頭が冴え,「体育の秋」として活動的だったのとは,たいへん対比的です.

　雨や雪が多く外界の昼夜リズムのメリハリのすくない地方では,生活リズムのメリハリもつけにくくなりがちです.この傾向が増幅された季節性感情障害という疾患が,昼夜の時間差の大きな高緯度地帯で知られています.つまり,冬季に鬱病のような症候群が現れ不眠になるのです.これは,長い夜のせいで光による生物時計のリセットがむずかしくなり,24時間周期の活動・休息リズムが維持されなくなるからです.前項にふれた自由継続型の概日リズム障害と同様の状態が,冬季にかぎって出現するのですね.

● 眠りは社会ごとにちがう

　すでにご承知のように,ヒトはさまざまな生きざまとともに,さまざまな寝ざまを実行できる素質や能力をもっています.このような生得的な睡眠の多様性を,一定の枠にはめることは睡眠の本性をゆがめることになるはずです.

　多くの日本人は,日中ずっと勤勉に起きていて,眠りを夜間に連続してとるのがあたりまえと思っています.しかし,この眠りのパターンは,一部の文明社会で働いたり学んだりしているかぎられた人たちだけが実行しているもので,かなり特殊なものです.しかも,この眠りのパターンは,自然な生理的欲求を抑圧して,文化ないし社会の規律を強制する人為的なものでもあるのです.

　幼児期の習慣であった昼寝は,学齢期になると許されなくなります.社会で働く人びとについても同様です.自宅での昼寝はともかく,学校や職場での昼寝や居眠りは悪徳だとする考えが普遍的であるかのようにみえます.公共の場での仮眠は,わずかに乗り物とか公園とか映画館のようなところでしか容認されていないようです.しかし,わが国ではありふれたこのような光景は,外国からの来訪者にとってしばしば奇異に感じられ,驚きの目で観察されることにもなります.

　しかし,多くの文明国で,昼過ぎの眠気に逆らって仕事をすることによって,能率の低下にとどまらず,判断の誤りや交通事故などがこの時間帯に多発しています[26](図5.7).もちろん,主睡眠期の夜間にむりして働いている場合には,さらに深刻なさまざまな問題が発生していることはよく知られているとおりです.これらの現象は,われわれが自然の原理を軽視したツケということになるのでありましょう.

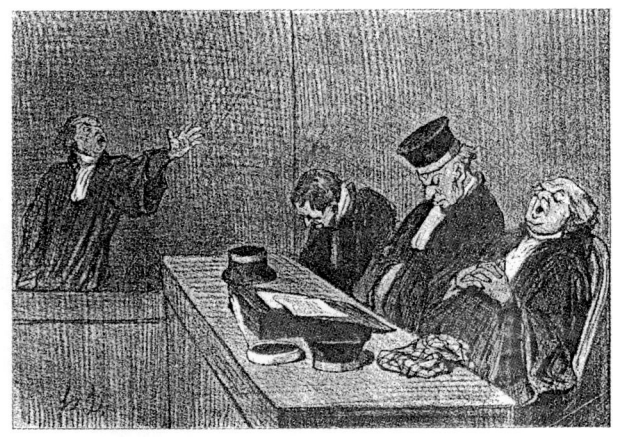

図 5.7 午後の眠気．フランスの画家オノレ・ドーミエ（1808-1879）の戯画集[27]より．本書では，原作者の意図とかかわりなく借用してあります．

　ヒトの眠気を時系列でみると，夜間の睡眠に向けて増大するばかりでなく，正午を過ぎたころにも小さなピークが出現します（図 2.17 参照）．これはヒトの生物時計に本来そなわる内因性のリズムだと考えられています[28]．つまり，気候や人種や文化のちがいに依存しない生理的ないし生得的な現象です．この小さな眠気のピークを休息の必要性のあらわれとして社会が容認するかどうかで，成人の睡眠パターンに昼寝が組みこまれるかどうかが決まってきます．ヒトの眠りは生理的な欲求よりも文化的拘束面のほうが優先するのですね．

　いっぱんに昼寝を文化的に認める社会は，気候からみて正午過ぎがきわめて暑い地域に多くみられます．また，産業面では戸外で肉体労働をする農業や土木関係の従事者に多くみられます．この時間帯に作業をすることがきわめてむずかしいからです．しかし，長めの午睡「シエスタ」が常習的であった地中海地域のギリシアでも，近年になってこの習慣が衰退する傾向にあります[29]．主な理由は，農村部の都市化が進行して都市型の生活，つまり週休 2 日制にもとづく 8 時間連続勤務のスタイルが導入されたことによるとのことです．

　経済・産業を至上とする先進諸国ではしだいに睡眠時間が短縮する傾向にあるばかりか，夜型のパターンで生活する人が増えています．不規則な寝起きをくりかえしたり，睡眠を犠牲にしたりして活動をつづける風潮もますます強まっています．その結果として，いま人類史上かつてなかった規模で睡眠障害が

引きおこされています．現代はまさに睡眠の受難時代です．

そこで「1日8時間睡眠が健康維持に必要」説が再認識されることになります．睡眠時間を確保するという点では，これは妥当な主張です．しかし皮肉なことに，ここから逆に睡眠時間の負債を気にするという不幸さえも発生しています．

ごく大まかにいうなら，眠りについてあまり神経質に考える必要はありません．睡眠が多少とも犠牲になるような生活をしたところで，なんとか埋め合わせができるのです．むしろ，健康維持にとっては，8時間まとめて寝ることにこだわるよりも毎日規則的な寝起きを心がけることです．自分に合った睡眠パターンを継続することです．

とはいえ，1日に8時間を寝ることに費やせるなら，寝不足気味の人はもっと幸せになり，世の中はずっと平和になるでしょう．

● 眠りは食事に左右される

第3章で，いろいろな動物が自分たちの住んでいる環境や食べている栄養の内容に応じて，さまざまな睡眠パターンを示すことを紹介しました．ヒトという単一種にとっても，多様な外因条件や体調は睡眠パターンをさまざまに左右しています．

たとえば，食べ物と眠りの相関です．昼食後になにがしかの眠気が生じます．この眠気は昼食のせいだとみなす人が多いようです．英語には「ポスト・ランチ・ディップ」という表現があります．「昼食後の(気分の)落ちこみ」という意味です．しかし，昼食後の眠気は昼食のせいとはかぎりません．前節にふれたように，眠気には正午を過ぎたころにも小さなピークが出現します．ほぼ半日を周期とするリズムです．昼食をとる・とらないにかかわらず，この時間帯にたやすく昼寝をすることができるのです．

では昼食後の眠気が昼食のせいでないのかというと，そうでもありません．食物は消化されて腸管から栄養素として吸収されます．栄養素のうちとりわけブドウ糖は血液を介して脳に入り，脳幹内の食欲中枢に作用して満腹物質を放出させます．満腹物質にはコレシストキニン・ボンベシン・酸性線維芽細胞成長因子・レプチンなどがあり，いずれも満腹感を誘発する物質です．おもしろいことに満腹物質はお腹がいっぱいになったという信号を出すだけではなく，

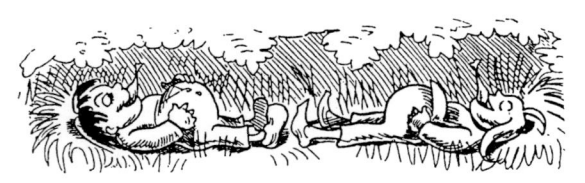

図 5.8 満腹と眠気（ヴィルヘルム・ブッシュの戯画[5]より）.

睡眠物質として眠気を高める作用を合わせもっています．昼食にかぎらず食事のあとの一時的な眠気の高まりは，このようなメカニズムがかかわっているのでしょう（図 5.8）．

　食後の眠気は生物学的には合目的性の高いものです．消化活動にとっては，食後に激しく運動するよりも，うとうとして休息しているほうが好都合だからです．つまり，食べたあとには眠りがつづくという関係と，眠ったあとには食べるという関係が連動しているのです．

　けれども，食べることと眠ることとはもともと相容れない性質をもっています．摂食は意思的な行動です．それゆえ，高い覚醒レベルが要求されます．ですから，一見矛盾するようですが，眠気を抑えるにも食事が有効です．食べる行為によって脳の覚醒レベルを高めることができます．ですから，昼寝のかわりにおやつを食べて眠気を解消することもできるのですね．また，朝の目覚めをよくするにもたいへん有効な方法です．

　いっぱんに，起床したのち生物時計の概日リズムを 24 時間周期にリセットして目覚めをすっきりさせるには，強い光を浴びること，身体を動かしたり朝食をとったりして体温を高めエネルギーを脳に補給すること，意欲的に行動して大脳を活性化することが有効です．とくに，朝食はたいせつです．睡眠中には長いあいだ，絶食と断水の状態にあったわけですから，脳にも筋肉にもエネルギーと水分を送ってやらなければなりません．これは体内から体温を高めることにもなります．それに，食べるという行為は，自分の大脳がはたらいてはじめてできることですから，大脳を活性化することつまり目覚めることに朝食はおおいに役立つわけです．外界の昼夜リズムあるいは社会時計に同調して，メリハリのきいた規則的な生活をするには，何はともあれ朝食をきちんととることですね．

● 眠りは気分に左右される

　現代のようなストレス社会・情報社会では，気分がいつも安定してはおりません．誰でも体験する「精神生理性不眠症」という不眠症があります．ストレスが生体内にさまざまな緊張を引きおこし，ストレス解消のため眠ろうと努力するとかえって眠れなくなり，それがいっそうストレスを助長する，という悪循環にはまります．眠ろうと頑張れば頑張るほど，興奮がより強まるのですね．「眠ろう」というサインが大脳を活性化し，「眠らせない」という反応に直結するわけで，いわば睡眠抑制の条件反射が成立するのです．

　ですから，眠ろうと頑張らなければすぐ眠れることがあります．たとえば，テレビをみているとき，本を読んでいるとき，車に乗っているときなどです．また，いつもの寝室や習慣から離れ，押し入れで寝るとか旅館に泊まるとかするとたやすく眠れるのです．

　一時的な感情的の起伏も急性のストレスとなって睡眠を妨げます．たとえば，入学前の子どもや試験前の学生には不安と緊張が高まります．職場や家族に関係したトラブルなど，日常的なできごとも気分を落ちこませます．近親者の死・離婚・転職などは情動的に大きなショックになります．反対に，求婚されたときの強い喜びとか，休暇が近づいたという期待からの気分の高まりも眠りを妨げます（図5.9）．いずれにせよ，明らかなストレッサー（ストレスの原因）が存在するわけですから，それが除去されたり当人の適応力が上がったりすると効果は消え睡眠はすぐ以前の状態に戻ります．

　諺で「笑う門には福きたる」といいます．笑うことは日常生活きわめてありふれた行為ですが，ストレスの多い現代社会では，ともすれば抑制されがちです．一方では，笑いが免疫を増強する作用が注目されています．よく笑うと

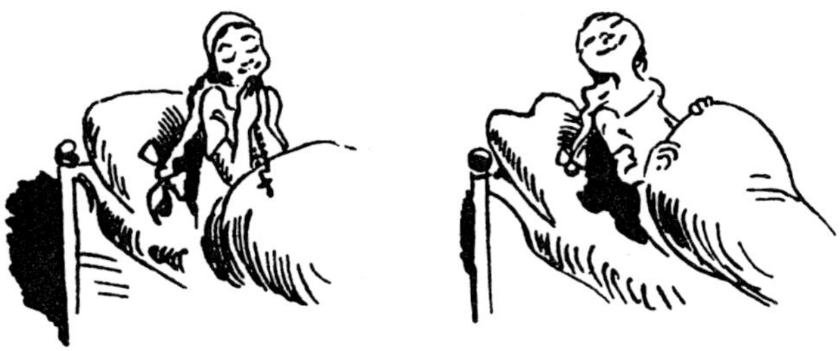

図5.9　気分と眠気．うれしくて眠れないことがあります（ヴィルヘルム・ブッシュの戯画[5]より）．

不眠症が解消するという人もいるようです．私の研究室では笑いが睡眠に対してどのような影響を及ぼすかを調べたことがあります[30]．その結果，たいへんおもしろい結果が得られました．おそらく，これは笑いと睡眠との関係について科学的に分析した世界最初の研究でありましょう．

　健康で明るい女子学生6人にお笑い番組のビデオを夕方の90分間観賞してもらいました．対照としては，同じ時間帯に公共放送の教養番組またはニュース番組のビデオを観賞してもらいました．他人が笑うとつられて笑い出し，笑いがいっそう増幅されますから，お笑いビデオは3人いっしょに見てもらいました．いっぽう，真面目ビデオのほうは1人だけで見てもらいました．ビデオ観賞中の笑いの程度・笑った時間だけでなく，脳波・筋電図・直腸温・血圧・脈拍の連続記録もとり，その夜の睡眠がどのような内容であったか，客観的に分析したのです．当人の主観的な睡眠感や翌日の気分については，主観的・客観的な尺度によって比較しました．

　お笑いビデオ90分間のうち，笑っていた時間を集計すると，平均してほぼ30分間でした．ですから，上映時間の3分の1は笑っていたことになります．しかも大笑いでした．いっぽう，真面目ビデオを鑑賞したときには，女性被験者はみな真面目そのものでした．笑った時間は平均してたったの1分間にすぎませんでした．

　ビデオ観賞が終わってからちょうど2時間後の23時に就寝してもらったところ，睡眠内容はずいぶん変化しました．お笑いビデオで大笑いしたあとでは，寝つくまでの時間（睡眠潜時）が延長し，入眠しにくくなりました．真面目ビデオを鑑賞した夜の睡眠潜時は19分だったのに，お笑いビデオのときは30分にもなったのです．これは，大笑いしたため，直腸温が上昇したこと，精神的な興奮がすぐには収まらなかったことなどが，その原因でした．血圧や脈拍の記録からも，このことは裏づけられました．

　その結果として，睡眠総量・深いノンレム睡眠（熟睡）量・レム睡眠量はみな有意に減少してしまいました．記憶に残るような中途覚醒も増加しました．笑いによって，睡眠の質が低下したことは明らかでした．当然のことながら，翌朝に目覚めたときの気分はかんばしくなく，熟眠感はあまりないうえに，かなりの眠気が残りました．ところが，日中の気分はたいへんよかったのです．つまり，10時から22時までのあいだ，4時間ごとに4回主観的な眠気を測定

したところ，いずれも有意に低い値となりました．ですから，真面目ビデオを鑑賞した翌日にくらべて，お笑いビデオで大笑いした翌日にはずっと高い覚醒度が実現したことになったのです．笑って眠った後には，メリハリのきいた1日が訪れたわけですね．

　結論は次のようになります．「笑いは楽しい，おかしいといった快の感情からおこると同時に，快の感情をさらに拡大させる．また友人といっしょに笑うという行為は社交的な満足感をもたらす．そのうえ笑いにはストレスを緩和させたり，危機に適応させたりする効果がある．このような心理的好影響が翌日の快の感情の原動力になる可能性がある．……以上のことから笑いは全身的な反応として睡眠に影響を与えることが明らかになった．……よい睡眠の基本は概日リズムに従って，日中しっかり覚醒することにある．そこで体温上昇期である午前中あるいは夕方に笑わせることで覚醒を促し，よい睡眠を導けるのではないかと推測される．」[30]

● 眠りは体調に左右される

　精神的な気分ばかりでなく，身体的な疾患も睡眠に影響を及ぼすことがあります．とりわけ，外傷・歯痛・頭痛など痛みをともなう疾患は眠りを妨げます（図4.7参照）．眠りを乱す睡眠障害とよばれる疾患は100近くありますが（第4章参照），そのうちの多くは身体疾患から二次的に派生したものです．まともな病気でなくても，たとえば尿が増えると眠りにくくなります．いっぽう，激しい運動をして疲れたとき，風邪気味のときなど眠たくなります．

　ここでは，風邪をひいたときを考えましょう．こんなとき，体温と眠気が高まります．そこですぐ眠れば，深いノンレム睡眠が出現します．ぐっすり眠ると回復しやすいのですが，むりして起きていると風邪をこじらせます．このような現象は動物実験で確認できます．インフルエンザウイルスをウサギに接種すると，発熱がおこるとともに深いノンレム睡眠が増加します[31]．こうして熟睡して10時間以上が過ぎると，ノンレム睡眠量も脳の温度も正常値に戻り，動物は回復したかのように元気になります．また，細菌に感染させた動物を長眠群と短眠群に区別すると，前者のほうが回復率と生存率が高くなりましたし，免疫機能も増強されました[32]．このようなとき，インフルエンザウイルスや細菌が感染者の体内で分解されて生じた物質が，発熱とノンレム睡眠を誘発した

り，ほかの睡眠物質の生産を刺激したりするのです[33,34]（図4.21参照）．

ちなみに，腸内細菌の多寡（たか）が睡眠量を左右するという事実も知られています．韓国の李榮浩（イ・ヨホ）ら[35]によると，不眠症患者の腸内細菌の数は，不眠でない人に比して有意にすくないのです．睡眠時間の短い高齢者でも腸内細菌はすくないのです．抗生物質で腸内細菌を減らしてしまった人は，短眠傾向を示します．そうなると，日常の睡眠すら自分の腸内に住む細菌になにがしかお世話になっているというわけですね．腸の調子がよくないと眠りにまでその影響が反映されるのです．

c． 睡眠とうまくつきあう
――現代社会の快眠術――

● 自己評価の基準を変えよう

よい眠りとはどんなものでしょうか．答えは簡単です．日常の生活で，自分の眠りが気にならなければ，つまり，自分の眠りについて悩みがなければ，それがよい眠りです．ところが，たいていの人は，この答えに不満です．何時から何時まで何時間寝るのが，よい眠りなのか．ノンレム睡眠とレム睡眠とがどんな比率だとよい眠りなのか．夢をみるのはよい眠りなのか，などなど，よい眠りが満たすべき細かな基準にこだわります．

残念ながら，万人に共通の規格化された理想的な眠りなんてものは存在しません．たとえ存在したとしても，それが毎夜希望どおり実現するなんてむりでしょう．起きて活動している内容が一人ひとりちがっているのに，眠りだけがみなに同じになるわけがないのです．ですから，究極のよい眠りを探求するような"むだな努力"は止めたほうが賢明です．むしろ見方を変えて，毎日の生活のなかで，眠りをあまり意識しないですむことこそ理想的だと考えたらよいでしょう．つまり，平凡な，ありふれた，気にならない眠りなら，よい眠りなのですね．

現代は，専門家が手取り足取り，細かくアドバイスしてくれることが求められているご時世です．自分みずから探求することなど念頭になく，何でも市販のマニュアルからそっくり鵜呑（う）みにしたいのが現代人です．万人に共通の規格化された理想的な眠りが存在するはずだから，それを専門家から教えてもらお

c. 睡眠とうまくつきあう

うというわけでしょう．だから，私の答えは答えになっていないのです．

　ヒトの睡眠はたいへん個性に富んでいて，多様性がいちじるしいことはすでにおわかりになっていることでしょう．眠りは「大脳の現状」に対応して修飾されるからです．大脳の現状はいつも一定とはかぎりません．ヒトでは心理的・精神的な要因，さらには家庭的・社会的な要因のほうが，生理的・生物学的な要因よりも比重が大きいからです．他人と同一であるわけがありません．

　こうした理由から，自分だけに有効な快眠法をいろいろと考案する可能性が出てきます．それは非常に個性的な入眠儀式のようなものですね．それは自分みずから創案し改善してはじめて報われるものでしょう．眠りに悩みをもつ人は頭脳明晰（めいせき）・元気溌溂（はつらつ）という状態にはなかなかなれませんから，自分自身の創意工夫で問題を解決しようという意欲がなかなか湧いてこないかもしれません．ですが，これは自分の一生を豊かにするか，貧しくするかの問題ですから，あえて向かっていかなければなりません．

　たとえば，1日に8時間寝る必要があるのかどうか，検討しなおしてみることです．あんがい，もっと短い眠りのほうがメリハリがきいて元気が出るかもしれません．またたとえば，高齢者なのに若いころぐっすり眠っていい気分だった記憶がいまでも「よい睡眠・あるべき睡眠」の絶対的な基準になっているのではないか，検討しなおしてみることです．そのために，高齢となっても当然実現すべきものだと信じて欲求不満を覚えるのかもしれません．自分の年齢にふさわしい眠りを「自然な成りゆき」とすなおに受け入れるほうが，「心身の悲劇」と解釈してむなしく回復をはかろうと苦慮するよりも，ずっと幸せな人生観といえるでありましょう．

　前向きに意欲的に生活している高齢者ほど，メリハリのきいた毎日を過ごしていて，短い昼寝を積極的に活用している，という調査報告[36]があります．短い昼寝のおかげで，午後の活動レベルが高く，またそのレベルを夜の就寝時まで継続できるのです．そのために，夜間の睡眠に関する悩みが軽いという結果につながります．また，良好な睡眠を維持している高齢者ほど，社会生活に強い自信をもち，うまく順応している度合いが高い，ということです．睡眠内容が生活の質を左右する結果につながっているわけですね．したがって，これらはたがいに「ニワトリが先か，卵が先か」といった密接な因果関係で結ばれています．高齢者は睡眠の劣化をいたずらに嘆くのではなく，年齢相応の自然な

成りゆきと受け止めたうえで，積極的に生きていく，これこそ将来の健康な高齢化社会に必要な心構えといえましょう．

　ちなみに，多くの人は自分の睡眠を低めに評価しがちです．一睡もしなかったとか，しょっちゅう目が覚めたとか，寝た気がしないとかのたぐいです．睡眠中に体験するできごとはほとんど記憶にとどまることなく消え失せてしまいますから，自分の寝ざまを自分で客観的に回想できません．眠っていた自分を自分が知っているわけがないのですね．

　起床時に何かを覚えていたとすれば，ベッドのなかでちゃんと覚醒していて，しかも，そのできごとを大脳で編集・収納・整理しておくという一連のプロセスがしっかりおこなわれたことになります．これはかなり長いあいだ睡眠が中断し覚醒していたことを意味します．つまり長めの中途覚醒です．

　起床したとき，自分ながらよく眠っていたという記憶がない以上，長い中途覚醒のできごとしかありません．その夜のできごととして回想できるのは，脳内にある記憶の断片ばかりです．こうして，「一睡もしなかった」というふうに自分の睡眠を低めに評価してしまうのですね．いっぽうでは，あまりにも寝つきがよくて熟睡したため，何も記憶に残らず，起床したとき「短い夜だった・寝た気がしない・すぐ目が覚めた」と実感し，睡眠不足ではないかと不安に思うこともあります．うとうとしながら夢をみたり，寝返りをうったりしていたというような自覚・回想できる体験のほうが「たっぷり眠った・よい眠りだった」と評価でき，ストレス解消につながることもあります．こんなふうに，自己評価はあまりあてにならないこともわきまえておきましょう．

　いずれにせよ，たっぷり寝ても，目覚めてすぐには，眠気があって気分は爽快とはかぎらない，というのが通則です．ものごとに意欲的に立ち向かうことが，大脳をより早く活性化します．何よりもまず，前向きの積極的な姿勢が眠気を追放するのです．

● 生活リズムを規則的にしよう

　ふつうの生活ではとくに気づかないのですが，ヒトは寝つく時刻も起きる時刻も太陽光や人工照明の影響を強く受けており，いわばその支配下にあります．ですから，明るい光をうまく浴びれば，寝起きのリズムがもっと快適なものへと修正できることになります．反対に，昼夜リズムないし明暗リズムを無視す

ると，夜間の安眠対策にも昼間の眠気対策にも悩まされることになるでしょう．

　太陽光のような明るい光には寝起きのタイミングを前へ進めたり，後へ遅らせたりする作用があります．しかし，この作用が認められるのは1日のかぎられた時間帯だけです．早朝の時間帯（厳密には，当人の体内時計が活動期に入ってからの数時間，つまり起床直後）に明るい光を浴びると，ヒトの体内リズムつまり概日（がいじつ）リズムの位相（時計の針に相当）は前に進みます．逆に，深夜の時間帯（厳密には，就床直前）に明るい光を浴びると，ヒトの体内リズムの位相は後に遅れます．それ以外の時間帯にはほとんど影響されません．ただし，明るい光は覚醒度を上げて眠気を抑制する作用がありますから，昼間ならメリハリをつけ夜間ならメリハリを消す効果をもたらします．

　さて，早朝に明るい光を浴びて概日リズムの位相を前進させると，夜には早めに眠くなります（図4.9参照）．ですから，早寝できることになり，したがって早起きもしやすくなります．そうすれば，早朝の有効な時間帯にまた明るい光が浴びられますから，また早寝もできることにもなりますね．こうして，寝起きのリズムと昼夜のリズムが同調して規則正しい日常生活が確立します．

　すでにご存知のように，ヒトの概日リズムの周期は24時間よりやや長くて約25時間です．朝に明るい光が浴びられないままでいると，生物時計はまだ1時間ほど夜がつづくはずだと予測していますから，起床時刻・就床時刻がしだいに遅れていくことになります（図5.5参照）．いわゆるリセットができない状態です．このような状態がしばしば生じているのが現代社会の実情です．

　なぜなら，最近では昼夜の区別のわかりにくい都市の人工環境のなかで生活する人たちが増えたからです．昼夜リズムと関係なく，中途半端に明るい場所にいつもいたり，夜もテレビ・パソコン・携帯電話の画面を見つめていたりするからですね．こんなメリハリのきかない生活習慣をつづけると，身体のリズムがフリーランしてしまい，社会の時間割とうまくつきあえなくなります．ですから，いろいろな不都合が生じてきます．これを改善するには，早朝に明るい光を浴びさえすればよいのです．

　注意しなければいけないのは，朝の時間帯に浴びる光の強さです．戸外の太陽光なら晴天でも雨天でもじゅうぶんな光量があります．戸外に出るか，雨戸・カーテンを開けて太陽光を室内にとり入れるだけでよいのです．これが，生物時計に対して「もう新しい1日が始まっている」という信号になるのです．し

かし，窓のない室内とか冬季の早朝のような条件では太陽光が利用できません．朝は薄暗く夜も昼もあまり変化のない環境で生活しているならば，人工照明で代行しなければなりません．その場合，強めの照明のある部屋でしばらく過ごすよう心がけることです．ちなみに，概日リズムにかかわる睡眠障害の治療のひとつに光療法があり，専門医が光の量や照射時間を薬剤と同じように処方しています．

　さて，週末の朝寝について考えてみましょう．せめて週末や休日だけでも，たっぷり朝寝して平日の寝不足を埋め合わせようという対策です．すでにご承知のように，生物時計は人工の精密な時計とはちがって，朝寝するとすぐ遅れてしまいます．そんな生物時計を安定して作動させるには，何はともあれ，毎日規則正しく寝起きすることです．すくなくとも，起床時刻は変更しないことです．

　これはきわめて単純ですが，実生活で実行することはかならずしも容易ではありません．現代社会はとにかく忙しく，眠りが犠牲になるほかない生活を強いられています．そのツケを週末や休日にまわして睡眠不足を解消しなければ，もっと深刻な事態を招くかもしれませんからね．しかし，平日にもっと別の方法で睡眠不足を予防あるいは解消しておいて，週末や休日もいつもどおり寝起きするほうが，快眠のためにも平日の活動のためにもはるかに有利です．長い目でみたら，そのほうが人生をずっと豊かにしてくれるはずです．

　日曜日の朝に遅くまで寝ていると，いつもの就寝時刻になってもあまり眠くなく，寝つくのが遅れたり眠りが浅くなったりします．そのぶんだけ，月曜日の朝は目覚めにくく気分はすっきりせず，けだるさをかかえて仕事に出かけるはめになります．生物時計が遅れて軽い時差ぼけにかかったのと同じ状態だからです．おかげで，昼間にも眠気におそわれますし，うっかり居眠りでもすれば，それがまた夜に持ち越されて寝不足をいっそう増幅してしまう結果になるかもしれません．

　寝不足の借りをためこんで週末まで持ち越さないで，できるだけその日のうちに清算しておくこと，そのためには計画的な昼寝とか熟睡を増やす工夫をすればよいのです．

● 活動リズムにメリハリをつけよう

　生物時計にもとづく1日は活動期と休息期に二分されます．活動期には体温や血圧は高く，緊張を促すホルモンが分泌されます．精神活動もさかんで，意識レベルを高く保つことができます．ひきかえ，休息期には体温や血圧は低く，緊張を解くホルモンが分泌されます．精神活動は衰え，意識レベルを高く保つことがむずかしくなります．メリハリのある生活とは，このような生物時計が指令する体内のもろもろのリズムに忠実に従うことを意味します．活動期にしっかり活動し，休息期にしっかり休息することですね．

　生物時計のリズムはふつう外界のリズムに同調します．ですから，規則的な外界のリズムに合わせて行動すれば，生物時計の支配下にあるもろもろの体内リズムも規則的になります．活動期の始まりにはできるだけ明るいところにいて，精神的にも身体的にも活発に行動し，活動期の終わりにはできるだけ明るすぎないところにいて激しい行動を控えるというだけでも，よい効果があるでしょう．

　長いあいだしっかり起きていたなら，質のよい深い眠りがたくさんまとめて出現します．昼間すこしぐらい眠くても，我慢できるなら頑張って起きていたほうが，夜間に質のよい眠りがとれますし，生物時計のリズムを乱さずにすみます．それに，質のよい眠りなら量はすくなくてすむのです．その結果，朝になるとすっきり目覚められます．逆に，しょっちゅう居眠りしたり，たっぷり昼寝をしたりしたなら，そのぶんだけ寝つきにくく，また，熟睡しにくくなります．その結果，朝に起床するのがつらくなって，ぐずぐず寝床にいることになり，目覚めの気分はそこなわれます．これがきっかけとなって，悪循環にはまるかもしれません．

　眠りの必要量が満たされたあとも起床せずさらに眠りつづけると，浅い眠りや中途覚醒ばかりが現れます．熟睡は寝入りばなの3時間ほどのあいだに優先的に出現し終わっていますから，もうそれ以上はほとんど現れず，なかば眠りなかば覚めているという「うとうと状態」になるわけですね．覚醒と睡眠の境界を行ったりきたりする中途半端な状態です．精神も筋肉もゆるんだままです．長く寝床にいればいるほど，そのぶんだけ悪い結果になるのです．寝床に長くいてたくさん眠ったつもりなのに，期待とは裏腹に目覚めの気分は悪く身体はぐったりして，皮肉にもかえって疲れてしまいます．多すぎる眠りはむしろ害

があるというわけですね．こんな場合には，睡眠時間をシェイプアップしたほうが結果はよくなるでしょう．いずれにせよ，新しい1日を始めるときはなにごとも意欲的・積極的・前向きにすることがだいじです．

　短眠者（164ページ参照）とよばれる人たちは，その好例です．つまり寝つきがよく，ひとりでに目覚めることができ，日中に眠くなりません．睡眠内容に異常はありませんし，睡眠の質についても問題はありません（図5.4参照）．たくさん寝ていないのに，起きているあいだ不機嫌な気分になったり，活動意欲・実行力が落ちたりすることもありません．むりして睡眠時間を切りつめているわけではありませんから，週末や休日に長めに眠る必要はありません．

　すこしわき道に逸れますが，統計的には短眠が寿命を縮める結果になる，という調査報告があります（図5.10)[37]．たぶん，余命の短い人はさまざまな病気のせいで睡眠時間が短いのでしょう．だから，睡眠時間が短いせいで余命が短くなるとはいえません．健康な短眠者のように，病気や睡眠の異常がなくても短命なのかどうか，現時点ではじゅうぶんなデータがありません．

　さて，必要量の睡眠を確保してさえいれば健康そのものですが，人並みかそれ以下の睡眠量だと寝不足になる人たちがいます．これも165ページに紹介した長眠者のことです．1日の睡眠時間が当人の年齢層の正常睡眠量にくらべて極端に多い人のことですね．こんな人たちは，時間さえ許せば，いつでも1日あたり10時間以上眠ることができます．しかも，睡眠の構造も機能も基本的には正常です．深いノンレム睡眠（熟睡）の絶対量は短眠者と同じように正常範囲内ですが，レム睡眠・浅いノンレム睡眠・中途覚醒の割合が多く睡眠効率がきわめて悪いのが特徴です（図5.4参照）．

　とはいえ，じゅうぶんな睡眠量が満たされているかぎり問題はなく，日中の眠気もありません．目覚めの気分も悪くありません．意欲や実行力もふつうです．しかし，人並みの睡眠量では足りませんから，慢性的な睡眠不足の状態にあり，たえず疲労感や倦怠感を覚えることになります．当然ながら，朝の目覚めも悪くなります．多くの長眠者は，仕事や学校の都合から，平日には一夜にせいぜい9時間しか睡眠がとれません．その埋め合わせに，週末や休日には12〜15時間眠ることになってしまいます．

　ちなみに，短眠の場合と同様に，統計的には長眠も寿命を縮める結果になる，という調査報告[37]があります（図5.10参照）．この場合も，主として身体の病

c. 睡眠とうまくつきあう

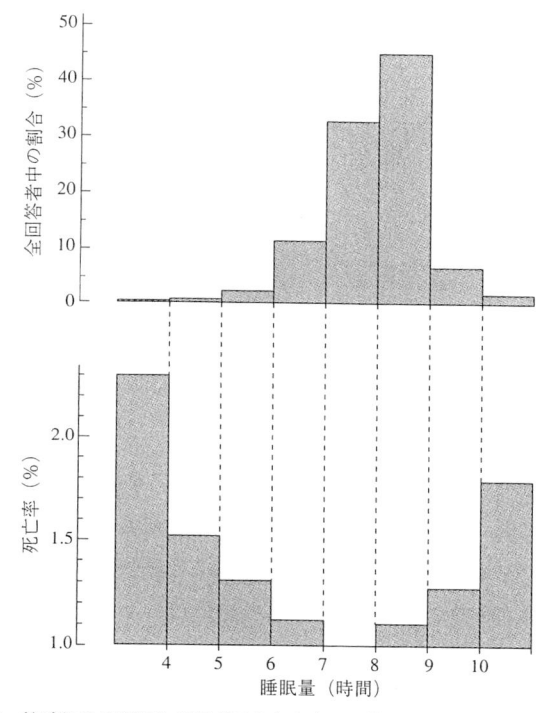

図5.10 統計的には短眠と長眠が死亡率を高める結果になるという調査報告[37]．

気や睡眠障害が寿命短縮の一次的な要因であり，その二次的な帰結として寝床にいる時間が増加したものと考えられています．おそらく，健康人の長眠そのものが原因となって寿命を縮めるという因果関係は成り立たないでしょうし，もしじゅうぶんな必要量がいつも満たされるなら，健康な長眠者はかえって長生きできるのではないでしょうか．

● **体温リズムにメリハリをつけよう**

睡眠の時間帯は体温のリズムと密接な関係があります（図5.11）．昼過ぎの眠気は別ですが，体温の上昇期に眠りにくく，下降期に眠りやすいのです．こうした関係から，体温リズムにメリハリをつけると睡眠が改善されます．それには就寝前の軽い運動や入浴が有効です[38]．

入浴が寝つきをよくするのはなぜでしょうか．入浴すると，体温の下降の傾斜を際立たせる効果があるからです．就寝直前ならぬるま湯，もっと前なら熱

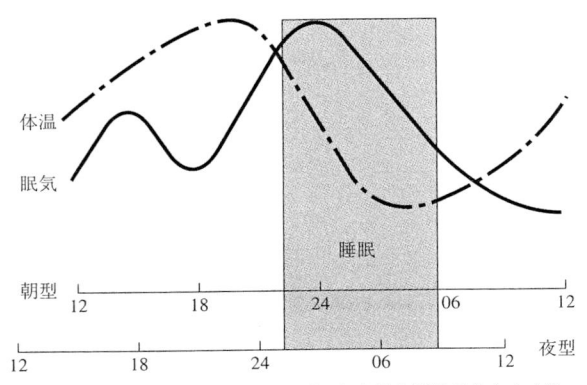

図 5.11 睡眠の時間帯は体温のリズムと密接な関係があります[20].

めの湯で入浴するのが理にかなっています．あまり体温が上がりすぎると，すぐには眠れないからです．入浴の効果は，体温への影響だけではありません．ほかの仕事いっさいから解放されて，精神的にも身体的にもリラックスさせてくれることは，入眠の準備としてたいへん好ましいことなのです．

　入浴の効果は，血液の循環にも反映されます．いっぱんに，寝入るとすぐ，私たちはかなり多量の汗をかきます．これは，身体深部にある熱を，体表から放散させるための重要な機能です．発汗はこうして，体温を下げるのに貢献しています．身体深部の熱を体表に運ぶ役割を受けもつのは，血流です．末梢の循環がよくなることは，放熱が促進されることを意味します．入浴であたたまると，末梢での血液の循環がよくなりますから，入眠後の放熱にも役立つことになるのですね．

　運動と睡眠の関係も同じです．睡眠直前に激しい運動をすると体温をいちじるしく上げますから逆効果です．就寝3時間くらい前までにあまり激しくない運動をすませ，体温がすこし上がってから下降する時期に就寝するのが効率がよいのです[39]．下がりだすときにちょうど眠りのタイミングがやってくるので，寝つきがよくなるのですね．激しい運動は比較的早めに（たとえば，就寝時刻が24時ごろなら夕方の18時ごろに）しておいたほうがよいでしょう．

　起床したときは，反対に体温を高めると目覚めがよくなります．高い覚醒レベルを実現するには，それなりの高体温が必要だからです．熱めのシャワーを浴びたり軽く運動したりすると目覚めがよいのはそのせいです．激しい運動を

して目覚めをよくすることはかならずしも推奨できません．起きたてはまだ身体も脳もじゅうぶん目覚めてフル回転できる状況ではないので，そこに激しい活動を付加することは，いわばもうひとつストレスを背負いこむことになるからです．

すでにふれましたが（174ページ参照），朝食をとることも体温リズムにメリハリをつけるのに有効です．睡眠中には長いあいだ，絶食と断水の状態にあったわけですから，脳にも筋肉にもエネルギーと水分を送ってやらなければなりません．これは体内から体温を高めることにもなります．それに，すでにふれましたが，食べるという行為は自分がその気にならないとできないこと，つまり大脳がはたらいてはじめてできることですから，大脳を活性化させる非常に強い信号です．食事前・食事中・食事後に，どれだけ思考力をはたらかせ，どれだけ筋肉作業をしているか，おわかりでしょう．大脳を活性化すること，つまり目覚めることに朝食はおおいに役立つわけですね．たとい食欲がなくても，目覚めることに朝食はおおいに役立つわけです．強い光のような外からの刺激でなく，体内からの刺激でリセットし目覚めをすっきりさせるわけですね．

● 昼寝を活用しよう

睡眠時刻がずれるという問題を考えてみましょう．これは，社会や家庭の時間割に合わせて寝起きがしにくくなる，という悩みです．こんなとき，できるならば，活動期の中間つまり昼過ぎに短い仮眠をとるのも有効です（図 5.12）．「昼食後の落ちこみ」という眠気（173ページ参照）を解消させ，そのあとの覚醒レベルを高く保つことができるからです．しかし，「不適切な昼寝」をすれば逆効果です．適切と不適切とを厳密に説明するには多くの字数を要しますが，あえてひとことでいえば，「適切な昼寝」とは"短め"あるいは"たっぷり"となり，「不適切な昼寝」とは"中途半端な長さ"となります．

"短め"の仮眠では，若い人[40,41]では15～20分，高齢者[42]ではおよそ30分が適当です．もっと長いと，かえって逆効果となります．あまり若くもなく高齢でもない人には20分がおすすめであること，昼寝をすると1日の睡眠総量はかえって減ることを示す実験結果もあります[43]．"たっぷり"の仮眠では，約90分の睡眠単位が1回あるいは2回完結するだけの長さになります．いわゆるシエスタです．

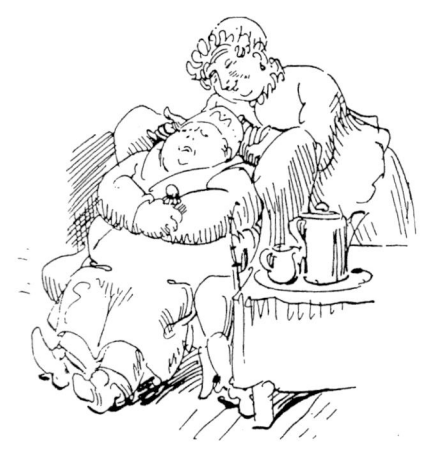

図 5.12 昼過ぎの仮眠には本格的な支度はいりません（ヴィルヘルム・ブッシュの戯画[5]より）.

　このような「適切な昼寝」を習慣づけると，眠気を解消するばかりでなく，血圧を下げる，判断力を高める，作業成績を上げる，気分をよくするなど，生活の質が向上します．もちろん，夜の睡眠不足の埋め合わせにも有効です．昼寝をはさんで1日を2分割することが，質の高い生活を維持するために有用となるのですね．
　いっぱんに，歳をとると夜の眠りが浅くなるため，日中眠くて疲れてしまい，夕刻に早やばやと寝床に入ることになりがちです．だからといって，睡眠時間がそのぶん長くなるわけではありません．早朝に目が覚め，起き出してしまうことになるだけです．その結果，また早寝するという悪循環にはまります．そうなると，周囲の生活リズムと同調できません．これは，生物時計（体内時計）のリズムが前進したこと，つまり針が進んでしまったことを意味します．ですから，悪循環を断つには，針を遅らせる工夫が必要です．
　その点で，いま最も注目されているのは，短時間の昼寝を日課にすることです．たっぷり昼寝をすると夜の眠りに悪い影響が出ますから，20〜30分程度の短い昼寝にとどめるのがコツです．こうすると，夕刻の疲れや眠気を予防することができ，夜の眠りを遅くすることができます．その結果，翌朝の起床時刻も遅らせることができるのです．
　いっぽう，概日リズムのフリーランがおこるような環境では，昼寝がフリー

ランを軽減する効果もあります[41]．つまり，昼寝をすると睡眠・体温のリズムが同調し周期が 24 時間に近づくのです．昼寝を禁止すると約 25 時間周期のフリーランリズムがはっきり現れます．昼寝をしたほうが昼夜リズムに同調しやすいというわけですね．

　以下は日本一の長寿村を自認する地方の 80 代の高齢者のことばです．「私が四十代だったころにも村の人たちは朝五時ごろ起きて畑に出ていたが，午前十時ごろには家に帰ってきていた．それからゆっくり昼食をとって，二，三時間は昼寝するんじゃ．畑にふたたび出かけて行くのは午後四時過ぎで，午後八時過ぎまでなにやかやと仕事する．就寝はたいてい午後十一時ごろでした．昼寝も必要なことなんじゃ．」[45]

　クレオパトラも昼寝していたそうです．「砂漠のなかの暮らしでは，人びとは暑さを避けて夜明け前から行動をおこし，陽が昇ればしばし休息し，陽ざしがかげったころからふたたび活動するのが慣らいで，この地にいるあいだはクレオパトラも，椰子の葉とパピルスの茎で精巧に編んだハンモックで午睡をとるのであった．」[46]

●「ねぐら」を整備しよう

　ヒトを含めてあらゆる動物が眠る場所にこだわるのには，わけがあります．睡眠中に，意識レベルは下がるし，筋肉は弛緩します．体温も下がります．身の安全性が最も低い状態のひとつが睡眠です．それゆえ，眠る場所が安全でないと睡眠は抑圧されてしまうのです．すくなくとも，主観的に「安全だ」と納得できなければ熟睡は望めないわけですね．ですから，自分の「ねぐら」を自分なりに整備することがたいせつなのです．

　眠りは過剰な感覚刺激によって妨げられます．逆に，感覚入力が減ると眠くなってしまいます．体外（環境）からくる過剰な感覚刺激は，うるさい音・まぶしい光・ひどい暑さや寒さ・極度の乾燥や蒸し暑さなどです．こうした際には，寝室の条件や寝具の材質を改善することが必要でしょう．道路や都市の騒音は，容赦なく寝室に侵入してきます．こんな「外敵」の脅威にさらされて眠りの質をそこなっていることにも留意する必要がありましょう．

　気にならない・快い感覚刺激，たとえば，単調な音のリズム・やすらぎのメロディーなどが眠りを促進することがあります．また，お気に入りの音楽で気

持ちよく目覚めることも可能です．適度の音響効果を入眠と覚醒のためにとり入れるのも，快眠のための知恵といえましょう．たとえば，不愉快なトラックの騒音は眠りを妨げますが，騒音をカットするには，意味のない雑音のカーテンで寝室を覆ってしまう方法があります．音に対抗するには音で，というわけです．エアコンの音のようなホワイトノイズ（白色雑音）は，馴れてしまうと刺激として受け取られなくなり，眠りを誘うことが知られています．ホワイトノイズは，ラジオの周波数を放送が受信できない帯域にずらしておけば，簡単に発生させることができます．

　体内から大脳へ入力される過剰な感覚刺激も睡眠を妨げます．精神であれ，身体であれ，興奮している状態では，眠りは訪れてきません．寝る前には，わくわくしたり，怒ったり，悩んだりしないほうがよいのです．激しい運動や熱すぎる風呂・満腹や空腹・ニコチンやカフェイン・痛みや尿意なども同じです．アルコールも量が多くなると睡眠を破壊します．寝る前には，こうした刺激をできるだけ軽減しておくことです（図5.13）．

　いっぱんに，寝る前に胃腸がいっぱいになることは，睡眠のためには好ましくありません．しかし，ちょっと食べたり飲んだりすると，気分が落ち着いて眠りやすくなる場合もあります．消化のよいもの，吸収の早いものを少量とるのがコツです．寝酒としてアルコールが好まれますが，アルコールは入眠を促進する効果はあるものの，睡眠を維持するには悪い影響があります．カフェインを含むお茶やコーヒーは脳の興奮性を高め睡眠を妨げます．ですから，カフェインを含む飲料は，眠気を抑えたいのならともかく，眠りたいのなら避けたほうがよいのです．ちなみに，私の研究室にきた韓国の研究者たちは，高麗人参エキスがラットの睡眠パターン・概日リズムを安定化させることを明らかにしました[47,48]．

　このほか，心理的な要因も感覚入力の影響と相乗効果を及ぼすようにして睡眠を左右します．ですから，寝室の環境条件が気持ちよいものであることが，睡眠にすくなからぬ影響を及ぼします．寝室の色彩・保温・保湿・遮光・遮音・防風・防臭・防塵・防虫などに工夫をするとよいでしょう．最近では，各種の枕やふとんが市販されています．さまざまな素材や形状の寝具のなかから，自分の眠りに最も適したものを見つける機会が増えたのです．安全な寝室，清潔な寝具，数々の快眠グッズのある現代は，そのぶんだけ睡眠にとってよい時

c. 睡眠とうまくつきあう 191

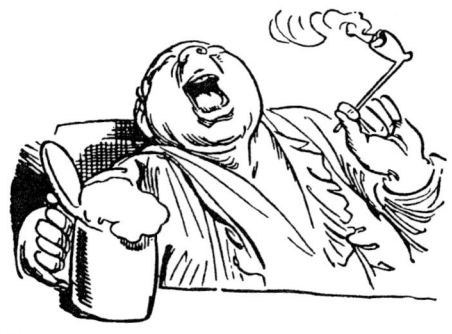

図 5.13 ニコチンや過剰なアルコールは眠りを妨げます（ヴィルヘルム・ブッシュの戯画[5]より）.

代でもあることを見逃してはなりません.

　個性的な入眠儀式を自分なりに開発するのも，生活の知恵といえましょう．覚醒状態から睡眠状態への切り換えをうまくすること，つまり精神と身体の緊張を解くことがポイントです．なによりも，眠れないことを過度に気にしないことがあげられます．睡眠は意思によってコントロールできるものではありますが，脳が自動調節する機能でもあります．ですから，「眠らせる脳」に干渉しないことも入眠にたいせつなのです．単調な物語や音楽で眠くなるのはなぜか，つまらないと眠くなるのはなぜか，ヒツジを数えると眠くなるのはなぜか，おわかりですね．また，勉強のあとすぐ床に入ると寝つかれないのはなぜか，怒ったり，うれしがったり，いらいらしたりすると寝つかれないのはなぜか，寝る前に激しい運動をしたり，満腹だったりすると寝つかれないのはなぜか，これもおわかりですね（図 5.14）.

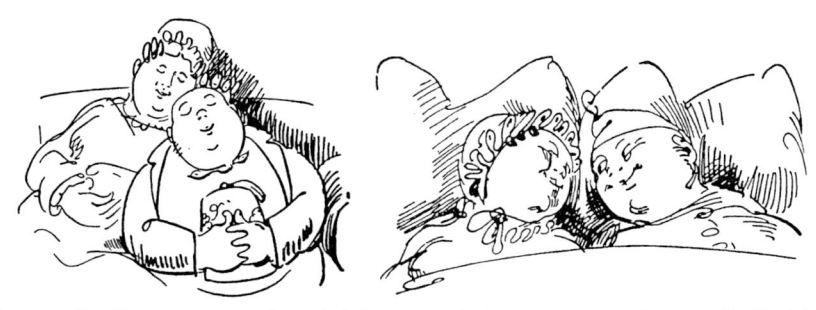

図 5.14 寝る前にはリラックスすることがたいせつです（ヴィルヘルム・ブッシュの戯画[5]より）.

● 快眠の心得7箇条

　睡眠は適応力に富み，融通のきくものでありますから，さまざまな条件に柔軟に対処できる多様性をそなえています．したがって，ヒトの眠りは個性的であり，工夫しだいでいっそう好ましいものに向上させ，生活の質を高め，人生をより豊かに充実させることができます．逆に，睡眠を犠牲にしたり，軽視したりしても，すぐには体力が衰えたり，健康をそこなったりはしません．しかし，こんな条件が長期にわたって継続すると，気づかないうちに取り返しのきかない損失をこうむることになります．睡眠を正しく理解し，よりよい明日を迎えるようにしたいものです．

　具体的な快眠術は自分なりに開発するべきものですから，これ以上深入りするのはよしましょう．ここでは『快眠術』[49]という自著に「まとめ」として書いた箇条書きを再録しておきましょう．

1. 就寝時刻と起床時刻を，まいにちできるだけ一定にしよう．たとえ，就寝時刻が遅くなっても，起床時刻をずらさないようにしよう．規則的でさえあれば，早寝早起きだろうと，宵っぱりの朝寝坊だろうと，昼夜逆転だろうと，健康に生活できる．
2. 昼寝をするなら，まいにち定刻に一定量しよう．さもなければ，昼寝をしないで，できるだけ起きつづけていよう．不規則に昼寝をすると，夜の眠りが台なしになることに注意しよう．
3. 起きたらなるべく明るい光のもと，身体を動かそう．こうすれば，生物時計の針はきちんと二四時間の日周リズムに同調してくれるだろう．
4. とくに疲れたり，寝不足だったりするときは，遠慮せずに昼寝，うたた寝をしよう．こうすれば，不足分の埋め合わせがいくらかはできることになる．ただし，夜の眠りまでもちこたえられるなら，頑張って起きていて，早めに寝床に入るほうが結果はよい．
5. 寝るまえは，できるだけ心身の緊張を解いておこう．入浴はぬるま湯にしよう．寝るまえに激しい運動をしたり，興奮したり，食べすぎたり，飲みすぎたりしないようにしよう．コーヒー，タバコ，アルコール，睡眠薬は，いずれも「快眠の敵」であることに注意しよう．
6. 寝室や寝具を自分に合ったものに改善しよう．

7. 自分の眠りのことをあれこれ過度に気にせず，眠りの精の訪れを静かに待とう．

d. 睡眠研究を振興しよう
―睡眠の啓蒙と睡眠学の育成―

● 現代社会は睡眠に関心が高い

　現代は睡眠と睡眠研究の重要性が人類史上かつてなかったほどグローバルに認識されている時代です．睡眠は大脳の機能のみならず身体のもろもろの機能を健常に保つために必要不可欠であり，快適な生活を維持させ生活の質を向上させるための基本となる役割を担っています．現代の高度技術化社会にあって，人びとは生産活動や経済利益を重視するあまり，睡眠を軽視し慢性的に犠牲にしてきました．そこから大きな恩恵を受けたものの，同時に発生したさまざまなひずみのために深刻な睡眠障害が世界的に増加しつつあります．睡眠軽視に起因する大事故も各地で頻発しています．

　たとえば，1日24時間という束縛から解放された人工環境で，人びとは外界の昼夜リズムに拘束されずに気ままな生活ができます．大陸間旅行をジェット機で同日のうちにすませることができます．交代勤務制が生産の効率を高めています．全世界の情報は昼夜を問わず授受できます．しかし，このような生活パターンから概日リズム睡眠障害とよばれる疾患が発生したのです．これは睡眠リズムの概日性を無視したことによる「自然破壊」の結果と理解すべきものですね．

　一方では，過栄養や運動不足などから生じる肥満や成人病，さらに薬物の乱用など，現代的な要因に由来する睡眠障害の問題があります．そればかりか，高齢化社会から派生する高齢者に特有の睡眠障害の問題もあります．いずれもごく最近になってにわかに深刻さを増してきた問題です．

　こうした事実をふまえ，睡眠研究の科学的な成果にもとづいて，健康を維持するにはどのような生活パターンを構築すればよいか，どのような睡眠障害対策を実施すればよいか，という問題が年とともに重みを増しています．質の高い健康な生活のためには睡眠を正しく理解し評価することが必要となっています．そして，高度技術を生産活動のためにのみ用いるのではなく，快適な睡眠

の確保のためにも積極的に活用することが必要であるという発想がコンセンサスを得られるまでに至ったのです．睡眠研究の推進が社会的な要請となっているのですね．

　今世紀の比較的早い時期に，癌や循環器疾患など現代を代表する難病の多くが，医学および医療技術によって克服されるだろうという予測があります．しかし，さまざまな睡眠障害を含む心の病気については，今後さらに増加するうえに，決定的な治療は望めない，とする悲観的な見通ししか得られていません．不眠に代表される睡眠障害の対策は，これからもますます比重を高めていくことになるでありましょう．睡眠研究はいま，時代の要請をふまえて，大きな飛躍の段階にさしかかっています．残念ながら，睡眠に対する関心とは裏腹に，わが国では睡眠研究や睡眠医療の体制がまだじゅうぶんには整備されていません．国家レベルでの早急な対策が望まれます．専門の公的機関を創設し，睡眠研究を担う人材を養成することが急務です[50]．

● 現代社会は正しい睡眠知識を必要としている

　くりかえしになりますが，睡眠への関心が高まるとともに，睡眠障害や睡眠薬に対しても多くの情報が各種メディアから発信されるようになりました．日常生活に密着した知識を社会が求めているのです．20世紀後半から高度技術化文明が世界規模で拡大し，睡眠が犠牲にされたことによって，多忙・不規則・反自然・公害などを特徴とする不満と不安に満ちたストレス社会が現出してきたという因果関係が，一般人にもよく理解されたからです．さらに，動物行動学・神経生理学・心理学・精神医学・神経学・内科学・呼吸器科学・小児科学・耳鼻科学・歯科学などといった伝統的な学問領域のそれぞれの枠を超えて，地道な努力をつづけてきた睡眠研究者が少数ながら学際的にも国際的にも協調して，多くの実績を蓄積していたからです．その結果，遅まきながら睡眠の役割が正当に評価されなければならないという認識が，一般社会でもコンセンサスを得られる時代になったのです．

　とはいえ，日本では国民の睡眠に対する誤解もまだ多くあります．眠ることと怠けることが同じだとか，眠気は気力で解消できるとか，要するに睡眠に対する認識がすこし古すぎます．疫学的な調査から，入眠障害や中途覚醒など睡眠に関する悩みが非常に高い割合で生じていることがわかりました[51,52]．しか

しその対策としては，多種類の睡眠障害を一括して不眠症扱いし，いわば何でもよいから睡眠薬を飲んで眠りなさいという程度のものです．その副作用に関してもあまり注目されていません．高齢化社会になり，特殊な睡眠障害（たとえばレム睡眠行動障害）が増加する傾向にありますが，これらに対しても対策がとられていないのが現状です．また，別の病気のせいで病院へ来ている患者のうち，実際にはその約20パーセントが睡眠障害をともなっています[53]．どちらかというと睡眠障害のほうが重大かもしれないと思われる場合さえあるのです．

各種の生活時間調査から，年ごとに睡眠時間が切りつめられていて寝不足の人が増えている現状が報道されています．その背景には生活の夜型化があります．これが，あまり眠らなくなった，眠れなくなったという現象につながります．さらにそれがストレス社会を生み，結果として生活の質を落とし，さらに健康を害する原因になっているのですね．

アメリカではすでに1975年に，当時全米で5か所あった睡眠障害センターが合同して睡眠障害センター協会が創立され，やがてこれがアメリカ睡眠障害協会に発展し，1999年にはアメリカ睡眠医学会と改称されて，睡眠医学の研究や医療の中核として活動するだけでなく，一般社会に向けての活発な啓蒙活動もつづけています（図5.15）．そのほか，睡眠の基礎研究者を中心とする学会と，睡眠障害医療を支える専門技師（ポリソムノグラファー）の養成と認定資格を統括する学会とがあります．これら3団体の連合学会が毎年北米各地で学術集会を主宰するかたわら，市民向け・医療従事者向け教育コースを開催しています．

さらに，独立した非営利組織（NPO）として全国睡眠財団があります．首都ワシントンに本部をおくこの財団は，睡眠・睡眠障害についての正しい知識の普及をはかるために設立され，睡眠にかかわる教育・研究を補助したり，公衆衛生・安全性の改善を援助したりする活動をしています．そのため一般市民から減税措置をともなう寄付金を募り，寄付者を会員とする全国ネットワークをつくっています．また，アメリカ睡眠医学会と提携して一般社会を対象にさまざまな睡眠問題を解説した小冊子・定期刊行物を発行しています（図5.16）．

こうした諸体制が整備された背景には，1989年に発足した「アメリカよ，目覚めよ！」という国家プロジェクトが睡眠研究・睡眠障害医療を強力に支援し

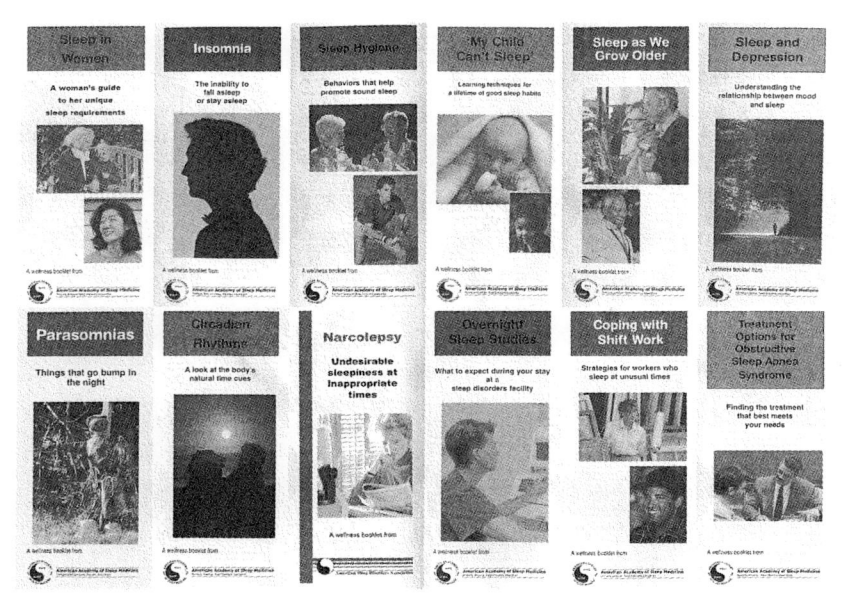

図 5.15 アメリカ睡眠医学会が一般社会向けに配布している小冊子のなかから 12 点.

てきたからです．大学の医学部では睡眠医学履修を課すようになりました．睡眠専門医やポリソムノグラファーの身分が保証された効果として，睡眠医学と睡眠医療に従事する人材も急激に増えました．

　同様の趨勢は世界各国に共通しています．わが国でも，小規模ではありましたが，旧科学技術庁や旧厚生省の補助にもとづく研究プロジェクトが近年実施されて多くの成果を上げ，それぞれがその成果を社会へ還元することを意図する出版物を刊行しています（図 5.17）．科学技術庁の研究班がスタートしたのは 1995 年ですが，2 期 6 年間にわたるこのプロジェクトには，睡眠の役割を解明し，快適な睡眠法を開発し，国民を健康にさせようという啓蒙活動もその目的のひとつとして掲げられていました（図 5.18）．

● 現代社会は睡眠の専門医療を必要としている

　わが国では睡眠障害に対する医療体制は，ようやく将来への見通しが開けかけてきたといえる程度でありましょう．まだまだ機構面でも研究費の面でも非常に不備なのです．わが国の医療機関で睡眠障害を扱う医師を擁する施設のほ

d. 睡眠研究を振興しよう

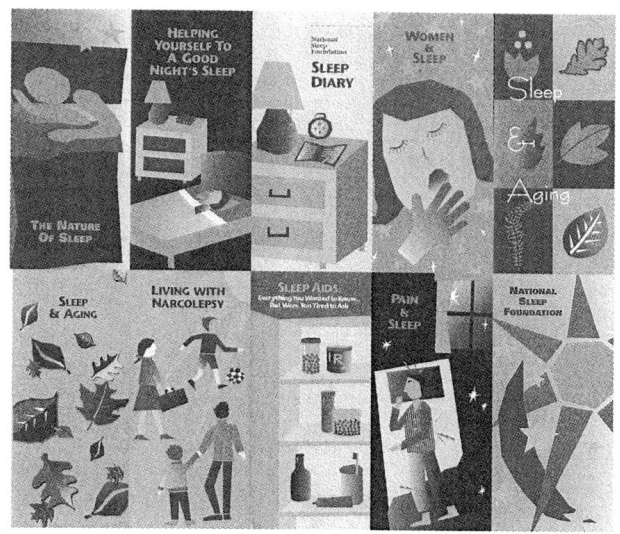

図 5.16 アメリカの全国睡眠財団が一般社会向けに配布している小冊子のなかから 10 点.

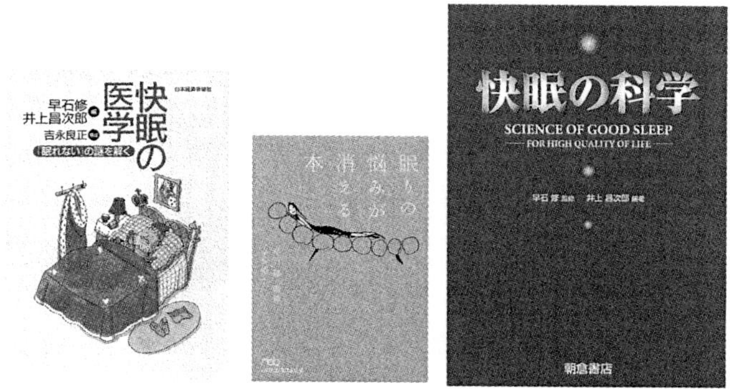

図 5.17 旧科学技術庁の国費による睡眠研究を社会へ還元するために刊行された出版物 3 点. 左から順に, 『快眠の医学』(日本経済新聞社, 2000 年), 『眠りの悩みが消える本』(日本経済新聞社, 2002 年), 『快眠の科学』(朝倉書店, 2002 年).

とんどは, 大学病院・総合病院の精神科・呼吸器科など既存の部局のなかにあって, 独立した睡眠専門のクリニックではありません.

日本で最初に睡眠クリニックを立ち上げたのは, 小樽の望洋台医院で 1991 年 10 月のことでした (図 5.19). 小規模ながら本格的な睡眠障害専門の病院です. つづいて, 1996 年 4 月に浦添の浦添総合病院に睡眠呼吸センターが開

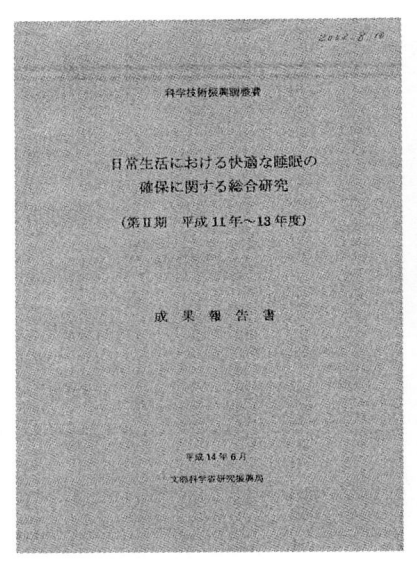

図5.18　旧科学技術庁の研究プロジェクトの報告書のひとつ.

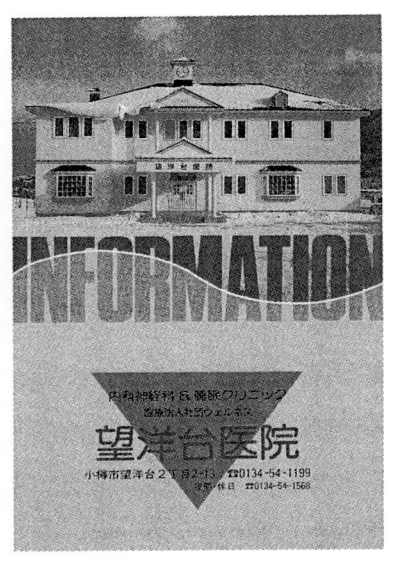

図5.19　日本で最初に睡眠クリニックを立ち上げた小樽・望洋台医院.1991年創設時の案内用小冊子.

設され，1年後に睡眠呼吸ストレスセンターと改称されました．北海道と沖縄という日本の北端と南端に，先駆的な睡眠クリニックが開設されたのは興味深いことです．ちなみに，日本で睡眠医療の中核拠点となった場所も1972年に発足した久留米大学医学部病院精神科のなかの睡眠外来で，地理的にはいわば辺境の地にあるユニークな医療機関です．

　日本の大都市で最初に睡眠医療センターを立ち上げたのは，大阪の都心部に位置する大阪回生病院で1998年4月のことでした．1995年に同病院の精神科のなかに開設されていた睡眠外来を独立させ，睡眠障害を専門に扱うことになったのです．ついで，1999年11月には，東京にも睡眠呼吸障害クリニックが都心部に創設されました．こちらも，睡眠障害の医療に長い実績をもつ神経研究所が，このクリニックを附属の機関として独立させたものです．これらにつづいて，睡眠科・睡眠外来を主看板に掲げた診療所・研究機関が各地に設立されてきましたが，まだじゅうぶんに認知されているとはいえません．

　睡眠障害の臨床面では，睡眠時無呼吸症候群・睡眠薬の副作用・概日リズム睡眠障害・新生児の突然死・高齢者の睡眠行動異常など対象がたくさんありま

す．不眠に代表される睡眠障害の対策は，これからもますます比重を高めていくことになるでありましょう．

日本では1973年に精神科の医師を中心に「睡眠研究会」が約20名の会員で発足し，1977年にはこれが「日本睡眠学会」となりました[54]．日本睡眠学会の発展はめざましく，早くも2年後には，世界で3回目の国際睡眠学会議を東京に誘致して，そのホスト役を果たしました．その時点での会員数は約250名でした（2006年6月現在では約2200名）．ちなみに，この国際会議は世界各国の睡眠学会が回り持ちで4年ごとに開催しながら1987年まで継続しましたが，1991年以降は世界睡眠学会連合（次項参照）が主宰しています．日本睡眠学会は睡眠医療認定医・睡眠医療認定検査技士・睡眠医療認定医療機関の制度を設け，時代の要請に応えようとしています．

睡眠科学・睡眠医学の研究でいえば，日本睡眠学会の会員による業績は世界のトップレベルにあります．しかし，睡眠医療の体制に関するかぎり，日本は先進諸国のなかで最も遅れていて，いくつかの問題をかかえたままになっています．睡眠学の学術的・社会的ニーズに対処するためには，わが国に睡眠の研究と医療のための公的機関を早急に創設するべきこと，睡眠学を担う優秀な人材をじゅうぶんに養成するべきことが要望されます．さもないと，今後の睡眠関連の諸問題に的確に対処できなくなり，国民にいちじるしい損失をもたらす結果を招くことになるでありましょう．

● **現代社会は睡眠研究を必要としている**

睡眠の機能についてはまだよくわかっていないことがたくさんあります．睡眠学はきわめて領域が広く，研究の対象も方法も多様であり学際的です．取り扱われる範囲は分子生物学から臨床薬理学・精神医学さらには行動学・社会学にもおよぶ広いものです．知的探究の対象として，睡眠研究ほど将来性に富んでいる脳科学の領域はほかにない，とさえいえるのです．睡眠の脳内メカニズムを解明することの必要性・緊急性はきわめて高いのです[50,55]．それゆえ，睡眠研究者の未来は努力すれば報われるという実り多いものになるはずでありましょう．

ところが現実には，すでにくりかえしふれたように，睡眠学の研究体制が機構面・財政面でほとんど整備されておりません．睡眠科学・睡眠医学の研究・

教育を推進する体制にいちじるしい不備があるのです．いま，睡眠学を志す若い世代がしだいに増えつつありますが，大学には睡眠研究者を育成するための学部レベルの学科・講座がないのに等しいのです．また，大学院で睡眠学を専攻して学位を得ても，将来睡眠専門の研究を発展させることのできる就職口がありません．

　このような現状では，過去数十年にわたって世界に先導的な水準を維持してきたわが国の睡眠研究の未来は，かならずしも楽観を許しません．もはや，これまでのように個々の研究者が自分の興味と情熱に支えられて研究を発展させてきたような規模では，社会の要請に対応できないのですね．国家レベルでの早急な対策が望まれるわけです．とはいえ，明るい兆しもわずかにあります．2004年に滋賀医科大学（図5.20），2005年に東京医科歯科大学に，期限つきながら，睡眠学講座が創設されたからです．

　睡眠研究はいま，こうした時代の要請をふまえて，大きな飛躍の段階にさしかかっています．国外でも多くの研究者が協力する国際的・学際的な研究ネットワークが急速に育ちつつあります．1988年には世界睡眠学会連合（2005年に世界睡眠研究学会・睡眠医学会連合と改称）が結成されました．これは，それまで北米・ラテンアメリカ・ヨーロッパ・日本・オーストラリアなど地域的に発展し活動してきた睡眠関連諸学会を統一体として結合する機関です．私もその創設準備に日本代表として参画し，設立後2001年まで7名の理事のひとりとして運営に助力してきました（図5.21）．2006年4月現在で，80か国以上の1万人を超える会員がこの世界連合に所属しています．

　この世界連合は4年ごとに大規模な国際会議，その中間ごとにテーマを絞った中規模の学術集会を各地で開催しています．また，1992年に睡眠研究の国際交流を推進するための研修共同体を組織化し，若手研究者の支援を開始しています．これまで層の薄かった睡眠学の専門家ないし後継者を積極的に養成しようというねらいです．そのために世界各国から高い研究水準と実績をもつ睡眠研究室約40か所を選び，そこで若手研究者が研修を希望する際には往復旅費を支給するのです．滞在や研修にかかわる費用は受け入れ側の負担です．未来を担うすぐれた研究者を養成することの重要性は，睡眠研究そのものの重要性と同じです．私の研究室にも欧米から若手研究者が滞在していきました．

　わが国を除いて睡眠研究が比較的低調だったアジア地域にも，1990年代か

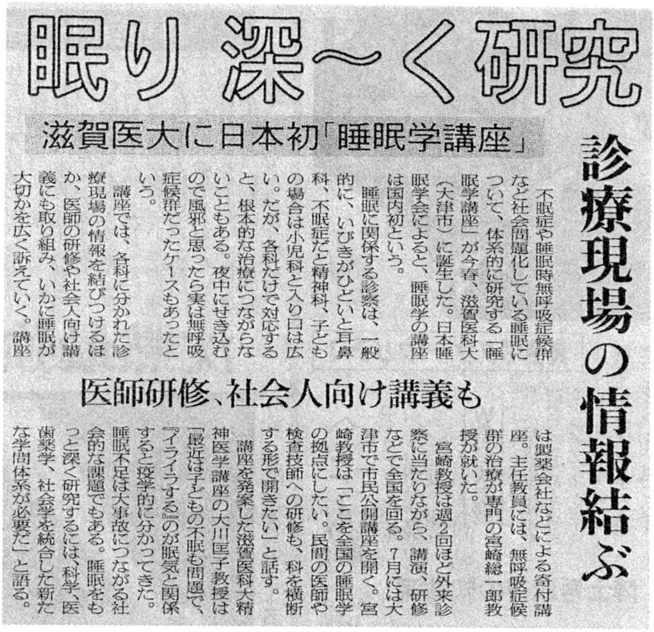

d. 睡眠研究を振興しよう

眠り深〜く研究
滋賀医大に日本初「睡眠学講座」
診療現場の情報結ぶ
医師研修、社会人向け講義も

不眠症や睡眠時無呼吸症候群など社会問題化している睡眠について、体系的に研究する「睡眠学講座」が今春、滋賀医科大（大津市）に誕生した。日本睡眠学会によると、睡眠学の講座は国内初という。

睡眠に関係する診察は、一般的に、いびきがひどいと耳鼻科、不眠症と精神科、子どもの場合は小児科と入り口は広い。だが、各科だけで対応することもある。夜中にせき込むので風邪と思ったら実は無呼吸症候群だったケースもあったという。

講座では、各科に分かれた診療現場の情報を結びつけるほか、医師の研修や社会人向け講義にも取り組み、いかに睡眠が大切かを広く訴えていく。講座は興業会社などによる寄付講座。主任教員には、無呼吸症候群の治療が専門の宮崎総一郎教授が就いた。

宮崎教授は週2回ほど外来診察に当たりながら、講演、研修などで全国を回る。7月には大津市で市民公開講座を開く。宮崎教授は「ここを全国の睡眠学の拠点にしたい。民間の医師や検査技師への研修も、科を横断する形で開きたい」と話す。

講座を発案した滋賀医科大精神医学講座の大川匡子教授は「最近は子どもの不眠も問題で、『イライラするのが眠気と関係する』と疫学的には大事故にもつながってきた。睡眠不足は大事故にもつながる社会的な課題でもある。睡眠をもっと深く研究するには、科学、医学、薬学、社会学を統合した新たな学問体系が必要だ」と語る。

図 5.20 滋賀医科大学にわが国初の睡眠学講座が創設されたことを伝える新聞記事. 2004年4月24日朝日新聞東京版夕刊.

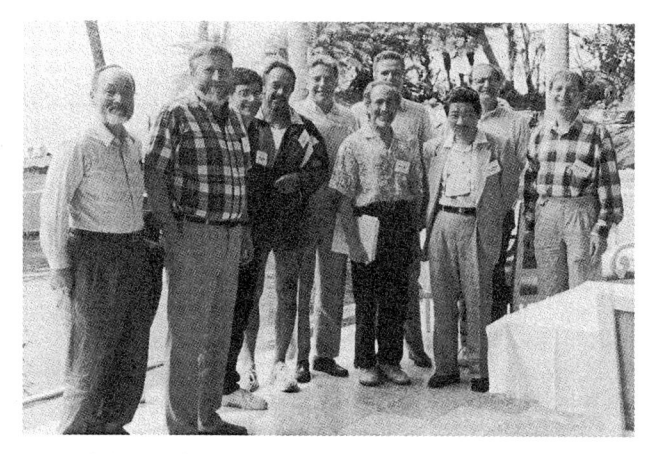

図 5.21 世界睡眠学会連合の理事たちほか. ハワイ・マウイにて, 1993年3月16日. 左端が私.

ら睡眠と睡眠障害に対する関心が急速に高まり，中国・韓国・インド・香港・タイ・イスラエル・台湾・マレーシアで，自国の睡眠学会があいついで創設されました．インドネシア・シンガポール・スリランカ・トルコ・ネパールなどでも準備活動が始まっています．その背景には，工業化にともなって睡眠環境が悪化しつつあることや，睡眠習慣が先進工業国共通のパターンとなって，睡眠障害が激増していることが指摘されています．こうして1994年にはアジア全域を統括する連合体としてアジア睡眠学会が結成され，その第1回大会が日本睡眠学会の定期学術集会と合同して東京で開催されました．アジア睡眠学会の大会は3年ごとに開催されています．私は世界睡眠学会連合理事の立場からアジア睡眠学会創設準備の口火を切り，設立後には2001年まで8名の理事のひとり・第2代会長として運営に助力してきました（図5.22）．

こんなふうに，睡眠学は学際的な学問として睡眠現象や睡眠障害を扱うだけでなく，睡眠をとおして社会の活動様式全般にも影響を及ぼすような役割をも課せられるようになっています．睡眠関連の諸問題に的確に対処できなければ国民的・国家的規模，さらには地球規模でいちじるしい損失をもたらすかもしれない，という政治・産業・経済面の責務にも巻きこまれています．近い将来さらに増大すると予測される睡眠学の学術的・社会的ニーズに対処するには，そのための公的機関や人材の養成がますます重要視されるでありましょう．

■ 文 献

1) Hufeland CW (1798)：Die Kunst, das menschliche Leben zu verlängern. 2. verm Aufl, Akademische Buchhandlung, Jena. ［C・W・フーフェラント，井上昌次郎訳 (2005)：長寿学―長生きするための技術―．どうぶつ社，東京．］
2) 井上昌次郎 (1989)：脳と睡眠．共立出版，東京．
3) Kleitman N (1963)：Sleep and Wakefulness. 2nd ed, University of Chicago Press, Chicago.
4) 大熊輝雄 (1977)：睡眠の臨床．医学書院，東京．
5) Busch W (1973)：Humoristischer Hausschatz. Friedr. Bassermann'sche Verlagsbuchhandlung, München.
6) 石束嘉和，碓氷章，福沢等，白川修一郎，阿住一雄 (1990)：月経周期に伴う睡眠紡錘波の変動に関する研究．脳波と筋電図 **18**：439-445.
7) Zhang SQ, Kimura M, Inoué S (1995)：Sleep patterns in cyclic and pseudopregnant rats. *Neurosci Lett* **193**：125-128.
8) Nishina H, Honda K, Okai T, Kozuma S, Inoué S, Taketani Y (1996)：Characteristic changes in sleep patterns during pregnancy in rats. *Neurosci Lett* **203**：5-8.

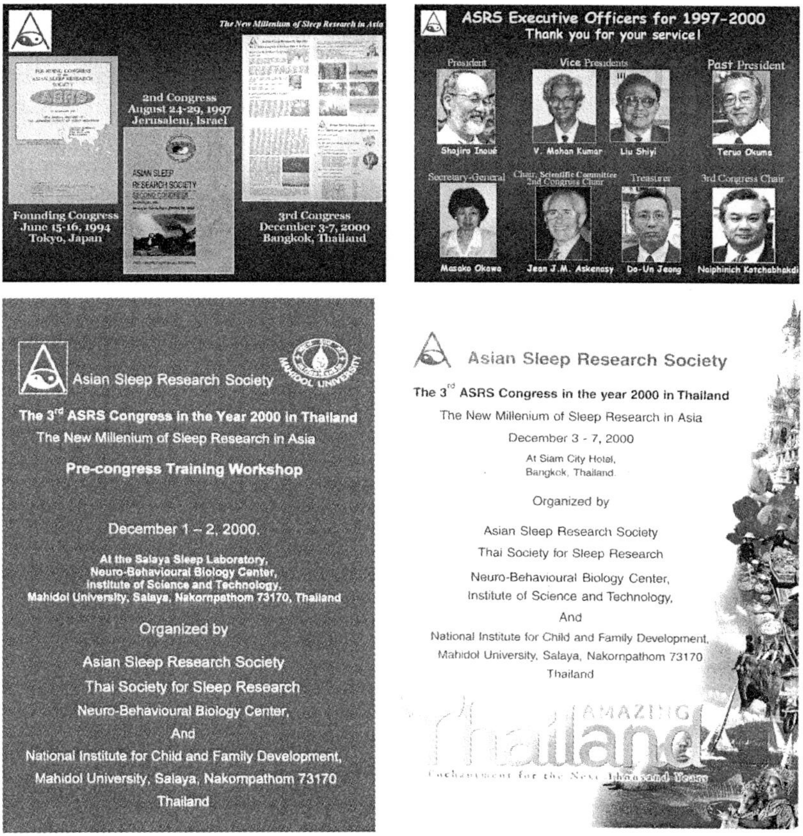

図 5.22 草創期のアジア睡眠学会の活動を伝える印刷物.

9) Kimura M, Zhang SQ, Inoué S (1996)：Pregnancy-associated sleep changes in the rat. Am J Physiol **271**：R 1063-R 1069.
10) 井上昌次郎 (1994)：ヒトはなぜ眠るのか. 筑摩書房, 東京.
11) Brandenberger G, Gronifier C, Weibel L, Spiegel K (1997)：Modulatory role of sleep on hormonal pulsability. Sleep and Sleep Disorders: From Molecule to Behavior (Hayaishi O, Inoué S, eds), Academic Press, Tokyo, 195-208.
12) Wever RA (1984)：Sex differences in human circadian rhythms: intrinsic periods and sleep fractions. Experientia **40**：1226-1234.
13) Campbell SS, Gillin JC, Kripke DF, Erikson P, Clopton P (1989)：Gender differences in the circadian temperature rhythms of healthy elderly subjects: relationship to sleep quality. Sleep **12**：529-536.
14) Mitler EA, Mitler MM (1990)：101 Questions about Sleep and Dreams. 3rd ed, Del Mar,

Wakefulness-Sleep Education and Research Foundation.
15) Diagnostic Classification Steering Committee (1990): The International Classification of Sleep Disorders: Diagnostic and Coding Manual. American Sleep Disorders Association, Rochester. [日本睡眠学会診断分類委員会訳(1994): 睡眠障害国際分類. 笹氣出版, 東京.]
16) Stampi C (1992): The effects of polyphasic and ultrashort sleep schedules. Why We Nap: Evolution, Chronobiology, and Function of Polyphasic and Ultrashort Sleeper (Stampi C, ed), Birkhäuser, Boston, 137-179.
17) Sbragia C (1992): Leonardo da Vinci and ultrashort sleep: personal experience of an eclectic artist. Why We Nap: Evolution, Chronobiology, and Function of Polyphasic and Ultrashort Sleeper (Stampi C, ed), Birkhäuser, Boston, 180-183.
18) Chouard C, Meyer B, Chabolle F (1988): Napoléon souffrait-il du syndrome d'apnée du sommeil? *Ann Oto-Laryng (Paris)* **105**: 299-303.
19) Hartmann EL (1973): The Functions of Sleep. Yale University Press, New Haven. [アーネスト・L・ハルトマン, 鳥居鎮夫訳 (1976): 眠りの科学. 紀伊國屋書店, 東京.]
20) 井上昌次郎 (1988): 睡眠の不思議. 講談社, 東京.
21) Meddis R (1977): The Sleep Instinct. Routledge & Kegan Paul, London. [レイ・メディス, 井上昌次郎訳 (1984): 睡眠革命—われわれは眠りすぎていないか. どうぶつ社, 東京.]
22) Meddis R (1973): An extreme case of healthy insomnia. *Electroenceph Clin Neurophysiol* **35**: 213-214.
23) 石原金由 (1992): 朝型と夜型. 時間生物学ハンドブック (千葉喜彦, 高橋清久編), 朝倉書店, 東京, 269-278.
24) 白川修一郎 (1998): 眠りの季節的な変化. LiSA 増刊: 眠りのバイオロジー (井上昌次郎監修), メディカル・サイエンス・インターナショナル, 東京, 18-20.
25) Arendt J, Middleton B, Stone B, Skene D (1999): Complex effects of melatonin: evidence for photoperiodic responses in humans? *Sleep* **22**: 625-635.
26) Mitler MM, Carskadon MA, Czeisler CA, Dement WC, Dinges DF, Graeber RC (1988): Catastrophes, sleep, and public policy: concensus report. *Sleep* **11**: 100-109.
27) ドーミエ (1993): 版画集成. みすず書房, 東京.
28) Dinges DF (1989): Napping patterns and effects in human adults. Sleep and Alertness: Chronobiological, Behavioral, and Medical Aspects of Napping (Dinges DF, Broughton RJ, eds), Raven Press, New York, 171-204.
29) Soldatos CR, Madianos MG, Vlachonikolis IG (1983): Early afternoon napping: a fading Greek habit. Sleep 1982 (Koella WP, ed), Karger, Basel, 202-205.
30) 新田章子, 渋谷優子, 井上昌次郎 (1998): 笑いの睡眠への効果. 看護研究 **31**: 259-267.
31) Kimura-Takeuchi M, Majde JA, Toth LA, Krueger JM (1992): Influenza virus-induced changes in rabbit sleep and acute phase responses. *Am J Physiol* **263**: R 1115-R 1121.
32) Toth LA, Krueger JM (1988): Alteration of sleep in rabbits by *Staphylococcus aureus* infection. *Infect Immun* **56**: 1785-1791.
33) Krueger JM, Toth LA, Floyd R, Fang J, Kapás L, Bredow S, Obál F, Jr (1995): Sleep, microbes and cytokines. *Neuroimmunomodulation* **1**: 100-109.
34) Krueger JM, Majde JA (2005): Host defense. Principles and Practice of Sleep Medicine, 4th ed (Kryger M, Roth T, Dement WC, eds), Elsevier Saunders, Philadelphia, 256-265.

35) Rhee YH, Kim HI (1987)：The correlation between sleeping-time and numerical change of intestinal nornmal flora in psychiatric insomnia patients. *Bull Nat Sci Chungbuk Natl Univ* **1**：159-172.
36) 城田愛, 玉木宗久, 入戸野宏, 林光緒, 堀忠雄 (2001)：意欲的な高齢者の夜間睡眠構造と日中活動性. 臨床脳波 **43**：224-228.
37) Kripke DF, Simons RN, Girfinkel L, Hammond EC (1979)：Short and long sleep and sleeping pills：is increased mortality associated? *Arch Gen Psychiat* **36**：103-116.
38) 早石修監修, 井上昌次郎編著 (2002)：快眠の科学. 朝倉書店, 東京.
39) Yoshida H, Ishikawa T, Shiraishi F, Kobayashi T (1999)：Effects of timing of exercise on the night sleep. *Psychiat Clin Neurosci* **53**：139-140.
40) Hayashi M, Watanabe M, Hori T (1999)：The effects of a 20 min nap in the mid-afternoon on mood, performance and EEG activity. *Clin Neurophysiol* **110**：272-279.
41) Takahashi M, Arito H (2000)：Maintenance of alertness and performance by a brief nap after lunch under prior sleep deficit. *Sleep* **23**：813-819.
42) Tamaki M, Shirota A, Hayashi M, Hori T (2000)：Restorative effects of a short afternoon nap (＜30 min) in the elderly on subjective mood, performance and EEG activity. *Sleep Res Online* **3**：131-139.
43) Stampi C, Mullington J, Rivers M, Campos JP, Broughton R (1990)：Ultrashort sleep schedules：sleep architecture and recuperative value of 80-, 50- and 20-min naps. Sleep '90 (Horne J, ed), Pontenagel Press, Bochum, 71-74.
44) Campbell SS, Dawson D, Zulley J (1990)：When the human circadian system is caught napping：evidence for endogenous rhythms close to 24 hours. *Sleep* **16**：638-640.
45) 岩川隆 (1993)：元気長生き村の老人たちの秘密. アーガマ **127**：87-99.
46) 宮尾登美子 (1993)：クレオパトラ 第一章8. 朝日新聞日曜版11月21日, 3面.
47) Lee SP, Honda K, Rhee YH, Inoué S (1990)：Chronic intake of *Panax ginseng* extract stabilizes sleep and wakefulness in food-deprived rats. *Neurosci Lett* **111**：217-221.
48) Rhee YH, Lee SP, Honda K, Inoué S (1990)：*Panax ginseng* extract modulates sleep in unrestrained rats. *Psychopharmacology* **101**：486-488.
49) 井上昌次郎 (1990)：快眠術―ビジネスマンのための眠りの科学. PHP研究所, 京都.
50) 井上昌次郎 (1995)：睡眠研究の重要性. 臨床精神医学 **24**：773-779.
51) Doi Y, Minowa M, Okawa M, Uchiyama M (2000)：Prevalence of sleep disturbance and hypnotic medication use in relation to sociodemographic factors in the general Japanese adult population. *J Epidemiol* **10**：79-86.
52) Doi Y, Minowa M, Uchiyama M, Okawa M (2001)：Subjective sleep quality and sleep problems in the general Japanese adult population. *Psychiat Clin Neurosci* **55**：213-215.
53) 大川匡子, 内山真 (1998)：病的な眠り：現代病としての睡眠障害. LiSA 増刊：眠りのバイオロジー (井上昌次郎監修), メディカル・サイエンス・インターナショナル, 東京, 62-71.
54) 菱川泰夫 (1998)：日本睡眠学会. 最新精神医学 **3**：395-402.
55) 井上昌次郎 (1996)：睡眠研究の危機. 治療学 **30**：172.

索　引

人名索引

アインシュタイン　164
アセリンスキー　24
アッカーマン　17
アナクサゴラス　13
アビセンナ　15
アムランダー　89
アリストテレス　4, 13, 15, 82, 137
アルクマイオン　4, 12
アルゲンテリウス　15
石森國臣　20
イブン・シーナー　15
李榮浩　178
内薗耕二　134
栄西　15
エコノモ　23, 24
エジソン　58, 164
エピクロス　13
エンペドクレス　12
カイザー　99
貝原益軒　7, 17, 137
ガレノス　13, 15
クライトマン　19, 24
グリム兄弟　8

クリューガー　134
クレオパトラ　189
黄帝　14
コールシュッター　18
ゴルドン　15
シェイクスピア　2
シェーネンベルガー　134
シムサック　93
ジュヴェ　74
清少納言　169
荘子　14, 76
荘周　14
ディオゲネス　12
デカルト　16, 125
デメント　48
テンブロック　102
トブラー　87
ナポレオン一世　164
ノヴァーリス　2, 4
ハッセンベルク　61, 91
パッペンハイマー　134
パブロフ　24
早石修　135
ハントリー　101

ピエロン　20, 22, 110, 111
フーフェラント　7, 17, 155
プリニウス　74
フロイト　24, 48
フンボルト　17
ベルガー　23
ペロー　8
ボール　89
マグヌス　15
マナセーナ　18, 110, 111
マナセーヌ　18
メディス　166
メトリ　16
モニエ　134
モリソン　75
リアル　101
リュックブッシュ　80
ルクレティウス　74
ルジャンドル　111
レウキッポス　13
レオナルド・ダ・ビンチ　164
レヒトシャッフェン　111
レンドレム　87
ロー　99

事項索引

あ　行

赤ちゃん　164
悪夢　43, 117
朝型　167
朝寝　169, 182

朝寝坊　167, 192
アジア睡眠学会　202
アメリカ睡眠医学会　195

遺伝子　6, 133, 137, 141, 144
居眠り　116, 120, 160, 163, 169, 171, 182, 183

いばら姫　8
いびき　119

ウィルス　144
ウィンソン仮説　49
うとうと状態　77, 80, 87, 88, 94, 129, 183

索引

ウリジン　135, 138, 142, 154
ウルトラディアンリズム（超日リズム）　69, 127
運動　186, 190, 191, 192
運動障害　119

液性機構　130
SPS　135
エピソード　89
延髄　31
エンドトキシン　143

大熊仮説　50

か 行

外因説　3
外温性　65, 72, 102, 127
外温性脊椎動物　65, 67
快感　71, 82, 129
概日時計　46, 63
概日リズム　5, 36, 54, 63, 68, 69, 71, 72, 77, 97, 116, 120, 126, 132, 158, 159, 174, 177, 181, 182, 188, 190
概日リズム機構　120
概日リズム障害　168, 171
概日リズム睡眠障害　115, 116, 193, 198
外部環境　33, 65, 72, 123, 132, 133, 156, 168
回復睡眠　70
快眠術　192
覚醒　33, 39
覚醒・睡眠リズム　69
覚醒中枢　133
学齢期　158, 171
カタバミ　5
活性化・合成仮説　49
活性酸素　64, 140, 141, 146, 154
活動・休息リズム　5, 69, 121, 123, 171
金しばり　117, 118
仮眠　171, 187
過眠　57, 115, 163
過眠症　115

感覚映像・自由連想仮説　50
感覚刺激　189
還元型グルタチオン　141
眼電図　41
間脳　31, 123, 125, 130, 142, 145, 154

気　4, 7, 14
季節性感情障害　171
基本的休息活動サイクル　122
逆説睡眠　24, 101
急速眼球運動　41, 43, 45, 74, 89
休息姿勢　63
休眠　95
橋　31
棘波　100, 101
魚類　63, 65, 72, 105, 125
筋緊張　42, 46, 66, 75, 79, 87, 105, 155
筋電図　41

クリック＝ミッチソン仮説　49

系統発生　5, 31, 33, 42, 45, 47, 61, 65, 126, 129, 137
血管作動性小腸ポリペプチド　145
解毒　154
解毒説　138
原始睡眠　6, 65, 66, 72, 105

抗酸化物質　141
恒常性維持　55, 69, 120
交代勤務　116, 118, 157
行動睡眠　6, 64, 65, 66, 100, 101
高度技術化社会　117
更年期　160, 163
光量　181
高齢者　47, 50, 75, 114, 117, 160, 179, 187, 189, 193, 198
呼吸障害　115, 116, 163
個人差　156, 160, 164, 167
個体発生　5, 29, 42, 45, 47, 126, 129

子ども　50, 118, 164
コルチコトロピン　145, 154
コルチコトロピン放出ホルモン　145, 154
コルチゾール　122, 154
昆虫　61, 99

さ 行

細菌感染　145
サイトカイン　144
催眠性物質　22
サーカセミディアンリズム　122
サーカディアンリズム（概日リズム）　5, 36, 54, 63, 68, 69, 71, 72, 77, 97, 116, 120, 126, 132, 158, 159, 174, 177, 181, 182, 188, 190
魚　61
酸化型グルタチオン　138, 141, 142, 154
酸化ストレス　140

シエスタ　172, 187
視交叉上核　123, 126
時差ぼけ　118, 170, 182
思春期　158, 160, 166, 170
しつけ不足睡眠障害　116
ジュヴェ仮説　49
自由継続（フリーラン）　127, 181, 188
自由継続型　168, 171
自由継続リズム　38
終脳　29, 31
終脳睡眠　64
就眠運動　5
熟睡　43, 44, 50, 84, 85, 96, 112, 120, 128, 133, 142, 159, 163, 165, 180, 182, 184
熟睡圧　52
熟睡量　53, 165, 176
寿命　97, 184
準覚醒状態　49
松果体　104, 123, 125, 169
松果体ホルモン　123
小児期　166

索　引

女性　160
女性ホルモン　161
徐波　43, 101
進化　5, 6, 33, 43, 64, 65, 66, 71,
　72, 76, 84, 93, 120, 124, 137,
　142, 153, 155
進化史　68
寝具　190, 192
神経学説　4, 16
神経機構　130
神経成長因子　143
神経伝達物質　130, 133
寝室　190, 192
真睡眠　6, 65, 66, 72
新生児　42, 47, 158, 198
新生児突然死症候群　163

睡眠医学　138, 195, 196, 199
睡眠医療センター　198
睡眠エピソード　122
睡眠科学　2, 25, 76, 130, 137,
　138, 142, 199
睡眠学　2, 193, 199, 200
睡眠学講座　200
「睡眠・覚醒」遺伝子　133
睡眠覚醒中枢　23, 129
睡眠覚醒リズム　126
睡眠観　15
睡眠関連頭痛　119
睡眠儀式　102
睡眠クリニック　197
睡眠解毒説　140
睡眠効率　165, 184
睡眠呼吸障害クリニック　198
睡眠時遺尿　118
睡眠時周期性四肢運動障害
　119
睡眠時随伴症　115, 117, 118
睡眠時無呼吸症候群　114, 163,
　198
睡眠時遊行症　117, 118
睡眠障害　2, 7, 10, 14, 25, 38,
　47, 75, 114, 138, 152, 160,
　163, 172, 177, 182, 185, 193,
　196, 202
　――の国際分類　114
睡眠潜時　176

睡眠総量　77, 78, 79, 160, 176,
　187
睡眠促進物質　135, 138
睡眠単位　52, 53, 77, 78, 79,
　122, 127, 158, 159, 187
睡眠中枢　30, 68, 82, 120, 132,
　133, 161
睡眠毒素　20, 133
睡眠毒素説　140
睡眠パターン　159, 163, 172,
　173, 190
睡眠パラメーター　77, 78, 79
睡眠負債　128
睡眠不足　56, 87, 95, 114, 120,
　128, 153, 166, 169, 170, 180,
　182, 184, 188
睡眠物質　25, 53, 121, 128, 130,
　131, 141, 142, 146, 174, 178
睡眠ポリグラフ検査　23
睡眠ホルモン　133
睡眠薬　25, 198
睡眠様状態　6, 65, 66, 67, 105,
　127
睡眠量　77, 79, 81, 87, 89, 161,
　162, 184
睡眠論　2, 5, 7, 8
ストレス　69, 114, 118, 122,
　132, 145, 152, 153, 154, 158,
　175, 180, 187, 194
ストレスホルモン　123, 145,
　154
座り寝　105

生気　4
精気　4
生気論　4
性差　160
生殖活動　71, 160, 163
成人　24, 33, 42, 44, 52, 53, 77,
　110, 114, 126, 127, 158, 159,
　172
精神生理性不眠症　175
静睡眠　24
生体時計　63
生体防御　113, 144, 152
生体リズム　17, 54, 63
成長ホルモン　50, 53, 55, 120,

　123, 128, 142
成長ホルモン放出ホルモン
　142, 145
青年期　158
生物時計　36, 38, 46, 54, 63, 68,
　71, 77, 97, 113, 116, 120,
　122, 125, 152, 154, 159, 163,
　167, 170, 172, 174, 181, 183,
　188
生物リズム　17, 126
世界睡眠研究学会・睡眠医学
　会連合　200
節足動物　67

草食獣　77, 80, 86, 87
総睡眠量　34
ソマトスタチン　145

た　行

体液学説　4, 16, 25, 110, 133,
　135, 138
体温　19, 42, 45, 46, 72, 73, 81,
　88, 94, 95, 96, 97, 100, 110,
　122, 132, 145, 167, 170, 174,
　177, 183, 185, 189
体温調節　65
体温リズム　167, 185, 187
体外環境　121
胎児　33, 34, 47, 158, 162
体色　103
体内環境　121
体内時計　154, 181, 188
大脳　29, 31, 42, 46, 67, 82,
　129, 153, 174, 179, 187
大脳類似器官　67
多相性睡眠　157
立ち寝　87, 88, 105
奪眠　110
タナトス　8
男女差　160, 163
男性　160
男性ホルモン　161
単相性睡眠　158
単相性睡眠パターン　160
短眠　164, 177, 184
断眠　110, 113, 135, 145

断眠実験 48, 110, 113
短眠者 119, 164, 184

中間睡眠 6, 65, 66, 72, 73
昼行性 62, 126
中途覚醒 160, 165, 166, 176, 180, 184, 194
中脳 31
超日リズム 69, 127
長寿 155
長眠 164, 177, 184
長眠者 119, 165, 184
鳥類 41, 63, 65, 72, 73, 74, 89, 125, 127

デーリートーパー（日内休眠） 95, 97, 98
デルタ睡眠誘発ペプチド 134, 143, 145
デルタ波 43, 101, 112, 145

動睡眠 24, 33, 34, 43, 47, 97, 159
動物生気 16
冬眠 95, 98
時計遺伝子 68
トーパー 95
鳥 86, 88, 94, 126

な 行

内因説 3
内温性 65, 72, 89, 127
内温性脊椎動物 65, 66, 69
内毒素 143
内部環境 33, 65, 68, 72, 117, 133, 156
軟体動物 67

肉食獣 77, 80, 81
日内休眠 95, 97, 98
日本睡眠学会 199
乳児 158
入眠儀式 103, 179, 191
入眠障害 194
乳幼児 34, 38, 74, 89
入浴 185, 192

ねぐら 77, 83, 85, 189
寝言 74, 119
寝相 61, 81, 82, 84, 85, 86, 88, 89, 92, 93, 98, 99, 100, 105, 118
寝だめ 129
寝ぼけ 117
眠気 54, 56, 82, 120, 121, 122, 123, 124, 126, 129, 145, 154, 160, 161, 166, 168, 169, 171, 172, 173, 174, 176, 177, 180, 181, 182, 184, 185, 187, 188, 190, 194
眠らせる脳 30, 82, 122, 128, 129, 130, 153, 161, 191
眠り姫 8
眠る脳 30, 82, 129, 130, 153
年齢 156, 158

脳幹 29, 31, 153
脳神経節 67
脳波 41
脳波睡眠 5, 64, 65, 72, 91
ノンレム睡眠 5, 24, 34, 41, 42, 52, 63, 65, 72, 73, 77, 89, 95, 101, 112, 117, 130, 143, 145, 146, 158, 165, 177
ノンレム睡眠量 177

は 行

歯軋り 119
爬虫類 63, 65, 72, 73, 74, 100, 101, 125
発熱 145, 177
はねかえり（リバウンド） 55, 121
はねかえり現象 77
はねかえり睡眠 70, 97, 121, 128
半球睡眠 89, 90, 93, 94
光 10, 39, 58, 124, 171, 174, 180, 189, 192
光センサー 104
光療法 182
PGO 波 74

雛鳥 89
ヒバリ型 167
ヒプノス 8
ヒプノトキシン 20
ヒュプノス 8
昼寝 56, 120, 129, 159, 160, 170, 171, 172, 174, 179, 182, 187, 188, 192
昼寝ゾーン 122

副腎皮質刺激ホルモン 145
フクロウ型 167
不眠 57, 95, 110, 115, 122, 141, 145, 154, 155, 158, 163, 171, 194
不眠症 114, 115, 175, 176, 195
フラッシュ睡眠 112
フリーラン 181, 188
フリーラン型（自由継続型） 168, 171
フリーランリズム 38
プロスタグランジン 135
プロラクチン 123, 143, 162

ペニス 42, 45
ペプチドホルモン 135

哺乳動物 61, 77, 90, 157
哺乳類 41, 63, 65, 68, 70, 72, 73, 74, 89, 95, 101, 125, 127
ホブソン＝マッカーリー仮説 49
ホメオスタシス 55, 69, 70, 72, 120, 128
ホメオスタシス機構 120
ポリソムノグラフィー 23
ホルモン 51, 82, 122, 132, 143, 145, 146, 160, 162, 169, 183
ホルモン分泌 42
ホルモン分泌活動 122
本能行動 71

ま 行

マイクロ睡眠 112
満腹物質 82, 143, 173

夢幻様行動　75
むずむず脚症候群　119
無脊椎動物　63, 67
夢魔　11
無眠者　167
夢遊病　117
ムラミルペプチド　134, 143

メラトニン　104, 123, 169
免疫　42, 52, 123, 132, 143, 145,
　　　155, 175
免疫活動　120

や 行

夜間飲水症候群　119
夜間摂食症候群　119
夜驚症　117
夜行性　61, 126

夜尿　118
唯物論　4
夢　10, 14, 39, 45, 48, 74, 118,
　　153, 178, 180
　──の役割　49
夢見　14, 16, 24, 42, 45, 46, 47,
　　48, 49, 74, 75, 146
夢見睡眠　74
夢みる脳　82, 153

幼児期　159, 171
夜泣き　39
夜型　167, 172
夜型社会　58

ら 行

リセット　113, 123, 124, 168,
　　171, 174, 181, 187

リバウンド　55, 121
リバウンド睡眠（はねかえり
　　睡眠）　70, 97, 121, 128
両生類　63, 65, 72, 105, 125

レムオン・ニューロン　35
レム睡眠　5, 6, 24, 33, 34, 41,
　　42, 52, 65, 72, 73, 74, 77, 89,
　　93, 95, 112, 117, 130, 143,
　　145, 146, 158, 166
　──の相動期　43
　──の定常期　43
レム睡眠行動障害　47, 75, 117,
　　195
レム睡眠量　35, 176

わ 行

笑い　175

著者略歴

井上　昌次郎（いのうえ　しょうじろう）

1935 年	韓国ソウル（旧朝鮮・京城）に生まれる
1960 年	東京大学理学部生物学科卒業
1965 年	東京大学大学院生物系研究科博士課程修了
1967 年	ベイラー医科大学［米］留学
1967-68 年	エルランゲン・ニュルンベルク大学［独］留学
1972 年	東京医科歯科大学教授
1999 年	東京医科歯科大学生体材料工学研究所所長

この間，世界睡眠学会連合理事・アジア睡眠学会会長・日本睡眠学会理事ほかを歴任
現　在　東京医科歯科大学名誉教授　理学博士

主　著　『眠りの精をもとめて』（どうぶつ社，1986）
『睡眠の不思議』（講談社，1988）『睡眠』（化学同人，1988）
『脳と睡眠』（共立出版，1989）『快眠術』（PHP研究所，1990）
『睡眠学ハンドブック』（共編，朝倉書店，1994）
『ヒトはなぜ眠るのか』（筑摩書房，1994）
『動物たちはなぜ眠るのか』（丸善，1996）
『睡眠のメカニズム』（共編，朝倉書店，1997）
『睡眠障害』（講談社，2000）
『快眠の医学』（共編，日本経済新聞社，2000）
『快眠の科学』（編著，朝倉書店，2002）
『「快眠」最強の知恵』（すばる舎，2005）
"Endogenous Sleep Substances and Sleep Regulation"
　　（共編，Japan Scientific Societies Press/VNU Science Press，1985）
"Sleep Peptides：Basic and Clinical Approaches"
　　（共編，Japan Scientific Societies Press/Springer-Verlag，1988）
"Biology of Sleep Substances"（CRC Press，1989）
"Endogenous Sleep Factors"（共編，SPB Academic Publishing bv，1990）
"Sleep：Ancient and Modern"（共編，SSTL Publishing House/ASRS，1995）
"Sleep and Sleep Disorders：From Molecule to Behavior"
　　（共編，Academic Press，1997）
"Rapid Eye Movement Sleep"
　　（共編，Narosa Publishing House/Marcel Dekker，1999）

眠りを科学する　　　　　　　　　　　　　　定価はカバーに表示

2006 年 11 月 20 日　初版第 1 刷
2019 年　7 月 25 日　第 5 刷

著　者　井　上　昌　次　郎
発行者　朝　倉　誠　造
発行所　株式会社　朝　倉　書　店

東京都新宿区新小川町6-29
郵便番号　162-8707
電話　03（3260）0141
FAX　03（3260）0180
http://www.asakura.co.jp

〈検印省略〉

ⓒ 2006〈無断複写・転載を禁ず〉　　新日本印刷・渡辺製本

ISBN 978-4-254-10206-2　C 3040　　Printed in Japan

JCOPY ＜出版者著作権管理機構　委託出版物＞
本書の無断複写は著作権法上での例外を除き禁じられています．複写される場合は，そのつど事前に，出版者著作権管理機構（電話 03-5244-5088，FAX 03-5244-5089，e-mail: info@jcopy.or.jp）の許諾を得てください．

好評の事典・辞典・ハンドブック

脳科学大事典	甘利俊一ほか 編　B5判 1032頁
視覚情報処理ハンドブック	日本視覚学会 編　B5判 676頁
形の科学百科事典	形の科学会 編　B5判 916頁
紙の文化事典	尾鍋史彦ほか 編　A5判 592頁
科学大博物館	橋本毅彦ほか 監訳　A5判 852頁
人間の許容限界事典	山崎昌廣ほか 編　B5判 1032頁
法則の辞典	山崎 昶 編著　A5判 504頁
オックスフォード科学辞典	山崎 昶 訳　B5判 936頁
カラー図説 理科の辞典	山崎 昶 編訳　A4変判 260頁
デザイン事典	日本デザイン学会 編　B5判 756頁
文化財科学の事典	馬淵久夫ほか 編　A5判 536頁
感情と思考の科学事典	北村英哉ほか 編　A5判 484頁
祭り・芸能・行事大辞典	小島美子ほか 監修　B5判 2228頁
言語の事典	中島平三 編　B5判 760頁
王朝文化辞典	山口明穂ほか 編　B5判 616頁
計量国語学事典	計量国語学会 編　A5判 448頁
現代心理学［理論］事典	中島義明 編　A5判 836頁
心理学総合事典	佐藤達也ほか 編　B5判 792頁
郷土史大辞典	歴史学会 編　B5判 1972頁
日本古代史事典	阿部 猛 編　A5判 768頁
日本中世史事典	阿部 猛ほか 編　A5判 920頁

価格・概要等は小社ホームページをご覧ください．